U0226538

文化名家暨"四个一批"人才工程自主选题资助项目

Reflection on Life

生命的回眸

我眼中的医学大家与经典名作

游苏宁 著

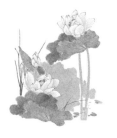

科学出版社

北 京

图书在版编目（CIP）数据

生命的回眸：我眼中的医学大家与经典名作 / 游苏宁著. —北京：
科学出版社，2018.9
ISBN 978-7-03-058574-5

Ⅰ. ①生… Ⅱ. ①游… Ⅲ. ①医学-文集 Ⅳ. ①R-53

中国版本图书馆CIP数据核字（2018）第194530号

责任编辑：张 莉 / 责任校对：邹慧卿
责任印制：张克忠 / 封面设计：有道文化
编辑部电话：010-64035853
E-mail：houjunlin@mail.sciencep.com

科学出版社 出版
北京东黄城根北街16号
邮政编码：100717
http://www.sciencep.com
中国科学院印刷厂 印刷
科学出版社发行　各地新华书店经销

*

2018年9月第 一 版　开本：720×1000　1/16
2019年5月第三次印刷　印张：23 1/2
字数：360 000
定价：68.00 元

（如有印装质量问题，我社负责调换）

恰逢百年　世纪回眸

　　1915 年，在满目疮痍的华夏大地上，伍连德、颜福庆等一批有志于向国人传播西方先进医术的有识之士，在上海创建了中华医学会。《中华医学会宣言书》对其纲领开宗明义：巩固医家交谊、尊重医德医权、普及医学卫生、联络华洋医界。同年 11 月，《中华医学杂志》创刊。首任总编辑伍连德博士发表了题为《医学杂志之关系》的发刊词：觇国之盛衰，恒以杂志为衡量。杂志发达，国家强盛。2015 年，恰逢中华医学会成立百年庆典，我们有幸共同见证她百年辉煌的历史。100 年来，经过历代先哲的不懈努力和全体会员的勠力同心，尤其是中华人民共和国成立以来，在党和政府的亲切关怀下，中华医学会不断发展壮大，已经成为党和政府联系我国医务工作者的桥梁和纽带、中国科学技术协会学会之翘楚、全国医学工作者之家。在这医学名家齐聚、社会各界同贺的欢庆时刻，抚今追昔，感慨万千。作为初出校门就加盟中华医学会的一员，置身于这座红楼中30载，不仅亲历了她的发展，在此度过了美好的青春，更留下了难忘的记忆。

1985年，笔者的职业生涯起源于中华医学会杂志社。对一般人而言，杂志编辑部仅为一个工作的场所，编辑日复一日地为人作嫁，不过是一种养家糊口的谋生手段。但对笔者而言，它不仅是职业生涯的起点，倾注心血的园地，更是自己得以茁壮成长的根基，实现梦想的家园。在这里，自己奉献了人生中从初出茅庐到已知天命的最美好年华。沐浴着国内顶尖编辑团队的阳光，深受翁永庆、张本、廖有谋、钱寿初等老一辈编辑学家的言传身教，自己虽屡遭磨难仍初衷不改，在这条为人作嫁的不归路上矢志不渝地耕耘了近30载。也正是置身于中华医学会的沃土之中，承蒙领导的呵护、长辈的关爱、名家的指点、友情的滋润，加上自己的不懈努力，这个当年从医学院校毕业未做临床医生的人，已经成长为中国出版行业的领军人才。

列宁曾教导我们：忘记过去就意味着背叛。历史是一面镜子，只有读懂历史，才会更加珍惜今天。从初创伊始，中华医学会就一直承载着社会各界治病救人、强体兴国的厚望。尤其是中华人民共和国成立以来，历届党和国家领导人都对中华医学会工作给予了殷切关怀，各级相关领导部门不仅对中华医学会提出了希望与要求，还从多个方面关怀备至。回眸百年的成长历程，先辈们不仅倡导学术交流，热心公益事业，而且勇于承担自己的社会责任，使爱国精神始终在学会薪火相传。每当国难当头，会长们总是带头挺身而出：无论是东北鼠疫大流行之际，还是传染性非典型性肺炎（SARS）在全国肆行之时，从国士无双的伍连德到仗义执言的钟南山，都是受命于危难之际，救国人于水火之中。

作为蜚声中外的学术团体，近百年来，中华医学会不仅当之无愧地被誉为医学名家的摇篮，而且打造出了中国医学期刊的航母。翻开发黄的档案，重温那些永载医学史册的经典之作，遥想筚路蓝缕的初创艰辛，回忆一个世纪的心路历程，先辈们对中华医学会的杰出贡献跃然纸上。我们看到张孝骞、翁心植、张乃峥等名闻遐迩、令人肃然起敬的大师；我们也难以忘怀一直与我们朝夕相处、对办刊始终身体力行且勤于笔耕的钱贻简、许国铭等教授。他们的共同之处不仅在于学识渊博、医术精湛、治学严谨、业绩卓著，而且都是提掖后学、甘为人梯、诲人不倦、恪尽职守之总编。不仅如此，作为中国科学技术协会麾下最大的学术团体，中华医学会不遗余力地倾心为会员和广大医务工作者搭建了学术交流的舞台，为展示学术研究成果，倡导"百花齐放、百家争鸣"提供了园地。

除此之外，窃以为，在中华医学会近代的发展历程中，学会专职工作人员同样功不可没，不仅涌现出张侃、翁永庆、廖有谋等为国内同行耳熟能详的管理和编辑大家，也不乏像张本、钱寿初等"只做平凡事，皆成巨丽珍"的甘于平凡的默默奉献者。恰逢中华医学会百年之际，抚今追昔，人生如白驹过隙，正如钱寿初先生在《编边草》一书中所感叹的："昔长者皆垂垂老矣，颐享天年，小辈已属归隐之列；来者长江后浪，不尽其舍，此天地万物之规律。"古人云：铁打的营盘流水的兵。尽管随着时间的推移，我们都将慢慢老去，但笔者坚信：学会必将青春永驻、基业长青，并留给后人无法估量的精神财富。

康拉德说过："在采集记忆之果时，你就得冒着损害记忆之花的危险。"经过一个世纪的洗礼，加上各种世事的变迁，也许一些珍贵的史料和值得纪念的瞬间已被时间的灰尘所埋没，随时光的流逝而被淡忘。在恭迎中华医学会百年庆典之际，通过自己的学习和感悟，在此斗胆尝试总结出有助于学会发展的核心价值观：崇尚医德、交流学术、呵护生命，以期发挥抛砖引玉之功效，从而践行"大医精诚，铸就学会典范；百年传承，营造会员之家"的目标。

在群贤毕至共贺中华医学会百年华诞之际，我们应清醒地认识到使命所系、重任在肩。回首来路，雄关漫道真如铁；展望未来，而今迈步从头越。

作为中国学术组织的领军团队,在这恰逢盛世的百年回眸之际,只有和衷共济、携手同行,才能不辱使命、再创辉煌。作为中华医学会的普通一员,为了不辜负曾经付出的青春和汗水,为了呵护共同耕耘的园地,为了"百年医魂、中国圆梦",笔者愿意在此重温中国少年先锋队员的呼号:时刻准备着!

此文是 2015 年在庆祝中华医学会成立百年时笔者的所思所想,笔者以为作为本书的代序非常恰当。本书中汇聚的杏林楷模和业界精英,无一不是中华医学会这一中国学术团体翘楚中的杰出代表。正是他们不忘初心的坚守、殚精竭虑的付出和前赴后继的努力,才铸就中华医学会这一中国医学百年老店的熠熠生辉。本书除了介绍中国医学及期刊编辑学界 24 位人中骐骥的感人事迹外,还精心挑选出 38 本由国内外名家撰写的与生命医学相关的图书,以笔者的管见记录下对阅读这些佳作后的感悟。作为在中华医学会工作逾 30 载的笔者,相信在生命的回眸中,笔者所知道的这些誉满杏林的不世之才和必将泽被后世的经典之作,一定会激起白衣天使的职业自豪感,并有助于普罗大众真正认识并理解以"护佑生命"为己任的普通人,同时带给读者心灵的震撼和美好的感受。

2018 年 7 月

扫一扫,关注"老游评书",
与作者一起读好书

目录

学术探究 ⋯⋯⋯⋯⋯⋯⋯⋯⋯⋯⋯⋯⋯⋯⋯⋯⋯⋯⋯⋯⋯⋯ 289

科普佳作 ·· 329

杏林楷模

近代医学的历史钩沉 鼠疫斗士的传奇人生

——记伍连德会长

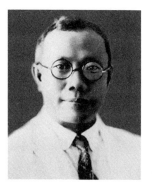

1915 年 2 月，在满目疮痍的华夏大地上，伍连德、颜福庆等一批有志于向国人传播西方先进医术的有识之士，在上海创建了中华医学会。经过一个世纪的洗礼，2015 年喜逢中华医学会成立100 周年。在这恰逢百年、世纪回眸之际，2 月15 日，中华医学会和北京大学人民医院在北京联合举办了中华医学会的创始人之一伍连德专题报告会，拉开了庆祝中华医学会百年华诞的序幕。在这个将永载史册的报告会上，笔者不仅倾听了中华医学会会长陈竺院士、中华医学会原副会长巴德年院士、中国微生物学会原秘书长程光胜教授、北京大学肝病研究所副所长陈红松研究员追忆伍连德的精彩报告，也意外获赠一套珍贵的图书，这就是 2011 年出版的《鼠疫斗士——伍连德自述》，它是 1959 年由剑桥大学出版社出版的作者英文自传的第一个完整的中文译本。这套由程光胜、马学博翻译的皇皇巨著分上下两册出版，厚达 800 余页，逾 65 万字。恰逢新春长假，按照自己的习惯，在闭门谢客、悠闲自得的轻松氛围中，泡一壶香茶，通过阅读将自己的思绪带回那个望其首已遥不可及、抚其尾则相去未远的 20 世纪。

　　作为 20 世纪中国科学口述史的一部分，该书是作者历时 7 年而成的人生回忆，通过伍连德博士被提取和保存的记忆，不仅向读者展现了近代医学的历史钩沉，而且使我们有幸了解到鼠疫斗士的传奇人生。正如陈竺会长所言："伍连德先生是名副其实、众望所归的中国现代医学第一人。回顾他的一生，在他身上充分体现了强烈的爱国精神、人道主义精神、科学探索精神、勇于奉献精神。"该书记录的不仅是风华正茂的伍连德博士在中华大地上临危受命、施展才华、奉献青春、激情燃烧的岁月，而且通过翔实的史料使得一位为中华之崛起而奉献一生的爱国华侨的高大形象跃然纸上，他对中国医学的杰出贡献将被我们永远铭记。

草根出生的不世之才

　　伍连德博士（1879—1960），字星联，祖籍广东台山，1879 年 3 月 10 日出生于英属海峡殖民地槟榔屿。17 岁获得女王奖学金赴英国读书，留学英国剑桥大学意曼纽学院，获得剑桥大学医学博士学位。游学欧洲 6 年期间，他先后在英国圣玛丽医院、利物浦热带病学院、德国哈勒大学卫生学院、法国巴斯德研究所从事研究，曾师从诺贝尔生理学或医学奖获得者梅奇尼可夫和霍普金斯。伍连德学成归来时就是人中翘楚，光环绕身。1903 年返回槟榔屿行医，1907 年应袁世凯之邀回国服务。他是中国卫生防疫、检疫事业、微生物学、流行病学、医学教育和医学史等领域的先驱。在他竭力提倡和推动下，我国收回了海港检疫的主权。他发起成立中华医学会等 10 余个学会，并创办《中华医学杂志》。曾任中华医学会第二、第三任会长，《中华医学杂志》首任总编辑，并为推动中华医学会的发展不遗余力。1910 年年末，东北肺鼠疫大流行，引发严重公共卫生危机，而立之年的伍连德临危受命，救国人于水火之中。他出任全权总医官，深入疫区领导抗疫工作，仅历时 4 个月即彻底消灭鼠疫。此后还多次成功主持鼠疫、霍乱的大规模防疫。作为草根出身的不世之才，他筚路蓝缕地创造了我国现代医学史上的无数个"第一":第一位英国剑桥大学的华人医学博士;实施中国医生首次现代医学意义上的人体解剖;在世界上第一个提出了肺鼠疫的概念;主持了中国第一次大规模地对瘟疫死者的尸体焚烧;设计了中国第一只口罩;在人类历史上第一次通过隔离等办法应对城市发生的传染病疫情;主持召开中国政府承办的第一次国际学术会议;创建了中国第一个海港检疫所;撰写了第一部英文版的中国医学史;因"在肺鼠疫防治实践与研究上的杰出成就以及发现旱獭于其传播中的作用",作为首位华人于1935年被提名为诺贝尔生理学或医学奖候选人。伍连德还是北京协和医学院及北京协和医院的主要筹办者,创建了北京中央医院(今北京大学人民医院)等20余所医疗、检疫及医学教育机构。1960年1月21日,伍连德因心脏病逝世,终年81岁。1960年1月27日的《泰晤士报》称伍连德是"流行病的英勇斗士"。梁启超对伍连德的评价一语中的:"科学输入垂五十年,国中能以学者资格与世界相见者,伍星联博士一人而已。"

学术组织的奠基之人

列宁曾教导我们:忘记过去就意味着背叛。历史是一面镜子,只有读懂历史,才会更加珍惜今天。作为中国现代医学学术组织的开山鼻祖,伍连德名副其实。回国伊始,针对各自为政的行医局面,他深感有成立中国医生自己的组织的必要。1910年,他率先登报呼吁成立以华人为主的医学会。1914年4月,伍连德与颜福庆等7人联名发起组织医学会。1915年2月,伍连德、颜福庆等21人在上海集会宣告中华医学会成立,并选举颜福庆为首届会长,伍连德为书记。从此,中国医师有了第一个属于自己的组织,她肩负起向中华大地普及医学卫生知识、促进祖国医学事业发展的历史重任。1915年4月14日,中华医学会发表宣言,向各界昭告中华医学会的宗旨:巩固医家交谊、尊重医德医权、普及医学卫生、联络华洋医界。1916年2月在中华医学会第一届全国大会上,伍连德被选为会长,并连任了两届。中华医学会成立后,在伍连德等前辈的积极努力下,通过创办杂志、发展学会会员、举办学术活动、开展防病宣传工作、推进发展医学教育，扩大了中华医学会的社会影响，同时他强烈呼吁成立中央医学委员会，并成为第一届中央医学委员会的18位医界领导人之一。为了强强联合而实现共同的目标，1932年中华医学会与中国博医会合并，会员总数超过2000人，成为当时中国医疗卫生界最有影响力和凝聚力的学术团体，树立了中华医学会在我国医疗卫生界的崇高威望，其中伍连德先生功不可没。在中华医学会的成长中，先辈们不仅倡导学术交流，热心公益事业，而且勇于承担自己的社会责任，使爱国精神始终在学会薪火相传。1937年，中华医学会公共卫生学分会成立，伍连德任首届会长，该分会成为中华医学会最早成立的12个分科学会之一。1933年，他还与颜福庆等发起创建了中国防痨协会。在以后的岁月中，他参与发起创建了10余种科学团体，包括中华麻风救济会、中国公共卫生学会、中国微生物学会、中国医史学会、中国科学社等。毋庸置疑，他是我国现代学术组织当之无愧的奠基人。

中华医学会成立伊始，伍连德就清醒地认识到期刊的作用，他创办的《中华医学杂志》于1915年11月创刊，用中英文同时出版。在创刊号中，首任总编辑伍连德发表了题为《医学杂志之关系》的发刊词：觇国之盛衰，恒以杂志为衡量。杂志发达，国家强盛。为了支持自己的刊物，他的绝大多数论文均发表在《中华医学杂志》上。杂志创刊起就广受欢迎，来自化工企业、制药公司、医药图书出版商的广告收入颇为可观，每一名会员每月可免费获赠一本会刊。由于期刊收入颇丰，杂志社不久就在上海买下一所房屋，将其改造成现代化的办公室和藏书可观的阅览室。1949年，当中华医学会从上海迁京之际，伍连德将自己在北京的一所宽敞的三层宅院连同数千册图书捐献出来，作为学会的办公场所和图书室。回眸百年的成长历程，重温那些永载医学史册的经典之作，遥想筚路蓝缕的初创艰辛，回忆一个世纪的心路历程，先辈们对学会的杰出贡献跃然纸上。每当国难当头，会长们总是带头挺身而出：无论是东北鼠疫大流行之际，还是传染性非典型性肺炎（SARS）在全国肆行之时，从国士无双的伍连德到仗义执言的钟南山，都是受命于危难之际，救国人于水火之中。作为蜚声中外的学术团体，近百年来，中华医学会不仅当之无愧地被誉为医学名家的摇篮，而且打造出了中国医学期刊的航母。经过历代先哲的不懈努力和全体会员的勠力同心，中华医学会已经成为党和政府联系我国医务工作者的桥梁和纽带、中国科学技术协会学会之翘楚、全国医学工作者之家。

临危受命的鼠疫志士

1907 年，伍连德应袁世凯之邀回国服务，出任天津陆军医学堂副校长。1910 年 12 月，他临危受命急赴哈尔滨调查处理鼠疫。极富冒险精神的伍连德毫不犹豫地接受任务，只带一名身兼助手和翻译的学生，火速赶到鼠疫流行的前线。年轻有为的他熟谙细菌学、流行病学与公共卫生学，堪当重任。伍连德认为防疫不亚于一场战争，他在科学研究上一向身体力行、亲力亲为。他不避艰险，深入疫区调查研究，到达疫区 3 天后，冒着生命危险进行了中国第一例人体解剖，从鼠疫患者尸体的器官和血液中发现了鼠疫杆菌。同时派人到满洲里的调查表明，肺鼠疫的疫源来自旱獭，从而确定这次流行的是肺鼠疫，直接在人与人之间通过呼吸和飞沫传染，因此制定了通过隔离疑似患者防治肺鼠疫的全新策略。伍连德采用的方法包括：将患者送往鼠疫医院，采用列车车厢隔离 3000 多例接触者，令所有人佩戴伍连德发明的加厚口罩，调动军队封城，切断交通，以及冒天下之大不韪通过焚烧 4643 具感染鼠疫的尸体来消灭污染源。依据伍连德周密而科学的防疫方案，靠着防疫团队高达 10%殉职率的血肉长城，整个防疫局势获得扭转。历时 4 个月，一场数百年未见的鼠疫大流行，被以中国人为主的防疫队伍彻底消灭了，这是人类历史上第一次成功的流行病防疫行动。伍连德以其丰富的学识，严格按科学办事的精神与卓越的组织才能，受到政府的信赖和国际医学界的赞赏。成功抗击鼠疫后，伍连德获颁"医科进士"功名，被授予"蓝翎顶戴"，并受到为宣统皇帝代理政务的醇亲王载沣的召见，并被国内外誉为防疫科学的权威。伍连德没有在荣誉中陶醉，他敏锐地意识到大鼠疫还会卷土重来。他婉拒担任管理全国卫生和医院事务官员的任命，回到东北继续从事防疫事业，担任东三省防疫总处处长。1920年冬天，东北鼠疫果然又起，伍连德打了一场漂亮的有准备之仗，与10年前仅中国境内因鼠疫便死亡6万多人相比，他把死亡人数控制在万人以内。

卫生防疫的开山鼻祖

从东北鼠疫防疫起，伍连德先后开创了中国流行病学、微生物学、实验动物学等学科，是中国现代卫生防疫事业的奠基人。东北鼠疫防疫结束后，伍连德敏锐地意识到，预防疾病必须未雨绸缪，建立自己的卫生检疫系统迫在眉睫。为此，他开始为收回国境卫生检疫权而奔走呼吁。经过十多年的努力，1930年海港检疫管理处成立，正式收回海港检疫权。他不计个人名利，欣然出任中国海关检疫管理处处长，兼任上海检疫所所长。在中央政府经费分文没有落实、基础极为薄弱的条件下，他只用了1年时间便使中国港口卫生检疫接近世界先进水平。到1937年抗日战争全面爆发以前，中国国境卫生检疫已经达到世界一流水平。1932年，20世纪最大的一次霍乱由上海传入导致大流行，海港检疫处承担起上海300多万人的防疫工作。在伍连德的带领下，上海地区的中国的医疗人员在霍乱大流行中夜以继日地救治霍乱患者，散发了逾百万份传单和海报进行疾病防疾知识的宣传，进行了上百万人的疫苗接种，并以伍连德的名义发布18期疫情公告。在这次霍乱大流行中，全国24个省中，23个出现霍乱。366个大城市中，312个出现霍乱病例。全国一共记录了95 000例霍乱患者，死亡31 000人。其中北平患者病死率最高，接近80%。而在爆发源头的上海，病死率为全国最低，仅7.4%。同样是在上海，英法租界的患者病死率均为30%。这是继1919年和1926年哈尔滨两次霍乱流行中，伍连德指挥东北防疫总处以明显低于日本和苏联医院的患者病死率而傲视远东后，再一次大幅度领先国外的医院，而且病死率远远低于国际先进水平，这被视为当时全世界大城市流行病控制中最出色的行动。

医学教育的远见卓识

伍连德还是著名的医学教育家和社会活动家。回国伊始，他率先引进当时国际先进的英美医学教育，使陆军军医学堂迅速摆脱了日本人的影响，成为中国第一所现代化医学院，从此开启了中国现代医学教育。他非常重视人才的培养，在中华医学会第一次全体大会通过的重要决议中，就包括中华医学会每年为医学生提供 10 个庚子赔款奖学金名额，中华医学会第14 任会长、享誉全球的外科名家沈克非就是这一善举的直接受益者。伍连德上书政府，建议根本改变医科学生的培养方式，包括采用人体解剖，在医院进行有系统的临床教学，建立中央医学统辖处以监督医学教育，以及医学生要学习英文。他力主洛克菲勒基金会在北京建立一座新型的医学院校和医院，并建议采用英语教学和治疗疾病。他提出的许多建议均被采纳，从而促成北京协和医学院及北京协和医院的落成。在协和医院开业之际，他作为中国医学界的代表出席，并设宴款待出席这一盛典的逾百位世界名流。他先后在各地创建了 20 余所医疗和医学教育机构。他创立的东北防疫总处很快成为国际知名科研和防疫机构，20 年间不仅承担了东北防疫任务，而且培养出一代防疫精英。鉴于北京较完善的医院皆为外国人所建，伍连德倡议我国自行建设一所现代化的综合医院，即中央医院。获得政府同意后，除财政部拨款外，大部分经费由募集得来。在医院建设的 3 年中，他极尽艰辛、殚精竭虑地为之忙碌，从征募建筑经费到审查规划设计。他不仅慷慨解囊捐助，而且在呕心沥血的建院过程中没有接受任何薪水和报酬，克服了人们难以想象的各种艰难险阻。该院于 1916 年奠基，1918 年 1 月 27 日开院，命名为中央医院，不惑之年的伍连德荣任首届院长。

学术会议的真谛所在

1911 年 4 月，清政府拨款 10 万两平库银，在沈阳召开了为期 26 天的中国历史上第一次以人类卫生为主题的国际学术会议，总结刚刚扑灭的、导致 6 万人死亡的中国东北鼠疫，邀请到日本、英国、美国、俄国、德国、法国、意大利、荷兰、奥地利、墨西哥和中国 11 个国家的 33 名鼠疫权威与传染病专家出席。在这次世界瞩目的万国鼠疫研究会上，日本派出庞大的代表团，企图压服中国接受日本人做大会主席。而此前，经《泰晤士报》等大量欧美报刊的报道，伍连德领导中国防疫取得成功的消息已经传遍世界，与会的多国专家公推伍连德为大会主席，从而挫败日本人的野心，抗击东北鼠疫的总指挥、以"鼠疫斗士"名扬世界的伍连德实至名归。在大会上，而立之年的他系统地介绍了中国防治鼠疫的经验，与会的各国专家交流了各自的研究成果。伍连德一直认为，举办和出席学术会议，不仅有利于交流学术、增进友情，而且是代表国家利益、为国争光的难得机会。他在自传中写道："在满洲首府举行的万国鼠疫研究会，更提升了中国在科学界之地位，并间接地增强了其政治影响。"中华医学会创建之初，伍连德深悟学术会议之精髓，每个周末邀请各界名流对医者或大众举行公开演讲，可容纳千人的基督教青年会大厅每每座无虚席。

伍连德是中国现代医学的领军人物，在为国服务的 30 年中，作为中国首席医学专家，代表国家出席各种国际会议，同时也在国际上不遗余力地为中国呼吁和宣传，为国家招揽人才。1912 年出席在伦敦召开的国际医学大会和在海牙召开的第二届麻醉药会议；1916 年出席在上海召开的国际医学联合会第三届会议，任主席，并连任两届；1924 年出席在檀香山召开的泛太平洋保存食品会议；1927 年应国际联盟卫生处邀请，视察 20 多个国家，并代表中国出席国际联盟在印度召开的第七次远东热带病学会议，并被选为副主席，国际联盟卫生处聘任伍连德为该处中国委员，并授予其"鼠疫专家"称号；1931 年代表国民政府卫生署署长刘瑞恒出席国际联盟卫生会议。伍连德一直认为，在国际会议的发言中，言简意赅不失为睿智之举。在1913年代表人数高达8000人的第17届国际医学会议开幕式上，在其他国家代表冗长乏味的发言之中，代表中国的伍连德仅用一句话语惊四座："女士们、先生们，中国感谢你们！"。

鲜为人知的历史钩沉

《鼠疫斗士——伍连德自述》一书中既有历史的概述、学术研究的心得、为人处世的思考，也不乏宝贵的史料。书中解密了许多鲜为人知的历史事实，例如，孙中山先生曾被诱进伦敦的中国公馆监禁12天；孙中山先生死于由华支睾吸虫的寄生所致的肝癌。伍连德曾在实验中险些感染破伤风杆菌；他曾义无反顾地全身心投入禁止鸦片运动，只身出席在伦敦皇后大厅举行的国际禁止鸦片会议；他作为袁世凯等总统的侍医长达10年之久；他为了潜心学术研究，曾婉拒蒋介石签署的国防部军医署署长的任命。

当成功抗击鼠疫受到政府的信赖和国际医学界的高度赞赏时，功成而不骄、居功不自傲的伍连德坦言：朝廷空前恩准对瘟疫死者进行集体火化，并且正式许可为获得知识而进行尸体解剖，在中国近代医学发展史上是两个标志性事件。伍连德医学造诣精深，学术著作颇丰，曾发表学术论文300余篇，论及公共卫生、传染病流行病、医学教育、医药管理、海港检疫、中西医问题等方面。其中多篇论文在《英国医学杂志》《柳叶刀》发表，《论肺鼠疫》《中国医史》成为两部具有里程碑意义的鸿篇巨制。他重视防疫工作，力促发展现代医学，并认为不能完全照搬西方的卫生制度。为满足各界防疫之需，1935年他出版了厚达547页且图文并茂的《鼠疫手册》。伍连德知识广博、敏于观察，具有强烈的事业心和组织才能，因而在多方面都做出了卓越的贡献。虽然他始终保持了英国侨民的身份，但在他的各项业绩中都闪耀着炎黄子孙的赤诚。他曾两度遭受日本宪兵拘押和审讯，"九一八"事变后，伍连德不与日本合作，愤然出走。"七七事变"后，日军践踏我大片国土，伍连德被迫举家返回马来亚开设私人诊所，曾遭受土匪绑架仍初衷不改。他晚年虽远居海外，但仍眷念为之奋斗一生的祖国。他在该书序言中写道："我曾将自己最美好的年华奉献给古老的中国，从清朝末年到民国建立，直到国民党统治崩溃，往事在我脑海里记忆犹新。新中国政府的成立，使这个伟大的国家永远幸福繁荣……"古往今来，真正的国士既是曾经挽狂澜于既倒、肩负天下安危的猛士，又是齐家治国平天下、然后归隐田园的智者，伍连德博士无愧于"最后的国士"称号。

窃以为，《鼠疫斗士——伍连德自述》中文版与英文版最大的不同在于，中文版倾注了一批对伍连德研究颇有造诣的学者的心血，笔者的同事张圣芬和栾伟伟提供了许多珍贵的历史照片，使得内容更加真实可信。当满怀激情读完这部历史伟人的自传后，笔者在感动和敬佩之余，掩卷遐思，该如何评价伍连德光辉的一生？窃以为，完全可以借用毛主席对白求恩的赞誉之词来对伍连德的高尚品德和丰功伟绩盖棺定论。"一个外国人，毫无利己的动机，把中国人民的解放事业当作他自己的事业，这是什么精神？这是国际主义的精神，这是共产主义的精神……一个人能力有大小，但只要有这点精神，就是一个高尚的人，一个纯粹的人，一个有道德的人，一个脱离了低级趣味的人，一个有益于人民的人。"

医学教育拓荒者　百年学会奠基人

——记颜福庆会长

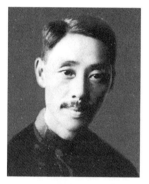

自古以来，我国就有盛世修史的传统，古人云：以史为鉴，可以知兴替。在举国共筑中国梦、恰逢中华医学会百年庆的当下，作为才疏学浅的晚辈，既无修史所需之博学，亦乏秉持探究之执着，只能本着好读书的秉性，通过读史来温故知新。2015年2月5日，对中华医学会而言，是一个值得大庆的日子。1915年的2月5日，中国医生自己的组织——中华医学会在上海成立。在这喜庆百年、世纪回眸之际，笔者有幸重温了复旦大学出版社于2007年出版的《颜福庆传》。作为毕业于圣约翰大学和耶鲁大学的高才生、中华医学会的首任会长，颜福庆不仅开启了中外合作创办现代高等医学教育的先河，而且开创了国人独立主办现代高等医学教育的成功范例，不仅是我国现代史上卓尔不群的医学教育家和公共卫生学家，也是中华医学会这一百年老店的奠基人之一。他的一生，不仅引领并造就了中国医学教育的发展，也是中华医学会从初创时的筚路蓝缕到日益发展壮大的真实写照。该书记述了颜福庆在医学不同领域的探索及主要成就，以及为创建中国人自己的医院和学会所付出的不懈努力。通过翔实可信的史料，读者不仅能全面了解西方医学在中国发展的轨迹，而且能从中汲取有益的知识，探寻历史的奥秘。该书汇集了鲜为人知的医学史料，并配发了大量珍贵的图片，可谓图文并茂，相得益彰，值得每位缅怀先哲、热爱中华医学会的人倾情阅读，潜心品味。

名门望族的耶鲁博士

颜福庆（1882—1970），字克卿，祖籍厦门，1882 年出生于上海市江湾的一个清贫的基督教牧师家庭。他的老祖宗是孔子最得意的学生颜渊，经过历代的繁衍，在上海逐渐形成传奇式的颜氏家族。这一显赫的家族在 20 世纪中国现代化初期的宗教界、教育界及医务界有重大影响，为推动中美文化合作和友谊做出了不可磨灭的贡献。在颜福庆那一代，颜家人才并出，盛极一时。颜福庆幼年丧父，从 7 岁起就寄养于伯父颜永京（原上海圣约翰大学校长）家。由于母亲多病，所以他在少年时代就立志学医。在伯父的资助下，他先后就读于上海圣约翰中学和圣约翰大学医学院。毕业后，他应召到南非多本金矿担任矿医，为华工治病年余，深受矿工们的尊敬，回国时矿工们集体赠送给他一枚金质纪念章。做矿医的经历，使他的心灵受到强烈的震撼，深入地认识了社会和自己，激发了精研医术的动力，坚定了终生从事为人群服务的崇高理想。

1906 年，颜福庆被选送到美国耶鲁大学医学院深造，1909 年被授予优秀博士毕业生称号，这是医学院毕业生的最高荣誉。他是在耶鲁大学第一位获得医学博士学位的亚洲人，同年被吸收为美国自然科学会会员。毕业后，他一心想为苦难深重的同胞服务，便放弃在美国优越的生活和工作环境，毅然回国。1910 年 2 月，受雅礼会的聘请与派遣，来到湖南，加盟由美国人胡美在长沙创建的雅礼医院，主持医院的外科工作。由于颜福庆的到来，长沙结束了没有中国现代医生的历史。颜福庆在长沙工作了 18 年，通过为雅礼会服务架起了古老中国与现代西医的合作之桥。由于其对中美医学交流所做出的杰出贡献，他被雅礼会任命为永久会员。为了使自己的医学知识更全面，更能适应国内的实际需要，他又赴英国利物浦热带病学院继续深造，以惊人的毅力在短期内获得该校的热带病学学位。1927年，颜福庆被任命为北京协和医学院副院长，成为协和医学院历史上第一位中国人正教授。

医学教育的拓荒之人

颜福庆为我国近代著名的医学教育家，为中国医学教育事业做出了卓越的贡献。他指出："医学为民族强弱之根基，人类存在之关键。医学教育与其他科不同，攸关生命及世界人类之公安。"他坚信，只有激发起医务工作者的科学探索和研究精神，才能提高医学水平，保持较高的医疗水准。1910年，颜福庆受聘回国任长沙雅礼医院外科医师，即与该院美籍医师胡美等筹划兴办医学校。在此之前，美国耶鲁大学部分毕业校友发起在中国长沙设立雅礼会，在办医院和学校的同时兼传教。1914年，颜福庆创办长沙湘雅医学专门学校（湖南医科大学前身），任首任校长。在日常的医疗实践中，他深感预防医学的重要，决心从临床医学转向公共卫生学。1914年再赴哈佛大学公共卫生学院攻读，获公共卫生学学位。在就任北京协和医学院副院长期间，他深感外国人把持学校大权的弊端，受"教育救国"思想的影响，不愿仰人鼻息，抱定中国人自己创办医学院的宗旨，决心要创办一所由中国人自己办的、规模较大且设备较全的医学院。1927年10月他创办第四中山大学医学院（不久先后改称江苏大学医学院和中央大学医学院，1932年改称国立上海医学院），并任第一任院长。同时与中国红十字会签约合作，接管该会总医院（复旦大学附属华山医院前身）等医学教育和医疗机构，颜福庆兼任医院院长。

创办上海医学院，是颜福庆一生事业的顶峰，该院与北京协和医学院南北遥相呼应，代表了国人自办医学院的最高水平。为了解决建院经费难题，他广邀社会各界著名人士发起并组织了中山医院筹备会，并不辞辛劳，四处奔走募集资金。经过他的不懈努力和社会各界的慷慨解囊，中山医院和医学院新校址终于在 1936 年同时落成。1937 年 4 月，举行了国立上海医学院院舍落成暨中山医院开业典礼。上海解放后，国立上海医学院由上海军事管制委员会接管，并成立临时管理委员会，颜福庆任副主任委员。1951 年，国立上海医学院改组，颜福庆被任命为副院长。1952 年学校改名为上海第一医学院。颜福庆以治学严谨著称，强调真才实学，严格执行学生录取标准和学业成绩考核制度，着重扎实的基础理论知识和基本技术训练。在办学过程中，颜福庆注重感化教育，学校的每次考试，都不设监考人，以培养学生的自尊、自律和诚实无上光荣的观念，潜移默化地培育了学生实事求是的科学精神。同时，认真选拔住院医师，实行淘汰制，特别是坚持执行毕业生在毕业典礼时必须宣誓终生不渝地为人群服务的规定。在他身体力行的影响下，全体师生都能致力于医学教育和科学研究，形成了艰苦朴实、钻研业务、对技术精益求精的良好作风。他善于发现人才，重视培养并奖掖后学，堪称医学界的伯乐。经过一甲子的辛勤耕耘，耄耋之年的他桃李满天下、誉满杏林。

投身革命的学者楷模

颜福庆不仅医术超群，而且具有强烈的爱国热情。1919 年的五四运动中，颜福庆积极投身其中，并将湘雅医学专门学校的房屋借给毛泽东等，支持他们开办了"文化书社"，使其成为湖南新文化传播的中心。抗日战争伊始，他就积极投入抗日救亡活动中。他曾担任上海市救护委员会主任委员，发动医学院师生和医务界人士奋起抗日，组成医疗救护队，辗转奔赴抗战前线后方，为伤病员服务，在救死扶伤支持抗日方面做了大量工作。上海解放后，颜福庆带领广大师生到上海市郊、嘉定、嘉兴等地为中国人民解放军突击诊治血吸虫病和核黄素缺乏症，取得骄人的业绩。抗美援朝期间，他参加了上海市抗美援朝志愿医疗手术队的领导和组织工作，并通过他在医药卫生界的影响，广泛鼓励医务人员奔赴前线，投入抗美援朝、保家卫国的伟大战斗。上海医学院各附属医院先后各自组织了 3 批志愿手术医疗队，还联合组织了一个防疫检验队以参加反细菌战。不仅如此，年逾古稀的他还亲自随代表团去东北慰问志愿军伤病员。由于他的工作成绩卓著，1957 年受到卫生部的嘉奖。中华人民共和国成立 10 周年时，他曾编写《我国医学卫生事业的发展》一文发表于英文版的《中国建设》，热情歌颂中华人民共和国医学卫生事业的发展。出于一位医学大家的社会责任感，古稀之年的他还始终坚持参加学校内外的各种会议和各项社会活动。

作为著名的社会活动家、我国医学界德艺双馨的泰斗，他曾任第一、第二、第三届全国人民代表大会代表，第二届全国政协委员，九三学社中央委员兼上海分社副主任委员，中华医学会名誉副会长等。中华人民共和国成立以后，颜福庆曾多次受到毛泽东、周恩来等党和国家领导人的接见。1956 年 1 月，毛泽东主席在北京接见并宴请全国知识分子代表，颜福庆位列其中，宴请时他就坐在毛泽东左边的主宾席。84 岁时，颜福庆还赴北京参加第三届全国人民代表大会，倾听了周恩来总理所做的关于我国社会主义"四个现代化"的宏伟规划，感到无比兴奋。他不仅深受感动，而且发誓在有生之年，要更好地为祖国的医学教育事业贡献力量。回上海后，他激动地叙述了这个规划的内容，并传达了中央首长对发展医药卫生事业的关怀。在"文化大革命"期间，颜福庆受到"四人帮"的残酷迫害，他卧病不起，在米寿之年含冤驾鹤西去。粉碎"四人帮"以后，中共上海市委、上海第一医学院党委为他彻底平反昭雪，恢复名誉，并举行了隆重的追悼会，以实际行动告慰了一代医学大师的在天之灵。

献身学会的业界翘楚

颜福庆的一生，始终与中华医学会和各种社团组织为伴。1886 年，教会医院和医学院的医生在上海创办了中华博医会。当时中华博医会的门槛很高，只有欧美医学院校毕业且是海外传教团的成员方可入会。由于严格的入会限制，早期该会没有中国医生参加，1910 年入会的颜福庆是该会的首位中国会员。1911 年，武昌起义爆发，湘中健儿参战者逾万人，死伤甚多，急缺医疗救护，颜福庆以任战地救护之责，牵头组建了中国红十字会湖南分会，自己任会长。1912 年，他在长沙加入中国同盟会。在颜福庆的积极倡导下，湘雅医学会于 1913 年诞生。在颜福庆参与的各种学会中，最值得骄傲的是在 1914 年 5 月他与伍连德发出了创建中华医学会的倡议，并于 1915 年 2 月在上海正式成立了中华医学会。因伍连德要坐镇东北主持东北防疫总处，无法来上海工作，因此在成立大会上，颜福庆被选举为首任会长。中华医学会的成立是中国医学发展史上的里程碑事件，它的诞生，标志着接受英美式现代医学教育的中国医生，在共同的目标下团结起来了；标志着西医作为一种日渐重要的行业，在中国社会发出自己的声音，进而寻求与国外同行平等对话的平台；标志着中国的现代医学进入了新阶段。随后，中华医学会于 1915 年 11 月创刊了《中华医学杂志》。从此，中国的医务工作者有了自己的学会和医学期刊，中华医学会就成为国内以中国人为主的医学学术团体，对我国医学的发展和提高起到了积极的推动作用。

在《中华医学杂志》的创刊号中，颜福庆发表了《中华医学会宣言书》，该文简述了中华医学会成立的缘起，并逐一阐述了"巩固医家交谊、尊重医德医权、普及医学卫生、联络华洋医界"的学会宗旨。他在文中同时指出："欧美各国，莫不有医学会社，其政府亦从而保护之、鼓励之，予其种种之权利。我医界同仁，倘能各尽其心，牺牲个人之光阴财力以为本会，则本会与欧美并驾齐驱，亦意中事也。"1916 年 2 月 7 日，颜福庆在上海主持了中华医学会第一届大会，并简明扼要地确定了学会初期的办会方针。他指出，首先，要确立会员的资格问题；其次，学会必须有自己合适的会所，应该成立各专业委员会，同时应普及医学知识、翻译医学书籍、统一中国的医学术语。在西医信用未坚、名誉未盛之际，会员们要相互勉励，维护医生的荣誉和职业尊严。本届大会上，中华医学会首创了公共演讲制度，颜福庆做了题为"医家之责任"的首场演讲。1924 年，在中华医学会第五次大会上，颜福庆在演讲中呼吁："西医必须大众化、必须中国化。大众化和中国化不应依靠外国医生，而应该由中国医生自己来实现。"1926

年，在中华医学会第六次大会上，颜福庆呼吁争取将英国庚子赔款的一部分用于发展我国的公共卫生事业，该建议最终被英国政府采纳。经过颜福庆等的不懈努力，1932年4月，中华医学会与中国博医会执委会采用通信表决的方式征得全体会员的同意，宣告两会合并。合并后的中文名称仍为中华医学会，并明确规定，外国人不能任会长、总干事和会计的职务。出于对中华医学会的挚爱，除特殊原因外，颜福庆几乎每次都出席中华医学会大会，并且每次均提交关于医学教育和公共卫生的重要论文，这些文章最终都发表在《中华医学杂志》上。20世纪30年代，颜福庆倾其全力再次对中华医学会提供帮助，将洛克菲勒基金会捐给上海医事中心的基地拨出3亩地建设中华医学会的新会所，宽敞的新会所设立了图书馆、会议室、研究室、委员会办事处、秘书处等，使得中华医学会在上海有了永久的办公场所。

卓尔不群的人中骐骥

颜福庆一生治学谨严，医德高尚，言传身教，门墙桃李，服务人群。早在创建湘雅医学专门学校的过程中，他就形成了独立医学的思想，表现在脱离教会，不设宗教课，敢于冲破当时宗教统领医学院校的樊篱。颜福庆设计的"独立之医学事业"，就是中国人拥有医学科学传播的自主权和主动权，通过掌握话语权，建立中国人自主的医学教育、临床和公共卫生防疫体系。尽管如此，源于医学无国界，为了中国医学的早日强盛，他坚持独立不是孤立，不是拒绝。支撑颜福庆独立医学体系的是合作精神，兼收并蓄各国不同学派的医学成就和经验。颜福庆始终倡导预防为主的理念，他认为卫生学科的教育宗旨是，医学须绝对社会化、科学化、经济化；使医学生有强烈的社会观念和民族意识；增进民众健康，预防疾病，普通治疗与卫生教育并重；抱定到农村去服务的精神。1917年和1922年，他曾两次赴美进修，并游遍英国、德国、法国、比利时等诸国，考察其医学教育模式。他将自己学到的现代医学技术和办学心得带回湘雅，融会贯通后付诸实践。他倡导的仁术为民、为社会服务的"公医制"思想和"预防为主"的医学理念至今仍闪耀着睿智的光芒。

颜福庆热爱医学，关心人民健康，针对当时国内的现状，他毅然放弃了自己心底里始终情有独钟的眼科，将自己的服务重点逐步从个体疾病治疗走向群体的传染病防治。早年他曾远涉重洋到拉丁美洲参加钩虫病防治工作。1911年东北三省鼠疫流行，他配合伍连德在京汉铁路沿线开展防治工作。1916年又曾到江西萍乡煤矿，深入矿区从事流行病学调研并采取防治措施，为防治对人民群众危害较大的流行病做出了积极贡献，得到群众的颂扬和政府的奖励。为了总结自己的经验并惠及更多的患者，他曾先后于1918年和1920年在《中华医学杂志（英文版）》发表有关钩虫病流行及其防治工作的论文。在以预防为主的实践中，他创建了我国第一个农村卫生实验区，积极开展城市和农村卫生工作，且终生坚持。

颜福庆对中国医学的贡献不拘于预防医学和临床医学，在许多相关领域他都是秀出班行。作为我国医学界的博学鸿儒，他恪守以下准则：做医生的人，须有牺牲个人、服务社会的精神，服务医界，不存升官发财的心理。他缔造了"公勇勤慎，诚爱谦廉，求真求确，必邃必专"的湘雅精神。在这种精神的传承下，湘雅的发展轨迹书写了半部中国西医史，造就了张孝骞、汤飞凡、谢少文等一大批蜚声中外的医学大家，赢得了"南湘雅，北协和"的美誉。其中首届毕业生张孝骞不仅摘得学业成绩和毕业论文两项第一，而且还担任过国立湘雅医学院和北京协和医学院院长，成为名闻遐迩的临床内科学家。颜福庆不仅学识渊博、事业心强，而且奉行"勤于职守，忠于职守"的理念。凭着对医学的挚爱，他年届耄耋仍壮心不已，依旧皓首穷经地进行医学研究和参加各种社会活动。作为具有强烈民族自尊感和爱国精神的知识分子，他一向重视通过时事学习来提高自己的思想认识，即使晚年患视神经萎缩症时，仍坚持借助深度眼镜加放大镜来读书看报。作为以治病救人为己任的医学大家，他以实际行动践行了"春蚕到死丝方尽，蜡炬成灰泪始干"。弥留之际，他曾嘱咐亲属，在他去世后将遗体捐献给上海第一医学院供尸体解剖。掩卷遐思，颜福庆为中国医学事业无私奉献的一生，无愧于惠泽千秋的杏林楷模、卓尔不群的人中骐骥。

2015 年，恰逢颜福庆、伍连德等有识之士创建中华医学会百年华诞，在这医学名家齐聚、社会各界同贺的欢庆时刻，抚今追昔，感慨万千。一个世纪以来，经过几代志士仁人孜孜不倦的奉献和全体会员的和衷共济，尤其是中华人民共和国成立以来，在党和政府的亲切关怀下，中华医学会不断发展壮大，已经成为党和政府联系我国医务工作者的桥梁和纽带、中国科学技术协会学会之翘楚、全国医学工作者之家。在这一重要的历史时刻，重温《颜福庆传》，不仅能通过追溯其丰功伟绩而缅怀先哲，感人至深的创业艰辛更有助于激励我辈奋发努力。我们坚信，在中华医学会创立的下一个百年中，只要我们勠力同心、携手共进，必将使中华医学会不辱使命、勇立潮头，再创辉煌。衷心祝愿中华医学会的明天更美好！

心无旁骛的外科泰斗 倾心育才的医学大家
——记沈克非会长

随着中华医学会百年华诞的日趋临近，各种纪念活动也逐渐增多。最近有幸读到上海医科大学出版社 18 年前出版的《沈克非教授百年诞辰纪念文集》，通过我国医学界各路精英和沈克非家人的深情回忆，一位具有高尚的医德医风、严谨的治学精神、渊博的医学知识、高超的教学艺术、精湛的手术技巧的外科泰斗的形象跃然纸上，使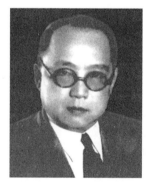笔者对这位中华医学会的第 14 任会长、享誉全球的外科名家的敬佩之情油然而生。作为中华人民共和国外科事业的开拓者，他不仅因为德艺双馨、学富五车被尊为学界楷模，而且胸怀天下，作为知识分子的杰出代表积极参政议政，被推选为第一、第二、第三届全国人民代表大会代表，受到毛主席和周总理的亲切接见。他矢志报国，忍辱负重地为中国的外科事业贡献了一生，对中华医学会的发展做出了杰出的贡献。当在"文化大革命"中遭受诬陷迫害、身患癌症含冤离世的弥留之际，他仍念念不忘献身祖国的医学事业，捐献遗体供医学解剖之用，捐赠全部书刊给医学院图书馆。他不仅自己"蜡炬成灰泪始干"，也鼓励家人为中华医学会的发展添砖加瓦。

在他潜移默化的影响下，他的女儿和女婿均投身医疗行业，他的女婿肖梓仁也作为中华医学会专职副会长服务于学会长达 10 年之久。

悬壶济世的爱国志士

翻开沉睡的历史档案，我们可以清晰地回顾沈克非教授的人生轨迹。1898 年，沈克非出生于浙江嵊县（今嵊州市），1916 年考取清华大学庚子赔款预备生班，1919 年赴美国留学，1924 年获美国西余大学医学院医学博士学位，并获美国医师执照。1926 年回国后，分别在北京协和医学院和安徽芜湖弋矶山医院外科工作。1930 年参加筹建南京国立中央医院，落成后先后任外科主任、副院长、院长，1937 年后相继兼任湘雅医学院、贵阳医学院和内迁重庆的上海医学院外科名誉教授。1941 年 4 月任国民政府卫生署副署长，1946 年 9 月辞职后任国立上海医学院外科主任、教授，后兼任上海中山医院院长。1952 年 3 月任解放军军事医学科学院副院长兼实验外科系主任。1958 年 12 月调回上海第一医学院任副院长兼大外科主任。

沈克非不仅是一名学术大家，而且胸怀爱国之心。抗日战争全面爆发时，他正应国际联盟卫生部之邀在欧洲考察。闻讯国难当头，偕夫人立即启程回国。他将中央医院床位扩大至 1200 张，大量收治抗日受伤将士。直到战争逼近南京，他奉命将医院西撤至长沙，不久又撤至贵阳，最后至重庆。太平洋战争爆发后，他随中国远征军奔赴缅甸、印度战场救治伤病员。1950 年，他参加第二批志愿军医疗队，担任医疗队技术顾问团主任顾问。在抗美援朝的关键时刻，他临危受命，在沈阳筹建中心血库，为挽救前线将士的生命架起绿色通道。

胸怀学会的医学大家

回国从事医疗工作伊始，沈克非就与中华医学会结下不解之缘，他利用一切机会和各种条件尽己所能为中华医学会服务。作为热心中华医学会工作的医学大家，他早在 20 世纪 20 年代就加入中华医学会，为学会的学术活动和组织建设做了大量工作。由于深厚的学术造诣和对中华医学会的无私奉献，1943 年，年仅 45 岁的沈克非当选为中华医学会第 14 任会长，从此在管理岗位上为中华医学会的发展壮大呕心沥血近 30 年。他在中华医学会倡导精诚团结，在医生中不分英美派和德日派，提议中国的医生要团结一致成为"中国派"。在主政期间，沈克非还主持了中华医学会会徽的设计和审定：学会标记图样为椭圆形，内绘有中国地图，写有"中华医学会"字样，并绘有蛇与手杖以示医学之意，并用绿与金黄两色配合。作为知名的社会活动家，他不仅当选为国际外科学会中国分会会长，而且被任命为中国医学界首席代表参加联合国世界卫生组织的筹建工作，作为中国政府全权代表出席 1946 年 6 月世界卫生组织筹备及成立大会。

作为知名的医学教育家，他对期刊的发展尤为倾心。在他不遗余力地募集资金的支持下，1943 年 10 月，《中华医学杂志》重庆版第 1 期出版。沈克非在"卷首语"中指出："发展会务、出版事业乃本会重要工作之一。"他一向倡导要以实际行动热爱我们的期刊，他毕生中绝大多数优秀的研究成果都发表在《中华外科杂志》上。正是他在鉴定后的鼓励和积极倡导，陈中伟教授才将世界上首例断手再植的研究发表在 1963 年的《中华医学杂志》上，为中国人赢得了世界首例成功的报道。

倾心育才的外科泰斗

沈克非不仅是中国外科学的先驱者之一、著名的外科学家，而且是名声显赫的医学教育家。他毕生致力于医学教学，从不在外面私人开业，一直坚持在教学医院教书育人。他识才爱才，在选拔人才时奉行的标准是，工作埋头苦干，学习勤奋刻苦。实习医师为了获得留在医学院附属医院继续深造的机会，必须努力工作，互相竞争。只有依靠勤奋的工作和刻苦的学习，才能被他赏识和留聘。他是一位非常注重仪表的人，他认为一位医生如果没有良好的形象，很难赢得患者的信任。他要求医生皮鞋不亮不行，衣服不平不行，学问不好不行。

在临床教学上，他狠抓基础理论和技术训练，特别重视实习医师的病史缮写。他认为病史缮写能培养医师的写作和分析能力，只有详尽的病史，才能提供正确诊断的依据。因此，诊断应从病史入手，结合体检和实验室数据，必要时才考虑采用特殊检测手段。他身体力行的这种客观全面的诊断方法对下级医师的影响至关重要。作为外科泰斗，他做手术时从容不迫，耐心细致，解剖清楚，术野整洁。他的手术操作非常细致轻柔，止血彻底完善。为了尽量减少组织损伤，他从来不过多钳夹和结扎组织，他重视一割、一剪、一针、一缝，能用细线时绝不用粗线。他要求参与手术的医护人员必须聚精会神，小心翼翼，绝不允许随便谈笑。他对下级医师的培养和训练严格认真，从助理住院医师到住院总医师都有明确分工，绝对不允许任何人擅自决定手术。他经常说："高明的外科医师是诊断加手术，绝不是开刀匠，他必须具有丰富的基础知识和熟练的技术，他应是内科医师再加一把手术刀。"因此，凡经过他训练的外科医师，手术时都小心谨慎，操作细致，这就是独特的沈氏学风。

著书立说而誉满杏林

沈克非从医一生，从严一世。虽事务繁忙，但他每天一早就来上班，从不迟到早退。坚持每周门诊 1 次，手术数次，每日必到外科病房巡查 1 次。手术按时进行，从不延迟。开会迟到者必须说明理由，否则必将遭到训斥。作为誉满杏林的医学名家，他坚决反对医师挂牌开业，因为他认为学医不是为了赚钱，而是为了解除患者疾苦。他工作时严肃认真，令人畏惧，但工作之余却平易近人，谈吐诙谐幽默。他讲课时重点突出，深入浅出，简明扼要，使人觉得妙语如珠，丝毫感觉不到枯燥乏味，因此讲课效率极高，深受学生和医生们的喜爱。正是由于他长期潜心从事临床外科教学，才培养出中国几代杰出的外科技术人才。作为一位卓越的医学教育家，真可谓桃李满天下。

沈克非为人正直，大公无私，工作勤奋，以身作则，在外科教学方面形成独特的谨慎细致的学风。他不仅擅长普通外科，对肿瘤外科、骨科、泌尿外科、神经外科和血管外科也颇有造诣。他设计的肠道无菌吻合术、直肠折叠术治疗直肠脱垂以及大网膜腹膜后固定术治疗门静脉高压症等方法简单易行，便于在基层医院内推广。为了推动中国外科学的迅速发展、繁荣学术氛围和提高中国外科医师的学术水平，他主编了国内第一部大型外科参考书《外科学》，邀请国内 100 多位外科专家，撰写和总结了中国外科学界各方面的工作成果，并介绍了外科的基础理论和实践经验。该书出版后，获得广大外科医师的普遍欢迎，一时间"洛阳纸贵"，短期内重印达 6 次。为了及时反映中华人民共和国外科学的发展和成就，他又倾注全部心血领衔重编《外科学》第二版，该书于 1963 年出版后，立即获得国内外的普遍好评，被誉为中国的"克氏外科学"。在第九次全国外科学术会议上，该书获得卫生部的嘉奖。

厚植临床的科学巨擘　又红又专的人中骐骥

——记吴阶平会长

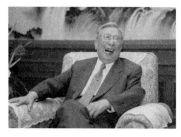

2017 年，恰逢中华医学会老会长吴阶平院士百年华诞，党中央专门在人民大会堂举行了纪念吴阶平诞辰百年座谈会。作为多次倾听吴老教诲的晚辈，笔者也非常荣幸地受邀参加了座谈会。座谈会上，党中央高度评价了吴老的一生：吴阶平同志是中国共产党的优秀党员，著名的医学科学家、医学教育家、泌尿外科专家和社会活动家，九三学社的杰出领导人，曾担任第八届、第九届全国人民代表大会常务委员会副委员长。吴阶平把自己的命运与国家的发展和科学的进步紧密相连，始终对国家和人民忠心耿耿，无私无欲，把毕生的精力都奉献给了祖国的医学、教育和多党合作事业，为推进中国特色社会主义事业、实现中华民族伟大复兴做出了重要贡献。为了全面回顾吴老伟大的一生，笔者最近潜心拜读了介绍吴老的著作《吴阶平传》《一个好医生的成长——吴阶平生平》《好医生之路——吴阶平医学教育思想研究》《非凡足迹、绚丽人生：吴阶平》，并认真查阅了有关的档案。通过研读可知，吴老在医学、教育、政治、社会活动等多个领域成就赫然。这不仅是依靠其个人的天赋，更来自他的辛勤耕耘和不懈努力。如今斯人已逝，我们只能回眸那个望其首已遥不可及、抚其尾则相去未远的 20 世纪，来缅怀和感悟这位人中骐骥平凡而又伟大的一生。

情定协和的医学世家

吴阶平于 1917 年 1 月出生于江苏常州，2011 年 3 月 2 日病逝于北京，享年 94 岁。吴中地区自明清以来一直杏林大家辈出、名医荟萃。吴老的父亲虽未涉足官场，经商起家，但对子婿前途却另有主张。他认为孩子们应"不为良相，便为良医"，在动荡的年代，只有学医才是他们最好的人生选择。由于他经常接触外商，思想上倾向西医，尤其笃信北京协和医学院是最能造就人才的西方医学教育中心。在他的思想影响下，大女婿及 4 个儿子吴瑞萍、吴阶平、吴蔚然、吴安然相继考入协和医学院，均成为一代名医。吴老家中近亲 30 余人先后都选择了医护工作为终生事业，实现了其父亲情定协和的医学世家之梦。吴阶平 10 岁前接受的是私塾教育，诵读"四书五经"，也学习数学及英语。1933 年，16 岁的他考入燕京大学医预科，这位志向远大的青年才俊从此开始了他传奇的医学生涯。1936 年，19 岁的他考入协和医学院。1942 年年底，他以优异的成绩从协和医学院毕业，获得美国纽约州立大学医学博士学位。在世界著名的华裔泌尿科专家谢元甫教授的引导下，开始对泌尿外科产生兴趣。1947 年，他赴美国芝加哥大学进修，在其导师哈金斯的指导下从事临床和科研工作。哈金斯是现代肿瘤内分泌治疗的奠基人，1966 年诺贝尔生理学或医学奖获得者。吴阶平的才智和工作效率令哈金斯大为赞赏，进修结束时，哈金斯百般挽留，面对优厚的待遇与设备完善的新大楼蓝图，吴阶平毅然谢绝，他以坚定的报国意志，在平津战役前夜只身回到北平。中华人民共和国成立后，他怀着以自己的专长为国家多做贡献的迫切心愿，把人生理想融入国家和民族的事业中，不断攀上事业的新高峰。

厚植临床的科学巨擘

作为一位临床大家、我国泌尿外科的拓荒之人，吴老基于临床的科研成果令世界瞩目，成为我国临床科研的成功典范，也奠定了他在国内外学术界的崇高地位。吴老在医学事业上刻苦钻研、精益求精、造诣高深，其杰出的医学贡献包括：①消灭了一个不治之症。他于 1953 年提出的关于肾结核对侧肾积水的新概念，使许多过去一直被认为患双肾结核而被判为不治之症的患者得到正确救治，挽救了成千上万患者的生命。②发现一种独立的临床疾病。他对肾上腺外科突出的贡献是于 20 世纪 60 年代明确提出"肾上腺髓质增生"的新概念，为研究这一新病种，花费 16 年时间进行深入实验研究和临床验证，并确认其为独立的临床疾病，国际医学界最终承认这项创见并给予很高评价。③创新结扎术领先美国 17 年。他于 1957 年首创输精管结扎时向精囊灌注醋酸苯汞以杀死残存的精子，使术后立即达到绝育效果，获得极大的社会效益。1974 年，美国才在医学刊物上把它作为新方法发表。担任国家领导职务后，他不忘初心、牢记使命，恪守作为医生的神圣职责，坚持每月到医院参加并指导临床大查房。他坚信，任何成就的取得都没有捷径可走，必须下苦功夫才行，在任何领域要想取得真正突出的成就，都必须具备勤奋钻研、锲而不舍的精神。他时刻牢记恩师哈金斯的教诲：科学是很简单的，把复杂的问题弄清楚就是科学家的任务。正是由于吴老厚植临床所取得的科研成果，他年届不惑就晋升为正教授，1980 年当选为中国科学院院士，1994 年当选为中国工程院院士，实至名归地成为我国医学界罕见的两院院士。

德艺双馨的济世良医

吴老医德高尚，平易近人，毕生心系患者、服务群众，始终保持为人民无私奉献的大爱之心。吴老 22 岁时就因患肾结核切除了右肾，曾接受过 6 次手术，住院治病达 10 余次。正是身为患者的切身体验，加上前辈的言传身教，他一贯主张医生必须把患者当作亲人，诊疗时一定要考虑到患者的感受。上至国家领导人，下至黎民百姓，只要是患者他都一视同仁、用心对待。对来自国内外素不相识的患者的求医信，他都第一时间亲笔回复。他不断总结亲身经验，撰写了一系列有助于医生成长的佳作，以生动的事例和富于哲理的语言阐述"医生是为人民服务"的道理，强调要做一名好医生，首先一点就要研究人，全心全意为人民服务。他强调医生在诊治疾病中要有一定的见解或主见，以利于工作的进行，但必须防止把主见变为成见。吴老坦言，使其终身受益的是巴斯德的名言："在观察的领域中，机遇只偏爱有准备的头脑。"因此他告诫我们，临床工作中要视而见，听而闻，否则机会即使到来也只会擦肩而过。尤其令笔者感动的是，吴老真心坦承医疗的局限，其传授的不乏成功之经验，也丝毫没有回避失败的教训。他介绍了一个令他悔恨终身的案例：当时的结核病无药可治，只能靠阳光、营养和休息，而脊椎结核患者必须全天睡石膏床，等待其体质增强后自行慢慢痊愈。一位年轻的早期胸椎结核患者前来就诊时，下级医生为其做好了石膏床，却没有嘱咐患者全天卧床，患者以为只要每天晚上睡上去就可以了，从而导致终生瘫痪。医生少说了一句话，却给患者造成意想不到的灾难。通过惨痛的教训，吴老告诫我们，医学专家并不是从不犯错的神，而是要知错必纠，不仅要吃一堑长一智，也希望自己之"堑"能长别人之"智"。反复提及这个引以为戒的教训，更是彰显吴老德艺双馨的大家风范。

倾心教育的辛勤园丁

吴老是中国泌尿外科的主要奠基人，我国性教育的开拓者，他不仅自己毕生读书且求索不止，而且是闻名遐迩的医学教育大家。他认为改变我国医疗卫生的落后状况是一项浩大的工程，其中抓好教育、培养人才是第一要务。好教师最重要的工作就是灌输一种信念，教一种方法，真正做到因材施教，而不是照本宣科。吴老提出的 3 项标准（高尚的医德、精湛的医术、艺术性的服务），4 种精神（献身、创新、求实、协作）和总结出的人才成长规律（实践、思考、学习）是其医学教育思想的精髓和集中体现，而其中他最强调的是实践、思考与学习的尽早结合，尤其不可偏废。他在漫长的从医生涯中，为我国的医学教育事业付出了大量心血。他白手起家，筚路蓝缕地开疆拓土，在一所破庙中创办了今日的首都医科大学。作为首任院长，他不仅身先士卒，而且与师生们同甘共苦，艰辛创业。他曾担任中国医学科学院院长、中国协和医科大学校长、清华大学医学院院长等多所医学院的领导，通过临床、教学和科研工作，培养大批专业人才；创建了中国第一个泌尿外科研究所；主编了中国第一部泌尿外科专著。发表有影响的医学论文 150 篇，出版医学图书 21 部。不仅如此，吴老还通过多种形式支持医学教育和培养人才。1994 年设立吴阶平医学研究奖-保罗·杨森药学研究奖。1995 年成立吴阶平泌尿外科医学基金会，2002 年成立了吴阶平医学基金会。为了促进医学科学技术进步，吴阶平医学基金会设立了吴阶平医学奖，成为国家科学技术奖励的有益补充。吴阶平医学基金会通过募集基金，大力资助科研项目，同时积极开展扶贫等公益活动和科普教育，全方位践行吴老的教育理念，以实际行动促进医学教育的发展。

矢志爱国的不世之才

吴老是爱国知识分子的杰出代表，他一生热爱祖国和人民，始终保持对国家和民族无限忠诚的赤子之心。中学时代，正逢军阀混战、日军入侵我国东北三省，严酷的现实将"天下兴亡，匹夫有责"的信念深深印刻在他的心中。1935 年，他参加了"一二·九"运动，并在运动中深受教育。进入协和医学院后，正是协和医学院严谨的治学态度、精湛的教学水平和一贯提倡的科学精神使得吴老获益匪浅，并以优异的成绩毕业。为报效祖国，他在美国学成后立即归国。1951 年，他担任北京市抗美援朝志愿军手术队队长奔赴前线，在他的带领下，全队工作出色，收治的几批危重伤员无一死亡。中华人民共和国的巨大变化和抗美援朝志愿军将士的火热报国情怀，使他在思想深处受到了巨大的震撼和洗礼。吴老经历过新旧两个不同时代，旧中国的山河破碎使他忧思在心，新中国的蒸蒸日上更激励他奋发进取。1952年他郑重地向党组织递交了入党申请书，并于1956年1月光荣加入中国共产党。在中共中央关于知识分子问题的会议上，他倾听了周恩来总理的报告，被中国共产党对知识分子在政治上的理解、信任深深打动，积极响应"向科学进军、向知识进军、赶超世界先进水平"的号召，满腔热情地投身到工作中。从1968年开始，他长期担任中央多位领导人的医疗保健组组长，身为业精于勤的大国御医，为保障党和国家领导人的健康做出重要贡献。改革开放后，他更是积极投身于社会主义现代化建设。在长期的革命事业中，与毛泽东、邓小平、江泽民、胡锦涛等党和国家领导人结下了深厚的友谊。他用自己的行为向世人昭示：个人能力和学识只有与社会的进步、国家的发展紧密相连，才会绽放出璀璨的异彩。《非凡足迹、绚丽人生：吴阶平》画册中，精挑细选的历史照片不仅记录了这位医者典范绚丽人生中的非凡足迹，而且向读者展示了吴老一生中弥足珍贵的永恒瞬间。

又红又专的人中骐骥

成为像吴老那样深受患者信赖和敬仰的好医生，是众多医者孜孜以求的人生目标；展示吴老攀登医学巅峰的艰辛之旅，总结其成功经验供后人借鉴，无疑是杏林学者们的热切期盼。吴老不仅是学术造诣深厚的人中骐骥，更是一位又红又专的政治大家。他在中华人民共和国成立以来历次运动中从未受到过牵连，在人们心目中是事业、仕途一帆风顺的代表性人物。笔者研究发现，吴老在政治旋涡中练就一套进退自如的本领，其成功的独特之处在于：他身上毫无知识分子清高自傲、远离政治的特征，随着医学造诣的日益精进，他与政治也越靠越近，以至于医、政之间相互融合，达到完美的统一。作为中央领导的医疗保健组组长，他多次出色地完成中央交给的任务。周总理对他非常信任，吴老担任其医疗保健组组长达20年，无疑是一位深得周总理依赖的德才兼备的名医。长期伴随在周总理身边，他目睹了周总理为人民鞠躬尽瘁地工作，不仅深受感动，见贤思齐的他还将周总理作为自己毕生学习的榜样。长期的耳濡目染使他有得天独厚的机会更直接地学习周总理的正直、自我牺牲精神、献身普罗大众的伟大人格，尤其获得了在巨大的政治旋涡中保持清醒、理智的力量。在政治斗争的严峻考验面前，他始终坚持实事求是的观点。他坦言：医生的职业道德就是实事求是，不能为迎合他人说违心的话。吴老给人的一贯印象是谦和，对组织上的决定从不讨价还价。在需要提意见时，他也总是怀着热情、诚恳的态度，小心谨慎。从事保健工作，吴老认为首先要有忘我的献身精神，严谨、细致、高效率，绝不能拖拉马虎。当周总理身患重病后，是吴老始终伴随其左右，并亲自为周总理 13 次操刀手术。当毛主席辞世后，为了保护好毛主席的遗体，吴老他们用了整整一年的时间在不见天日的地下研究保护的措施，终于以自己的实际行动不辱使命，圆满地完成了这一艰巨任务。吴老时刻铭记周总理的教诲：医生最需要辩证法，也最容易学习辩证法。正是紧随周总理，吴老才从来没有失去做人的原则，没有被恶劣的环境吞噬灵魂。根据周总理关于邓小平的健康问题"可找吴氏兄弟"的嘱托，吴阶平和弟弟吴蔚然随后又开始了保障邓小平健康的工作。

民间外交的实践典范

作为医学大家，吴老有很高的政治觉悟，很早就悟出纯技术的观点是不行的。他坦言：过去讲科学和教育救国，这都是良好的愿望，其实科学与教育都救不了国。没有政权，科学和教育都用不上。只有政治可以救国，科学和技术只能兴国，因此一切都要为政治服务，医疗工作尤其如此。作为我国医疗外交的特殊大使，他切身感受到，医疗工作一旦与政治相连，便显得格外复杂。吴阶平开展的人民外交，主要通过为其他国家领导人会诊治病和参加国际学术活动两个渠道进行。作为我国民间外交的拓荒者，吴老时刻牢记周总理关于如何做好民间外交的教诲，将原则与灵活巧妙结合。除了日常保健工作外，周总理还会将许多突发事件交给吴老去处理。

从 1962 年起，吴老受周总理的委托，先后 11 次为 5 个国家元首进行出访治疗，为增进我国与相关国家的友谊做出了卓越贡献。他 5 次率队赴印度尼西亚为苏加诺总统治病，其中最长历时 5 个月，克服重重困难，出色地完成了重大政治任务，并起到了友好使者的作用。在吴老的从医、从政生涯中，参加国际学术活动占据了相当重要的位置。从 20 世纪 50 年代开始，吴老就代表中国参加各种国际会议，为国家争取国际地位和话语权，在各项任务中勇挑重担且不辱使命，逐渐成为为国分忧的杏林楷模。成为享誉世界的泌尿外科大家后，吴老利用自己的学术地位和国际影响力，频繁出访世界各国，成为中国医疗外交中享誉世界的特殊大使。他作为与我党"休戚与共、肝胆相照"的九三学社的掌门人，在超过十载的主政期间，采用多种形式开展了卓有成效的民间外交。为了进行更广泛的国际联系，吴老担任了欧美同学会的会长，并担任中国科学技术协会副主席长达 10 年。正如韩启德院士所言：吴老是中国广大知识分子心中的一面旗帜，他的人生履历代表了几代中国追求光明的学者前进的轨迹，他的品质集中体现了中国知识分子的优秀传统。

承前启后的学会舵手

吴老与中华医学会情深意长，他一直认为学会就是自己的家，始终挚爱中华医学会及其系列杂志。回眸历史，在中华医学会的发展历程中，吴老的足迹无处不在，而正是参加中华医学会的学术活动，吴老得以与周恩来总理相识。吴老于 1978 年当选为中华医学会副会长，1984 年当选为中华医学会第 19 任会长，主政中华医学会这个中国医学社团的百年老店多年。1987 年中华医学会成立医学名词审定委员会，吴老任主任委员。1989 年中华国际医学交流基金会成立，吴老作为中华医学会时任会长担任主席。专科学会的发展也离不开吴老的悉心指导，他创建了中华医学会泌尿外科学分会并任主任委员。1992 年，吴老成为中华医学会第一批资深会员。出生于吴中地区的吴老自幼就对期刊情有独钟，中国最早的医学期刊《吴医汇讲》就创刊于其家乡。他一生担任过多种中华医学会系列杂志的名誉总编辑、总编辑或副总编辑。从 1953 年《中华外科杂志》创刊时，吴老就任副总编辑，并在这一岗位上为期刊服务多年。1980 年吴老作为创始总编辑创办了《中华泌尿外科杂志》并连任 4 届总编辑，为该刊的发展呕心沥血；同年《中华器官移植杂志》在武汉创刊，吴老任副总编辑。吴老以实际行动支持中华医学会系列杂志的发展，他有关临床研究的重要成果均优先发表在国内的期刊上。《肾结核对侧肾积水的研究》发表于《中华外科杂志》；《输精管结扎并用远段精道灌注》发表于 1958 年的《中级医刊》；《肾上腺髓质增生问题》刊登于 1978 年的《中华医学杂志（英文版）》。2003 年，恰逢《中华内科杂志》创刊 50 周年，笔者恳请吴老为该刊题词，当时作为国家领导人的吴老不仅欣然同意，而且很快就让秘书赵北海将写好的题词送到中华医学会。吴老的题词是：中国医学期刊之精品、内科名医成长之摇篮。这不仅是对期刊的高度赞誉，也使我们这些办刊的晚辈深受鼓舞。2005 年，身为中华医学会名誉会长的吴老不顾已近鲐背之年，坚持出席在上海举行的《中华医学杂志》创刊 90 周年庆典并发表热情洋溢的讲话，他对中华医学会的情有独钟可见一斑。正是由于吴老等医学大家的无私奉献，中华医学会才能成为屹立百年而熠熠生辉的全国医学工作者之家。

挚爱学会的协和泰斗　献身期刊的医学大家

——记张孝骞教授

岁末年初，都是总结过去并展望未来之时。在即将与 2017 年挥手作别之际，回眸中华医学会百年的艰辛发展历程，更加缅怀那些为中华医学会发展勠力同心、和衷共济的先哲们，其中挚爱中华医学会的协和泰斗张孝骞无疑是他们的杰出代表。2017 年恰逢张老 120 周年诞辰，作为一位仅与张老有过几面之交的晚辈，通过潜心阅读有关书籍和查阅历史资料写下本文，以纪念这位献身中华医学会的医学大家。

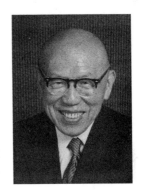

挚爱学会的协和泰斗

中华医学会作为蜚声中外的学术团体，经过逾百年的发展，当之无愧地被誉为医学名家诞生的摇篮。翻开发黄的档案，重温那些永载医学史册的经典之作，遥想筚路蓝缕的初创艰辛，回忆一个世纪的心路历程，先辈们对中华医学会的杰出贡献跃然纸上。他们的共同之处不仅在于学识渊博、医术精湛、治学严谨、业绩卓著，而且都表现出以学会为家、与学会共荣辱的不释情怀。作为一位挚爱学会工作和以办刊育人为己任的医学大家，张孝骞的一生与学会工作紧密相连，使其成为杏林大家中的翘楚。回溯历史可知，他从1930年2月就开始参加中华医学会的活动，1938年9月就任新成立的中华医学会贵阳支会副会长，1939年10月任会长。在1950年中华医学会召开的第16届理事会上，张孝骞当选为常务理事；在中华医学会第17届和第18届代表大会上，张孝骞连任常务理事。除了学术交流之外，张孝骞的政治生涯也与中华医学会密切相连。1955年12月，中华医学会党组向中央统战部上报拟增补张孝骞为全国政协委员，学会的鼎力推荐为他成为全国政协委员、长期参政议政提供了舞台。鉴于他的杰出贡献，1962年，中华医学会邀请周恩来、彭真、陆定一等领导与他一起出席中华医学会新春联欢会。他在政协服务多年，一直恪尽职守地履职，尤其关注医学教育。作为全国政协委员，张孝骞不仅提出了"对医学教育改革的建议"，在《健康报》和《人民日报》分别发表了《医学教育中要解决的几个问题》《改进医学教育，加速人才培养》，而且为了坚持真理上书中央，为恢复我国医学的精英教育、培养领军人才呕心沥血。作为学界楷模，坚持治病救人、教书育人而不开业行医赚钱是他毕生恪守的职业道德，就是在最艰难的抗日战争时期，他也率领全校师生克服各种困难坚持办学，在战火纷飞中保全了湘雅医学院。他不仅长期担任中华医学会的常务理事，而且参与创建中华医学会内科学分会并担任第一届主任委员。1980年12月9日，中华医学会消化病学分会在广州成立，张老被推选为首任名誉主任委员。在张老行医60周年的庆祝会上，中华医学会辽宁分会送来了给予他极高赞誉的题诗：鞠躬尽瘁六十秋，学海浩荡占鳌头。医高济众蕃桃李，有如江河万古流。尽管早已功成名就，但张老常以"行远必自迩，登高必自卑"来警觉和激励自我，生生不息，老而弥坚。他在晚年依旧关注中华医学会的发展，在米寿之年仍出席庆祝中华医学会成立和《中华医学杂志》创刊70周年大会，并发表了题为"为医学昌明做出新的贡献"的讲话，指出一个学会的实力基本上是取决于会员的人数和会员参加活动的热情，建议学会要注重发展会员并增强凝聚力。窃以为，这些有真知灼见的肺腑之言时至今日仍有很重要的指导意义。

献身期刊的医学大家

有人总结张老这位治病救人、悬壶济世的大医一生就干了两件大事：一是刻苦学习，终生实践，永无止境地攀登医学高峰；二是孜孜不倦地为国家培育医学人才。窃以为，其为国家培养大批优秀人才的主要途径就是通过中华医学会系列杂志。从20世纪初开始，中国医学界的有识之士就深感专业期刊的重要。1915年《中华医学杂志》创刊时，首任总编辑伍连德就发表了题为《医学杂志之关系》的发刊词：觇国之盛衰，恒以杂志为衡量。杂志发达，国家强盛。回眸张老的一生，作为献身中国医学期刊的协和泰斗，与中华医学会系列杂志结下不解之缘。回溯史料可知，他一以贯之地献身期刊工作，从已知天命的初尝，经过殚精竭虑的付出，直到鲐背暮年后羽化西去之际，他参与并主政《中华内科杂志》近40载。1950年《中华内科杂志》的前身《内科学报》创刊时，张老就担任特约顾问。从1953《中华内科杂志》创刊伊始，张老就在编委会中始终发挥着中流砥柱的作用。1955年，时任中华医学会会长的傅连暲盛情邀请张老主政《中华内科杂志》，从此他就一直为期刊倾情奉献，其中两届任副总编辑、两届任总编辑。1962年张老诞辰65周年之时，中华医学会专门发贺信称赞他主编的《中华内科杂志》为"学术讨论的园地，成绩显著"，并对他所做出的贡献深表谢意。张老一生与期刊难舍难分，直到1987年驾鹤西去之时，依旧是在《中华内科杂志》第五届编委会名誉总编辑之任上以身殉职的。张老始终以实际行动支持国内期刊的发展，他在医学生涯中许多重要的文章都首发于中华医学会系列杂志。从1926年开始，他的主要代表作就陆续发表在《中华医学杂志（英文版）》和《中华医学杂志》上。作为总编辑，坚持期刊的学术导向、引领学科发展一贯是他义不容辞的责任。1963年，他就在《中华内科杂志》发表了《重视医学遗传学的研究》一文；1965年，他在《中华医学杂志》发表了《在临床工作中学习和应用〈实践论〉和〈矛盾论〉的体会》；1981 年，他为《中华消化杂志》创刊发表了题为"我国消化病研究的回顾与前瞻"的发刊词。正是以张老为代表的历代先哲的不懈努力，才使得中华医学会系列杂志实至名归地成为我国医学界"成就事业的沃土、人才脱颖的摇篮"。

1985 年笔者从医学院校毕业后，职业生涯起源于《中华内科杂志》。在这里，晚辈有幸结识了以张孝骞、翁心植、罗慰慈、王海燕为代表的中国杰出的内科学大家，并在频繁的工作接触中，为他们高尚的人品、渊博的学识、敬业的精神、无私的奉献和执着的追求精神深深感动，并通过耳濡目染的教诲而获益良多。在张老主政期间，他通过办好期刊，不遗余力地倾心为会员和广大医务工作者搭建了学术交流的舞台，为展示最新学术研究成果，倡导"百花齐放、百家争鸣"提供了园地。在很长一段时间内，由于没有专职编辑，作为《中华内科杂志》的总编辑，张老在繁重的临床工作之余，对刊登的每一篇稿件都要亲自审改，工作量可想而知。秘书和家人都劝他不必如此，他却坚决地说："当然要如此，这叫负责。"但当作者们对他的无私帮助表示感谢时，他却总有一个"古怪"的回答："哪里是无私，我明明有私。我一个人所见所思有限，所以总是毫不客气地将你们的经验和收获据为己有。你们说无私，我看顶多是统筹兼顾。" 从其日记可见，1984 年 10 月，年近九旬的他还花了两天的时间抱病亲自为《中华内科杂志》写了 1000 字的发言稿，凸显了他对期刊的挚爱。纵观张老的一生，他以自己毕生的办刊实践，无愧于提掖后学、甘为人梯、诲人不倦、恪尽职守之总编。对今日中华医学会已经打造出的中国医学期刊的航母功不可没，真可谓"鞠躬尽瘁、死而后已"。

身谢道显且弦诵不绝

作为一位博观而约取、厚积而薄发的医界泰斗，张老留给我们无尽的精神财富和宝贵的临床经验。张老的一生，是中国近代医学史上罕见的"南湘雅、北协和"融合的典范。他始终心系病患，毕生没有离开临床。他坦言：医学属于自然科学的范畴，实际上是一门应用自然科学。他热爱教学、推崇科研，但终生不脱离临床。他认为医、教、研三者中，医应该居首位，医是教和研的基础，也是为人民服务的直接工作，因此一定不能重研轻医。对于维护大查房，他有着圣徒般的执着。据远在美国的蔡强教授回忆，当年张老有可能是唯一有权在协和医院任何科室查房的教授，他几乎每天下午都应邀到各个科室查房。蔡强有幸陪伴张老在人生中的最后几个月中进行查房，目睹了他以自己丰富的临床经验帮助解决了数不清的疑难病症。张老在日记中多次痛心地抱怨20世纪80年代协和医院学术气氛的冷淡，记录了随便取消临床大查房等不重视临床实际的不当举措。张老坚信社会科学和临床医学有着非常密切的关系，与疾病斗争是医生与患者的共同任务，他们之间战友般的关系，是决定在这个战役中获胜的一个重要因素。而其关系的好坏，在相当大的程度上取决于医生的品德和水平，同时也取决于患者对医院和医生的信任与合作。他非常推崇向患者学习这一观点，因为病生在患者身上，他的感受很重要，所以不能把患者当作被动的工作对象，要重视、发挥患者在诊断中的作用。张老告诫我们，学习和服务是分不开的，医疗态度不好就不可能有好的医疗技术。临床工作中，最高原则就是将患者的利益放在首位，对待患者要有深切的同情心、严谨负责的医疗作风、细致耐心的科学态度，这就涉及医患关系、服务态度、医德方面的一系列问题，值得每一位临床工作者深思和身体力行。张老指出，书本上记载的只是各种疾病的抽象概括，远不能代表具体患者千差万别的病情，"尽信书不如无书"，医书也不例外。超过50%的病例应该能从病史中得出初步诊断或诊断线索，单纯通过体征得到诊断的疾病有30%，单纯通过化验检查得到的诊断不过20%。现代化设备，只有与医生对患者的直接观察相结合，才能发挥作用。他尤其提醒我们在临床诊断中不要对原有的诊断恋恋不舍，一定要承认对诊断不能固定化，因为疾病并没有固定。他讲过一段富有哲理的话："因为患者的情况不同，同一疾病在不同人身上的表现千差万别，临床医生要把自己的基点放在认识每一位独特的患者身上。"从他的毕生实践中可知，精湛的医术、渊博的学识只能来源于长期的临床实践和多年的刻苦学习。

据方圻教授回忆，张老一生别无所好，唯一的喜爱就是诊视患者，对患者追踪观察，查找文献资料，反复地思考和推敲。从医 60 多年，他以丰富的学识、宝贵的经验和敏锐的洞察力，为无数患者带去了幸福和欢乐。通过自己繁重而又平凡的临床实践，为祖国的临床医学写下一部惠及千秋的"无形的巨著"。张老对祖国的挚爱体现在具体行动上，无论进修、探亲，一生 5 度赴美，但始终心系祖国，每次都按时或提前返回祖国。张老始终坚信党的领导，通过孜孜不倦的精神追求，终于在耄耋之年完成了从一位指点江山、激扬文字的热血青年逐步过渡到爱国主义者、最终成为共产主义者的飞跃。为了表彰他对祖国医学所做的杰出贡献，党和国家给了张老崇高的礼遇，不仅邀请他登上天安门参加国庆观礼，而且受到毛泽东主席的亲切接见。1955 年，他被推选为中国科学院首批学部委员，1992 年国家邮政部门发行的第三组"中国现代科学家"纪念邮票中，张老作为中国现代著名科学家入选。张老仙逝后，国家为这位毕生行医的旷世奇才在八宝山举行了公祭，党和国家多位领导人到会追悼或送花圈挽联。一位"只做平凡事，皆成巨丽珍"的医生获此殊荣，实属少见，但对张老应是实至名归，因为他不仅是源于平凡的杏林大家，更是卓尔不群的人中骐骥。追悼会大堂正面的挽联高度概括了其伟大的一生：协和泰斗，湘雅轩辕。鞠躬尽瘁，为蚕作丝，待患如母，兢兢解疑难。战乱西迁，浩劫逢难。含辛茹苦，吐哺犹鹃，视学如子，谆谆无厌倦。戒慎恐惧座右铭，严谨诚爱为奉献。功德堪无量，丰碑柱人间。惨淡实践出真知，血汗经验胜鸿篇。桃李满天下，千秋有风范。如今，在张老 120 周年诞辰之际，我们在深切怀念他的同时，追思他对中华医学会和期刊的卓越贡献。"其人虽已没，千载有馀情。"尽管张老已经辞世 30 载，但身谢道显，他崇高的思想境界、执着追求事业的精神、深邃的学术思想、卓越的管理才能、脱俗超凡的人格魅力将永远铭刻在我们的心中。

一代宗师　总编楷模

——记翁心植院士

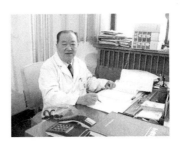

　　每年的 7 月 7 日，对中华民族而言，都是一个值得纪念的日子。1937 年的"七七事变"是中国抗日战争全面爆发的开始，中国人民经过艰苦卓绝的 14 年抗战，最终战胜日本帝国主义。然而，2012 年的 7 月 7 日，对全国医务界的广大同人来说，因痛失一位医学大家，这份哀痛又增加了几分。当大地在沉睡之中，人们满怀希望期待着新的太阳升起之际，噩耗传来，我国内科学界的一代宗师、《中华内科杂志》杰出的总编辑翁心植教授驾鹤西去，永远地离开了我们。

　　翁心植教授 1919 年 5 月 10 日出生于浙江省宁波市，1946 年毕业于华西协合大学医学院，获医学博士学位。他是中国共产党党员，第七届全国政协委员，是我国杰出的医学家、医学教育家、内科学与呼吸病学家、中国工程院资深院士、北京朝阳医院名誉院长。

　　翁心植教授行医执教 60 余年来，不仅医德高尚、医术高超，而且研究成果颇丰，著作等身，桃李满天下。他发现和诊断了国内首例高雪病；在世界上首次报道了白塞病并发心脏瓣膜损害，并提出结核自身免疫反应是该病发生的原因之一；他在国际上首次发现雄性激素水平低下是老年男性罹患冠心病的独立危险因素，为防治这一常见病提出了新的思路；他组织了中国人的体温调查，确定了国人体温的正常范围；他作为主要领导者之一，倡导并组织了全国肺心病防治协作研究，系统制订出具有我国特色的肺心病诊断与治疗方案，率先将肝素用于肺心病的治疗，在国内开展了危重症监护的早期实践；他在国内最早倡导并推动控烟工作，努力践行一位医学大家的社会责任，由于其在这一领域的杰出贡献，他两度获得世界卫生组织颁发的控制吸烟金质奖章，被誉为"中国控烟之父"。

作为晚辈，笔者与翁老的忘年之交自始至终伴随着《中华内科杂志》的成长而与日俱增。1985 年 7 月，笔者刚从同济医科大学毕业，就加盟中华医学会，在翁老的直接领导下参与《中华内科杂志》的编辑工作。27 年过去了，在翁老等前辈的悉心指导和精心呵护下，笔者从一个初出茅庐的热血青年稳步前行，已进入知天命的人生之旅。翻开那发黄的扉页，回溯期刊一甲子的发展历程，翁老对期刊的杰出贡献跃然纸上。从 1952 年《中华内科杂志》创刊伊始，翁心植教授即投身其中，而立之年的他成为该刊第一届编委会中最年轻的编委；仅仅 4 年之后，他就成为医学泰斗张孝骞教授的得力助手，被聘为《中华内科杂志》副总编辑。在 1984 年年底组成的《中华内科杂志》第五届编辑委员会中，翁心植教授就任总编辑。从 1990 年开始，其在该刊第六、第七届编辑委员会中连任名誉总编辑。

翁老不仅是一位医学大家，而且其深厚的文学造诣也使晚辈们折服。从医学院校毕业后，笔者自恃小有文采有时对学术稿件任意修改，每当此时，语言功底扎实的翁老都要语重心长地告诫笔者，科技论文最重要的是简洁，一旦我们对论文有实质性的修改时，一定要获得作者的同意。作为知名的医学教育家，翁老对期刊也有独到的见解。担任总编辑后，他提出了对《中华内科杂志》的期望：作为内科领域的旗帜性期刊，一定要广纳贤言、容百家之长、授业解惑、育千万精英，通过我们的努力使期刊真正成为中国医学期刊之精品、内科名医成长之摇篮。掐指算来，笔者虽然与翁老相识近 30 载，但直接在翁老身边工作的时间未超过 15 年，是他对晚辈的严格要求和悉心指导，才使得笔者得以茁壮成长。在翁老从医 50 周年的庆祝会上，笔者为他精心挑选了一件非常有寓意的、晶莹剔透的琉璃作品，是一只头顶荷叶的大青蛙，在荷叶上有两只小青蛙，祝词上写着：肚大、眼高、看天下，你们的未来是我一生的希望。这件作品赞扬翁老不仅心胸宽阔、高瞻远瞩，而且甘为人梯，提携后人。他非常高兴地收下这件礼物，并一直摆放在自己的书柜里。

最后一次与翁老把酒言欢、举杯畅饮的美好时刻定格在 2003 年的 1 月 25 日，尽管十年的时光弹指一挥间，但群贤毕至共庆《中华内科杂志》创刊 50 周年的盛典仍在记忆中挥之不去。当庆祝活动达到最高潮时，在《祝你生日快乐》的歌声中，《中华内科杂志》这一大家庭中执政时间最长的家长翁心植总编辑吹灭了 50 支点燃的蜡烛，共庆 50 年的辉煌。

如今，当我们满心期待与您共庆《中华内科杂志》创刊 60 周年之际，您却撒手人寰，离我们而去。斯人已逝，风范永存。尊敬的翁老，您虽已独步青云，但我们的期盼不会改变，待到您百岁之日，我们一定会共饮美酒，举杯同庆。

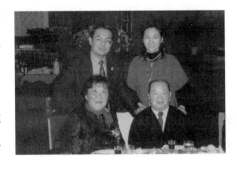

人生自古谁无死，留取丹心护杏林。愿翁心植总编辑一路走好！

献身新中国医学发展 致力中西医结合创新

——记王宝恩教授

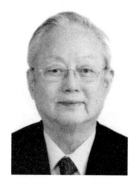

十月的北京，秋高气爽，一向是最令人向往的收获季节。然而，2014年初秋的首都，医学界的同人无暇以顾窗外的美景，都沉浸在失去一位医学大家的悲恸之中。2014年10月11日，我国著名的内科学家、医学教育家，中华医学会内科学分会、消化病学分会、肝病学分会原主任委员，中国中西医结合学会肝病专业委员会原主任委员，首都医科大学附属北京友谊医院名誉院长、原院长王宝恩教授于米寿之际永远地离开了我们。作为一位已知天命的晚辈，由于初出校门就加入中华医学会，而且一直分管内科消化专业方向，笔者与王宝恩教授有着近30年的忘年之交，回首自己成长的经历，充满着这位严师益友的奖掖和提携。如今，这位独具儒雅风度的医学大家已经驾鹤西去，由于俗事缠身远在他乡，未能赶上最后的送别，只好通过查阅档案、访问亲友来追述先生对中国医学界和中华医学会的不朽贡献，并将自己记忆中与先生有关的雪泥鸿爪笔录于此，寄托无尽的哀思。

毕生行医 桃李芬芳

王宝恩教授出生于 1926 年 2 月 13 日，1948 年毕业于北京大学医学院。1952 年起进入北京友谊医院，在这里从事临床及消化病学研究工作逾 60 载，先后任内科主任、院长、名誉院长、研究所所长。从 1978 年起先后任首都医科大学内科学教授、临床二系主任、博士生导师、中西医结合学系主任、消化病学系名誉主任。1980 年受聘为美国约翰·霍普金斯大学医学院客座教授。他是第二批全国老中医药专家学术经验继承工作指导教师，享受国务院政府特殊津贴专家。2013 年被评为第二届"首都国医名师"。除了承担繁重的临床和科研工作外，他还积极参加各种学术组织，热心公益事业。先后担任中华医学会名誉理事，中华医学会 3 个分会的主任委员，《中华肝脏病杂志》名誉主编，并成为国际肝病学会、亚太肝病学会、美国肝病学会及美国消化内镜学会会员。

王教授学识渊博，治学严谨，学风正派，德艺双馨，获得国内外医学界的普遍认可和高度赞誉。半个多世纪以来，他辛勤耕耘，锐意进取，在消化、肝病、急救医学和中西医结合领域的临床与实验研究方面，先后发表论文 360 余篇，撰写著作 6 部。作为主要完成人，先后获国家级及部级科研成果 17 项、北京市科研成果 22 项。作为我国消化学界的一代宗师，他尤其重视团队建设。在他的不懈努力和辛勤耕耘下，首都医科大学附属北京友谊医院在 1979 年建立了国内最早的消化专业；1986 年获得全国首批消化病专业博士点；1991 年和 1992 年联合国内同行成立中华医学会消化内镜学分会及肝病学分会；2002 年牵头组建了首都医科大学消化病学系；2003 年成立了国内首家消化内科、肝病中心和普通外科三位一体的消化疾病中心；2010 年成为国家临床重点专科；2014 年成为国家消化疾病临床研究中心。该中心自 2006 年以来承担国家科技重大/重点项目 28 项，主持或参加国际/国家大规模多中心临床研究 59 项。发表 SCI 论文 300 余篇，获专利 20 项，作为主要完成单位获得国家科学技术进步奖二等奖 2 项。作为医学教育大家，王教授诲人不倦，乐于提携晚辈，培养出了大批优秀的临床和科研人才。从 1978 年至今已培养博士后 2 名、博士 34 名、硕士 29 名。如今，他的学生遍布海内外，多次走上国际、国内学术讲坛并屡获佳绩，许多已经成为活跃在肝病临床和科研领域的领军人物、学术带头人或学科骨干，其中的杰出代表张澍田和贾继东已经分别成为我国消化内镜和肝病专业的翘楚。

学贯中西　励志创新

"医学之父"希波克拉底说过，医生有三件法宝：语言、药物、手术刀。作为蜚声海内外的著名内科学家，王教授深知药物就是内科医生的武器，不仅在重症感染、胃肠和肝脏疾病等领域建树颇丰，而且积极挖掘中医中药的精华，从事中西医结合研究近 30 年，是中西医结合治疗多器官衰竭和肝纤维化以及早期肝硬化研究领域的开创者之一。源于他对中西医结合的切中肯綮，他们斩获两项为国争光的创新性成就。第一，在国际上首次提出了临床肝纤维化和早期肝硬化可以逆转的理论，发明了抗肝纤维化中药"复方 861"。运用现代医学及分子生物学研究方法，首次在临床上证明了肝纤维化和肝硬化的可逆转性，为治疗慢性肝病开辟了新的途径。在肝硬化前期及早期肝硬化患者中，肝纤维化的逆转率为 75%～82%，取得了令人瞩目的成就。第二，通过 20 余年临床实践，系统研究了感染性多脏器衰竭的分期、诊断标准，以及中医证型、治则和方剂。他以中西医结合的方法治疗多脏器功能不全和衰竭，使感染并发多脏器功能不全的病死率明显下降，从 1985 年以前的 50.0% 下降到 1990 年的 26.9%，其中多脏器衰竭患者的病死率按美国标准计为 50.9%，明显低于国外的 62.5%，达到国际先进水平。在王教授的带领下，此两项研究的团队共获国家级、部级奖 7 项，市级奖 10 项，局级奖 14 项。2007年 1 月，中国肝炎防治基金会正式设立王宝恩肝纤维化研究基金。截至2013 年，该基金共资助肝纤维化相关研究课题 91 个，资助额 911 万元，发表肝病学术文章共 150 余篇，同时在国内组织开展多中心临床研究，完成并发表肝纤维化无创诊断的专家共识意见，为国内肝纤维化的诊断、治疗及基础研究做出了杰出贡献。

热爱学会　誉满杏林

王宝恩教授注重并热心学术交流，除了承担繁重的临床和教学任务外，投入最多的就是中华医学会的工作，他不仅密切关注国际学术前沿，牵头举办了多个大型国际和全国性学术会议，而且为中华医学会多个分会的创立、发展及壮大做出了卓越贡献。翻开封存的档案，王教授的贡献跃然纸上：他是中华医学会历史上鲜见担任过 3 个专科分会主任委员的专家，同时长期热心期刊的工作。1980 年，中华医学会成立消化病学分会，他任第一、第二届副主任委员，第三届主任委员，第四届名誉主任委员。1990 年，源于内科领域的高深造诣以及出色的管理和社会活动能力，他当选为第七届中华医学会内科学分会主任委员，1995 年任第八届委员会名誉主任委员。1992 年，他联合肝病相关学科的各路英豪积极筹备并成立中华医学会肝病学分会，并担任第一届主任委员，继任第二、第三届名誉主任委员，先后主持召开了首次世界华人肝病学术会议和 3 次大型国际肝病学术会议。为了让更多的杰出人才有施展才能的舞台，让优秀的年轻人有脱颖而出的机会，王教授坚持中华医学会各专科分会的主任委员只能任一届，并身体力行带头执行。

在晚辈与他交往的近 30 年中，生命不息、笔耕不辍是他学术追求的真实写照。他不仅是中华医学会系列杂志的核心作者，而且对期刊的厚爱始终如一，这也是他最值得晚辈钦佩之处。作为大内科的学术带头人，1961～1998 年，他担任《中华内科杂志》第三至第六届编委会编委，为期刊服务了近 30 年。作为我国消化病学研究的翘楚，他曾担任《中华消化杂志》第一、第二届编委会副总编，第四届编委会顾问。当惊悉王教授仙逝的噩耗，身在大洋彼岸的《中华肝脏病杂志》前主编张定凤教授悲痛不已。回忆 40

年在同一领域的风雨同舟，他的评价极为中肯："尤为刻骨铭心的是王教授对《中华肝脏病杂志》创刊的热情支持和无私奉献。杂志创刊初期，没有正式刊号，只有王教授及其团队积极支持我们，把自己优秀的稿件投给我们；试刊转正过程中，王教授全力以赴玉成此事。创刊初期，在杂志办刊经费捉襟见肘之际，他利用各种机会积极支持我们召开组稿及专题学术会，并且分文不取。"为了拓宽我国医务工作者的视野，自 1991 年起，他作为《中国医学论坛报》消化专刊的特约主编，为读者精心挑选、编辑国际前沿的最新专业信息，方便国内学者及时获悉国际同行的研究成果，为我国肝病学走向世界奠定了坚实基础。

矢志爱国　壮心不已

奥地利著名作家斯蒂芬·茨威格认为，一个人生命中最大的幸运，莫过于在他的人生中途，即在他年富力强的时候发现了自己的使命。追溯历史，窃以为这就是王宝恩教授医学生涯的真实写照。身为中华人民共和国自己培养的医学大家，王教授的爱国敬业之情尤为值得称道。他坚信，国之不强，专业水平再高也难免低人一等。当笔者去探望生病住院的王教授时，他在病榻上于谈笑间讲述了自己求学西域为国争光的奇闻趣事。为了实现自己的鸿鹄之志，已知天命的他远涉重洋求学西域。作为改革开放以后第一批留美学生，初来乍到的他，也不可避免地遭遇了歧视与刁难。当时由于中美医学界互不了解，加之美国人对中国留学生的轻视，刚到医院的王宝恩就接受了入院的考验。当时美国患者的消化系统疾病以肠道疾病多见，故以己度人的美国导师故意挑选了一位非常罕见的肝癌患者请王宝恩诊断，哪知肝癌在中国极为常见，而王教授又是个中高手，他不费吹之力仅凭床边体检就得出准确诊断，令一向高傲的美国同行叹为观止。王教授初战告捷，不仅为中国留学生赢得了尊严，也凭一技之长为国争了光。

王教授有个习惯，在工作案头放上学生的照片，尤其是那些留学未归的得意门生。在内心深处，他是在盼着他们学成回来，报效祖国。谈到爱国，他更是身体力行。论出国定居的机会，他比谁都多。20 世纪 80 年代，他受邀担任美国约翰·霍普金斯大学客座教授，周游讲学，收到了很多大学和医院的留用邀请。1989 年，他身患严重的冠心病，应邀去美国接受了免费心脏搭桥手术。那时国外对中国的诋毁满天飞，王教授不听，更不理会他人劝他留下来的好意，只留下一句"中国人怎能不回祖国"，就拖着病体回来了。他的弟子贾继东说："他是一个又红又专的老式知识分子。他对国家的爱已经上升成一种责任，遇到看不惯的现象总会很气愤，提意见也很直率，从不装好人。"作为一位医学泰斗，他毕生恪守"全心全意、千方百计、争分夺秒、认真过细"的行医准则。当有人问及他"廉颇老矣、尚能饭否"之际，他以自己的实际行动向我们展示了烈士暮年、壮心不已。1994 年，年近古稀的他，成功救治一位突患中毒性痢疾并发多脏器衰竭的大学生。2000 年，他不顾 74 岁的高龄，坚持中西医结合 132 天成功救治一位非特异性溃疡性结肠炎患者。2003 年，当传染性非典型肺炎（SARS）在中华大地肆虐时，已入耄耋之年的王教授仍坚持深入病房，与专家组成员一起研究救治方案，彰显一位医学大家的爱国为民之心。为了表彰他所做出的杰出贡献，2013 年中华医学会肝病学分会授予王宝恩教授终身成就奖。

驾鹤西去 风范永存

王教授不仅学富五车、学贯中西，而且授道解惑、大医精诚，毕生致力于我国消化病学及中西医结合事业 50 余载，贡献卓著，深受广大患者及海内外同人敬仰。他的离世是我国医学领域的重大损失。对王教授的杰出贡献和高尚情操，同行名家给予了高度评价。庄辉院士将王教授开展中华医学会工作的理念概括为两点：一是"有远见"，二是"注重学术交流"；他坚信王教授为我国肝脏病学所做出的巨大贡献将永远被铭记。李兰娟院士写道：忆往事，历历在目；悼故人，倍觉思念。《中华肝脏病杂志》前主编张定凤教授谈道："王宝恩教授为人正派，光明磊落，一生治学严谨，是我终生学习的榜样。"《肝脏》主编陈成伟教授的挽联为：学界巨匠，治学宗师；桃李天下，根深叶茂。北京协和医院潘国宗教授称赞他：德艺双馨、德高望重，他的逝世是内科学界和消化病学界的重大损失。作为晚辈和忘年之交的挚友，笔者愿在此斗胆以自己的感悟送别先生：内科泰斗，胸怀天下，功在杏林，遗风永存。最后，笔者愿以自己非常喜欢的英国诗人蓝德的一首小诗送先生西行：我和谁都不争，和谁争我都不屑；我爱大自然，其次就是艺术；我双手烤着，生命之火取暖；火萎了，我也准备走了。尊敬的王教授，阴阳隔界，万望珍重，蓬山此去无多路，唯托青鸟勤为探。

创风湿伟业　惠芸芸众生

——记张乃峥教授

2014 年 5 月 13 日凌晨，我国风湿病学奠基人、中华医学会风湿病学分会创始人张乃峥在自己毕生行医的北京协和医院仙逝，享年 93 岁。遵照他的遗嘱，为了不烦扰众亲友，没有举行告别仪式和追悼会。他的离去，对我国风湿病学事业而言，失去了一位学识渊博、医术精湛、治学严谨、成绩卓著的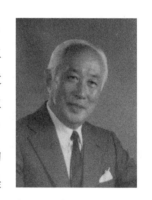医界翘楚；就中国医学期刊而论，我们痛失一位提携后学、甘为人梯、诲人不倦、恪尽职守之编者；对笔者而言，永远失去的不仅是师长，更是忘年的莫逆之交，人生难得的知己。尽管先师在近期颐之际驾鹤西去，但对晚辈而言，张教授的音容笑貌永驻心间。为了深切缅怀这位我国风湿病学的开山鼻祖，现将笔者对其功勋卓著一生的管窥蠡测和长期交往中的雪泥鸿爪笔录于此，以寄托哀思。

一世从医济苍生

张乃峥教授 1921 年出生于河南安阳，1939～1941 年就读于北京燕京大学医学预科系，1947 年毕业于 8 年制的上海圣约翰大学医学院，获医学博士学位。1946～1949 年在当时的中和医院（现北京大学人民医院）任实习医师和住院医师。1949 年后，一直在北京协和医院工作，历任内科住院医师、主治医师、讲师、副教授、教授。1956 年加入中国共产党。1959 年，张乃峥教授被派遣到苏联医学科学院风湿病学研究所进修。1969 年受命到广西桂林南溪山医院执行医疗援越抗美任务，历任内科主任及业务副院长，1976 年重返北京协和医院工作。1979 年被评为国家第一批博士研究生导师。曾任北京协和医院风湿免疫科主任、内科学系副主任，中华医学会内科学分会常委、秘书，《中华内科杂志》常务编委和审稿组长。1982 年，在张教授倡导下，中华医学会内科学分会成立了风湿病学学组。1985 年成立了中华医学会风湿病学分会，他出任第一、第二届主任委员及其后荣誉主任委员。1985 年被美国风湿病学院授予荣誉院士称号。1988 年，就任第五届亚太地区抗风湿病联盟执委会委员。1993 年，他被当时的国际抗风湿联盟主席莫尔顿教授誉为"中国风湿病学之父"。1996 年，在第七届亚太地区风湿病学大会上被授予"特殊贡献荣誉奖章"。

筚路蓝缕启山林

张乃峥率先将风湿病学理论引入中国，并付诸临床实践，是中国风湿病学的开拓者和奠基人，被誉为当之无愧的中国风湿病学先驱。1960 年从苏联回国后，张乃峥教授执笔完成了当时的国家科学发展规划医学部分中的风湿病学发展规划。1979 年在北京协和医院创建了临床免疫及风湿病学专业组，开创了中国最早的风湿病学专业，成立专科病房和门诊，建立风湿病学研究实验室，并担任风湿病科主任。从此起步，北京协和医院风湿免疫科也逐步发展成为我国临床免疫及风湿病学训练中心，成为培养国内风湿病学专业中高级人才的重要基地，不仅引领了此后 30 年中国风湿病学的长足发展，而且成为桃李满天下的中国风湿病学领域的"黄埔军校"。他主编的《临床风湿病学》是被医学界公认的一部既理论丰富又简明扼要、有独到见解、有超前思想，既有益于基层风湿科临床医生，又有助于研究人员启迪思路的雅俗共赏的好书。他还主编了《中国医学百科全书》风湿病学分册及免疫性疾病分册，担任卫生部统编教材《内科学》（第 4 版）风湿病学部分主编，担任陈敏章主编的《中华内科学》风湿病学部分主编。张教授毕生发表研究论著 200 多篇，研究论文作为经典之作不断为国内外引用。他培养了许多博士和硕士研究生及大量的进修生，1993 年，张乃峥教授实至名归地荣获"北京市优秀教师"称号。

特立独行创伟业

20 世纪 60 年代，张乃峥在国内率先建立了类风湿因子的测定方法，最先以氮芥及氯喹治疗类风湿关节炎。他主持的抗核抗体谱的建立及其临床应用研究，大大地提高了我国对系统性红斑狼疮等疾病的诊治水平，迄今仍处于国际领先地位。尽管是西医大家，但他并不排斥中医中药的研究，还积极倡导并推广用雷公藤制剂治疗类风湿关节炎。1981 年，他发表了《雷公藤总贰治疗类风湿关节炎的初步研究》，初创了对中药雷公藤的临床应用和药理基础研究，在中药创新方面做出了杰出贡献。张教授还对原发性干燥综合征在国内进行了开创性研究，该系列研究包括了抗 SSA/SSB 等相关抗体检测方法的建立、临床研究、发病机制、流行病学等多个方面。1995 年，他在国际上首次报道了中国原发性干燥综合征的患病率，修正了我国教科书中认为干燥综合征在中国是罕见病的错误。他对原发性干燥综合征并发肝内胆管炎及硬化性胆管炎与原发性胆汁性肝硬化的关系也提出了自己独到的看法。在他的主持下，我国学者与国际抗风湿联盟合作，对我国类风湿关节炎、强直性脊柱炎、系统性红斑狼疮进行了大规模的流行病学调查研究，对维护人民的身体健康提供了权威性的资料。

实事求是做学问

张教授不仅具有丰富的临床实践经验，而且文学造诣深厚，语言功底扎实，尤其精通英语，是当代难得的医学编辑大家。我们相识近 30 载，是无话不谈的忘年交，笔者从初出茅庐到已知天命，一直在他的谆谆教导下成长。从张教授年逾古稀解甲归田之日起，笔者就与他的弟子们每年都主持为他祝寿。无论是在北京还是汕头，20 多年来从未间断过。每年此时，听着弟子们汇报成绩，享受着老友们重逢的快乐，是张教授一年中最为惬意之时。作为一名医学大家，张教授不仅在风湿病专业上学富五车，更难能可贵的是在倡导优良学风上矢志不渝。在长达 30 年的接触中，笔者感受最深的就是张教授对学问的严谨求实，对稿件的一丝不苟。多年来，针对稿件中的各种疑惑之处，他不仅亲自查阅相关的文献，而且经常不耻下问。尽管他尖锐的提问常使我们汗颜，但他的每一次质疑都能促使晚辈更加发奋地学习，逐渐成为我们成长的动力。是他使笔者认识到，当今的中国医务工作者尽管对学外语趋之若鹜，但真正对英语驾轻就熟、运用自如者，非张老等莫属，难以出上海圣约翰大学医学院毕业者之右。在笔者行将而立的编辑经历中，接触过无数的杰出专家，就医学大家而言，对如何办好医学期刊，不乏坐而论道者；但能够身体力行、勤于笔耕者并不多见，张教授就是其中的典型代表。多年来，他时常为《中华内科杂志》撰写针砭时弊的评论，这些短小精悍、针对性强的评论在倡导严谨学风、培养年轻医师的职业精神等方面起到了很好的导向作用。平心而论，在学风浮躁的大环境中，他勇于追求真理、敢于仗义执言的秉性不仅令晚辈由衷地钦佩，而且使今日的许多专家难以望其项背。如今，尽管斯人已去，但值得欣慰的是，他倡导并毕生坚守的实事求是之风在其大弟子曾庆馀教授身上得到传承并被发扬光大。

诲人不倦育后人

长期以来，笔者与张乃峥教授交往最多的还是在期刊的编辑中，无论是笔者初出茅庐作为《中华内科杂志》的普通编辑，还是已经成长为中华医学会杂志社的总编辑，我们之间君子之交淡如水的往来始终如一。虽然张乃峥教授只做过《中华内科杂志》第五、第六届编辑委员会常务编委、风湿病审稿组的组长，但他长期依托该刊为基地，不仅广泛传播了风湿病学的知识，而且使得该专业在内科的大家庭中茁壮成长。在他的提携和力荐下，他的得道弟子、我国风湿病学研究领域的著名学者曾庆馀教授、中华医学会风湿病学会主任委员曾小峰教授分别荣任《中华内科杂志》第九、第十届编辑委员会副总编辑，从而彰显了风湿病学在大内科的地位。

　　张教授一生潜心钻研业务，悉心关怀患者，耐心培养人才。他是一名勤奋、求实、创新、锲而不舍的学者，也是一位诲人不倦、治学严厉的良师，更是一位医德高尚、严谨细致的良医大家。如今，目睹我国风湿病学研究领域的日新月异，喜见昔日的幼苗已经枝繁叶茂，张教授也可以欣慰地含笑九泉了。在本文的最后，笔者愿将3年前恭贺张乃峥教授90寿辰暨北京协和医院风湿科创建30周年时自己的题词笔录于此，以表达怀念张老的真挚情怀：一代宗师、创风湿伟业、逾耄耋壮心不已，精英团队、建协和品牌、恰而立独占鳌头。

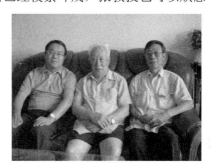

医者典范　总编楷模

——记钱贻简教授

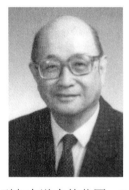

我国著名的心血管病及老年医学专家、北京医院名誉院长、中国共产党的优秀党员、中华医学会系列杂志杰出的总编辑钱贻简教授，因病于 2011 年 7 月 6 日在北京逝世，享年 86 岁。7 月 12 日清晨，全国各界的代表和中华医学会系列杂志的编辑们前往北京医院送别钱老，在告别室中摆放着中华医学会、中华医学会杂志社以及众多中华医学会系列杂志送来的花圈。7 月 21 日，北京医院隆重召开了缅怀钱贻简教授座谈会，卫生部副部长黄洁夫、北京医院院长林嘉滨、笔者等近百人参加了座谈会。

钱贻简教授生于 1925 年，浙江嘉兴人，1950 年毕业于上海圣约翰大学医学院，获医学博士学位，长期从事心血管病及老年病的临床研究及中央领导的保健医疗工作。在座谈会上，卫生部副部长黄洁夫谈到，钱老一生勤勤恳恳、淡泊名利，却重于泰山，是值得称道的医家典范。要用我们的工作，我们的奉献，我们的成绩，让钱老安心，用这一份心情去缅怀钱老。林嘉滨院长在讲话中指出，我们缅怀钱老，就是要学习他对党无限忠诚、对事业无比热爱、对工作无私奉献的精神；学习他对每一位患者一视同仁、耐心细致、无微不至的品质；学习他严谨求实、精益求精的工作作风和治学态度；学习他虚怀若谷，对同事、对朋友亲切宽容，诲人不倦的为人风格；学习他勤俭、博学、知足常乐的生活情趣；学习他淡泊名利、宁静致远的人生追求；面对浮躁的社会、名利的诱惑、职场上的种种不正之风以及工作中的矛盾和困难，我们不会忘记他老人家曾经的教诲。

钱老不仅具有丰富的临床医学经验，而且文学造诣深厚，语言功底扎实，尤其精通英语，是当代难得的医学编辑大家。我与钱老相知、相识近30 载，是无话不谈的忘年交，笔者从初出茅庐到已知天命，一直在钱老的谆谆教导下成长。钱贻简教授在担任《中华内科杂志》编委及顾问、《中华医学杂志（英文版）》总编辑期间，对期刊工作认真负责、兢兢业业，在把握期刊的学术导向、报道重点等方面提出了重要的思路，为中华医学会系列杂志的发展呕心沥血。中国期刊的发展方向，我们面临的内忧外患，如何提高办刊质量，如何使中国的医学期刊走向世界等，一直是我们多年来常常谈论的话题。

在笔者行将而立的从编经历中，接触过无数的杰出专家。就医学大家而言，对如何办好医学期刊，不乏坐而论道者，但能够身体力行、勤于笔耕者并不多见，钱贻简教授就是其中的典型代表。笔者在缅怀钱贻简教授座谈会上坦言，钱老给笔者留下的深刻印象有三：首先，是钱老让晚辈认识到，当今的中国医务工作者尽管对学外语趋之若鹜，而教授中文的学习班门可罗雀，但真正对英语驾轻就熟、运用自如者，非钱老等莫属，难以出上海圣约翰大学医学院毕业者之右。其次，老一辈医学专家对期刊的无私奉献精神令今人自愧不如。在《中华医学杂志（英文版）》遇到经济危机时，为了期刊的生存与发展，身为总编辑的钱贻简教授不仅献计献策，而且带头捐款，以自己绵薄之力挽救这本百年老刊于危难之际，这种义举不仅令晚辈由衷钦佩，而且令今日的专家难以望其项背。最后，钱老将自己对期刊的挚爱融入点滴的日常行动中。为了提高《中华内科杂志》发表论文的英文摘要水平，钱老几十年如一日地帮助每一位作者修改即将发表论文的英文摘要，他用细细的铅笔在非常狭窄的字里行间修改每一处错误。每当收到经钱老修改后的文稿时，编辑们无不为其这种敬业精神所感动。他的所作所为正如党和国家的卓越领导人董必武赞扬雷锋的诗句：只做平凡事，皆成巨丽珍。

在钱老的大声疾呼和亲力亲为下，《中华医学杂志（英文版）》的质量逐年提高，长期被科学引文索引（SCI）等国际知名检索工具收录，也获得了越来越多的读者和作者的认可。《中华医学杂志（英文版）》和《中华内科杂志》多次获得国家期刊奖、科学技术部"中国百种杰出学术期刊"等称号，获得国家自然科学基金、中国科学技术协会专项基金等经费资助，钱贻简教授功不可没。由于钱老对中华医学会系列杂志的杰出贡献，2008年钱贻简教授荣膺中华医学会系列杂志"突出贡献总编奖"。

钱贻简教授严谨的治学态度、崇高的敬业精神和高尚的医德医风，热爱期刊、甘为人梯的总编风格，以及年逾耄耋、壮心不已的人生实践，无愧于医者典范、总编楷模的称号。

在2011年的新春联谊会上，钱老最后一次抱病出席。看到他重病在身，与会者甚为担忧。为了缓解会场的凝重气氛，幽默风趣的钱老安慰大家说：廉颇老矣，但我眼明心亮，四肢灵活，对期刊还有余热可用，请各位赶快使用，过期不候。当时我们就与钱老约定，要为他共庆米寿。

斯人已逝，风范永在。尊敬的钱老，你虽已独步青云，但我们的约定不会改变，待到您米寿之日，我们一定会共饮美酒，举杯同庆。

愿中华医学会系列杂志永远的总编辑钱贻简教授一路走好！

居弹丸之地为国争光　授业解惑育华夏英才

——记曹世植教授

每逢金秋，都是收获的季节。2017 年 9 月，中华医学会消化内镜学分会在西子湖畔召开了 2017 中国消化内镜学术大会，逾 4000 名海内外代表齐聚一堂，盛况空前。在大会的开幕式上，主持人深情回顾了中国消化内镜事业发展的艰辛历程，特别向刚刚因病辞世的誉满全球的世界消化内镜大师、世界消化内镜学会前任主席曹世植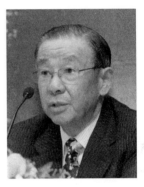先生致以崇高的敬意。据笔者所悉，按照曹先生的遗愿，迄今没有举行任何悼念活动，但噩耗传来，国内学界同人依旧扼腕叹息。作为相知相识逾 30 载的晚辈，回首来路，难以忘怀的往事历历在目。恰逢国庆与中秋长假，在这每逢佳节倍思亲的团圆时刻，笔者独居陋室睹物思人，追忆自己与曹先生这对忘年之交共度时光中的雪泥鸿爪，并将感慨笔录于此，以表达对先生深切的怀念。

矢志爱国的名医

曹世植先生毕业于日本千叶大学，在英国度过了住院医生实习期，于

1978 年返回中国香港，相继在威尔斯亲王医院和圣安医院担任会诊医生。曹先生在香港行医多年，是一位资深胃肠外科专家，尤其擅长消化内镜检查。他毕生致力于培养未来内镜医师，并在这方面呕心沥血地做出了卓越贡献。基于他的丰富学识和不懈努力，实至名归地荣任香港消化内镜学会的创始会长，随后当选为亚太消化内镜学会会长，是首位担任这一要职的中国人。尽管身居弹丸之地，但曹先生以精湛的医术和独有的人格魅力为国争光，他是享誉海内外消化学界的博学鸿儒，曾任世界消化内镜学会主席、香港中华医学会会长、中华医学会消化内镜学分会名誉主任委员等。曹先生不仅誉满杏林，而且是一位识大体、顾大局且矢志爱国的民主人士，与陈敏章、黄洁夫等国家卫生部门的领导友情深厚。尤其在香港回归祖国的进程中，身为香港知名的社会活动家，他众望所归地当选为香港特别行政区第一届政府推选委员会委员，并在香港回归祖国的统一大业中发挥着积极的作用，尽己所能地恪尽职守并最终不辱使命。曹先生的爱国，不仅表现在大是大非方面，亦于细微处见精神。令狐恩强教授回忆说："当曹先生代表中国与日本内镜学会交流时，通晓日文的他坚持用中文普通话进行交谈，使我感受到他虽然作为一位国际学会的主席，但其内心一直非常明确自己是中国人，也为身为华夏儿女而自豪。"作为矢志爱国的社会名流，曹先生不仅学富五车、涉猎广博，而且平易近人，兴趣众多。尤其令笔者感动的是，作为烈士暮年的江南才俊，曹先生尽管酷爱欣赏苏州评弹，品尝美味的大闸蟹，但他始终恪守对事业的执着和对物质条件的随遇而安，无论在哪里，他都能一丝不苟地坚持学术为先，将高水平的学术交流或培训放在首位，然后在工作之余照样与大家把酒言欢，共叙友情。

挚爱学会的大家

曹先生与中华医学会的关系可谓情深意长，他曾任香港中华医学会会长多年，不仅是闻名遐迩的社会活动家，也是我们无话不谈的挚友和老学长。他多次参加中华医学会的各种学术会议和庆典，为中华医学会的发展做出过不可磨灭的贡献。为了使中国内镜事业的发展有组织上的保障，几乎冬季从不来内地的曹先生，两次在数九寒冬到京，拜会卫生部陈敏章部长和中华医学会领导，动之以情，晓之以理，力促了中华医学会消化内镜学分会的诞生。在中华医学会总会办公大楼改建过程中，作为著名的爱国华侨和香港的知名人士，他不仅自己带头捐款，还热心组织香港中华医学会及多个医师团体集体捐赠。尤为令人感动的是，身为世界消化内镜的领军人物，为了使中国的消化内镜事业基业长青并更好地发展，他竭尽全力多方奔走，最终募集到巨资，在新落成的中华医学会总会大楼中为中华医学会消化内镜学分会捐赠了永久办公场所。曹先生一向认为中华医学会应该是高水平学术交流的平台，他不遗余力地为中国消化内镜学的学术水平与世界接轨而贡献力量，只要条件许可，几十年来，他几乎每个月都来内地参加各种学术会议，凭借自己的国际影响力，广邀全球的人中骐骥来内地传经送宝，鼎力支持上海成功申办并举行了世界胃肠病大会，从而使得国内的消化内镜研究水平大幅度提高。时至今日，我们在超声内镜等方面不仅可以与国际顶尖大师比肩，而且在消化内镜隧道治疗技术、磁控胶囊内镜检查等领域已经独步天下。基于对中华医学会的挚爱，曹先生对中华医学会消化内镜学分会的会刊《中华消化内镜杂志》同样情有独钟，不仅欣然受聘为该刊的名誉总编辑，而且积极认真履职，多次参加编委会的工作会议，在办刊方针和学术导向上直言不讳地给出自己的真知灼见，以实际行动为刊物的质量提升和影响力扩大贡献自己的睿智和才华。

经典教程的编撰

回想起来，晚辈与曹先生年龄差距近 30 岁，之所以能够成为忘年之交，无疑得益于笔者的恩师张锦坤教授。张教授是中华医学会消化内镜学分会的创始人之一，并担任首任主任委员，也是曹先生志同道合的挚友，正是他们两人在 20 世纪 90 年代初的友好合作，开启了以香港为基地培训内地内镜操作精英之先河。通过恩师的介绍，笔者有幸与曹先生在北京相识。

当听说笔者在从事编辑工作时，曹先生饶有兴趣地给笔者布置了迄今仍然引以为豪的工作。由于 20 世纪 90 年代初中国的内镜事业刚刚起步，各种培训资料匮乏，几乎没有可供大家学习的材料，尊师重教的曹先生非常重视内镜操作的规范化培训，为了帮助国内的内镜医生提高理论水平和内镜下逆行胰胆管造影术（ERCP）的操作技巧，他建议远在美国的梁永昌先生将自己在 ERCP 实际操作中积累的丰富经验和高超技巧编撰成一本名为"如何做 ERCP"的小书，经过梁先生的学生翻译成中文后，委托笔者进行校对和编辑加工，最后由曹先生出资出版后免费送给国内有志于此的同道。尽管 20 多年过去了，但这本被称为内镜操作"葵花宝典"的小册子依然被许多内镜名家珍藏，成为这一代消化内镜人不可磨灭的记忆。曹先生不仅钟情于内镜技术的推广，而且涉猎整个胃肠病学的研究。为此，曹先生与潘国宗教授共同主编了国内非常经典的有关胃肠病学研究的专著《胃肠病学》，基于对笔者既往工作的认可，两位主编邀请笔者担任该书的特邀编辑。在这部鸿篇巨制长达两年的编辑工作中，笔者与曹先生接触频繁，交往甚多。经过作者和编者的不懈努力，该书不仅由科学出版社按期出版，而且由曹先生出资赠送给业界同道。该书出版后好评如潮，实至名归地荣获国家图书奖，无疑是对我们工作的肯定和最高奖赏。

授业解惑的恩师

从 20 世界 80 年代起，曹先生就一直认为，内镜技术是一项操作性极强的技术，随着相关理论和器械发展的日新月异，持之以恒的继续教育不可或缺。为此，他一直在全球促进内镜技术的规范化使用，在亚洲各地通过举办讲座和组织相应课程进行培训，特别是在中国内地和亚洲其他医疗条件有待改善的国家进行操作实践的推广。他利用自己的国际影响，分别在中国香港和德国设立了内镜培训基地，如今国内内镜操作的翘楚张澍田、冀明及刘俊教授等都在香港接受过相关的培训。据冀明教授回忆，他是曹先生送去香港培训的第一人，该项目筚路蓝缕起步时一穷二白，曹先生不仅慷慨解囊资助了他在香港的全部费用，并对他寄予厚望。学成归来时，曹先生语重心长地对他说："你回到北京，就是一颗生根发芽的种子，不仅要使北京友谊医院成为内镜规范化操作的基地，而且要成为播种机，带动国内这一技术的发展。"时至今日，牢记曹先生教诲的冀明教授不辱使命，以自己的实际行动告慰了先生的在天之灵。为了最大限度地利用有限的资源，惠及更多的内地青年才俊，曹先生独树一帜地在内地创建了"手把手"的培训方式，根据不同方法选择具有初步技能的本地医生执行操作程序，由知名的内镜专家进行监督。作为这一新生事物的创建者，他不仅高屋建瓴地对该项目进行了总体设计，而且在项目实施过程中，从课程的设计、费用的筹措、教师的邀请、学员的选拔、地点的确定等，他都事无巨细地亲力亲为。正是曹先生这种高瞻远瞩的举措，才造就了如今华夏大地上内镜事业人才济济的盛景。如今已经成长为中国消化内镜事业巨擘的李兆申教授就是 1994 年在内地接受ERCP 培训的第一人。曹先生从 20 世纪 80 年代起就向国内推广消化内镜技术，近 30 年来，在笔者的记忆中，自己陪伴他的足迹几乎踏遍祖国的大江南北。他尤为关注老少边穷和经济落后地区的人才培养，常常是将培训地点优先选择在患者最需要的地方。为此，曹先生与李兆申教授于 2006 年共同发起"国际 ERCP 手把手培训"项目，多次自费组织海外的华裔专家到中国进行现场操作指导，深受国内同道的欢迎。据吕农华教授回忆，为了扶持革命老区的内镜事业，曹先生多次前往江西传经送宝，不仅帮助她们建设高质量的培训基地，还送吕教授等到中国香港和德国接受规范化的内镜操作培训。正是曹先生的鼎力扶持，加上他们的奋发图强，该院高质量 ERCP 的年完成量已经从当年的 800 例跃升为逾 2000 例。在曹先生与李兆申等国内精英和衷共济的不懈努力下，"国际 ERCP 手把手培训"项目仅在中国内地就已举办了近百次场，数千名内镜医生从中获益匪浅。

泽被后世的楷模

自 2013 年在上海召开的世界胃肠病大会后，由于身体的原因，曹先生就再没有来过内地。惊悉曹先生驾鹤西去，业界同人无不深感痛惜，海内外同人通过各自不同的方式表达自己的怀念之情并寄托哀思。中华医学会消化内镜学分会前任主任委员李兆申教授发表了图文并茂且感人至深的纪念文章《最永久的记忆　最难忘的师恩》，发自肺腑地称赞："曹先生无愧为世界级的消化内镜大师、著名的爱国华侨、著名的社会活动家和医学教育家，中国及亚太地区消化内镜医师的祖师爷，他是在内地推广普及消化内镜技术的开拓者，对中国消化内镜事业发展做出了巨大贡献。没有曹先生，就没有中国消化内镜的今天。我们对曹先生最好的纪念就是团结一致、砥砺前行，誓将我国从一个内镜大国建设成一个内镜强国。"现任主任委员张澍田教授坦言："曹教授不愧为中国消化内镜走向世界的先驱！在曹教授的悉心指导、支持和帮助下，经过全体中国消化内镜人持之以恒的努力，中国的消化内镜事业蓬勃发展！如今已经成为消化内镜大国的我们，应学习曹教授医者仁心、胸怀天下的情怀，明确自己肩负的社会责任，以自己的实际行动响应习近平主席'一带一路'的倡议，'创新、引领、推广、规范、交流'，进一步发扬光大曹教授未竟的事业！"候任主任委员令狐恩强教授说："2015 年 12 月，我去探望病榻上的曹先生，尽管病魔缠身，但他仍孜孜不倦地与我讨论中国内镜事业的进步与发展，使我感触颇深。作为肩负使命的晚辈，我们只有义无反顾地砥砺前行，才能不辜负曹先生的重托。"

先哲曾言：月有阴晴圆缺，人有悲欢离合，此事古难全。尊敬的曹先生，抚今追昔，尽管我们深切怀念您，甚至发出不分长幼的"遥知兄弟登高处，遍插茱萸少一人"的妄言，但功德圆满的您毕竟羽化西去，难以再把酒言欢。然而，作为一代宗师，值得欣慰的是您已人去业显、身谢道不衰，你所开创的事业正在蓬勃发展，"国际 ERCP 手把手培训"项目这所"黄埔军校"培养出来的青年才俊早已成为中国内镜事业的翘楚和中坚，他们必将以自己的实际行动去完成你未竟的事业，展现华夏儿女的当代雄风。

云山苍苍，江水泱泱，先生之风，山高水长。

谨以此文缅怀曹世植先生，祝先生在天之灵安息！

业界精英

肾病研究的王者　矢志高飞的海燕

——记王海燕教授

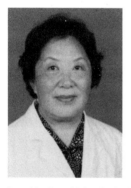

噩耗突袭，医界震惊。中国共产党党员、国际著名肾脏病学家、中华医学会原副会长、中华医学会内科学分会和肾脏病学分会原主任委员、《中华内科杂志》原总编辑、北京大学第一医院原副院长、北京大学肾脏病研究所所长、笔者尊敬的师长和忘年之交王海燕教授因突发疾病医治无效，于 2014 年 12 月 11 日凌晨 3 时 52 分在北京逝世，享年 77 岁。惊悉王教授在喜寿之年驾鹤西去，我们一直沉浸在悲痛之中。在遗体告别时，再次目睹那熟悉的面容，往事挥之不去。笔者在中华医学会工作的 30 年中，与王教授相处长达 20 多年，尤其是在她就任《中华内科杂志》总编辑的 12 年中，通过频繁的日常接触，不仅耳濡目染了她严谨的学风，更敬佩她刚正不阿、特立独行的人品，自己的成长经历中，充满着这位严师益友的奖掖和提携。为了铭记王教授对中华医学会和中华医学会系列杂志的巨大贡献，现将记忆中与她有关的雪泥鸿爪笔录于此，以寄托无尽的哀思。

肾病研究的王者

王海燕教授为我国著名的内科学和肾脏病专家,博士研究生导师。1959年毕业于北京医学院医疗系,1966年毕业于该校内科研究生班,师从我国肾脏内科创始人王叔咸教授。1979年,她考取改革开放后教育部第一批公派留学生,于1980年赴美国加州大学洛杉矶分校深造,师从世界著名的肾小球疾病专家格拉索克(R. Glassock)教授。学成归国后,师承王叔咸教授,从事医学教研工作近半个世纪,成为北京大学第一医院肾内科新一代的领军人物。她历任北京大学第一医院大内科主任和肾脏内科主任、北京大学肾脏病研究所所长,是我国肾脏病研究的主要学科带头人,在临床肾脏病的诊断和治疗方面经验丰富,具有广泛的国际学术联系,研究成果达到国际先进学术水平。一生发表论著300余篇,主编、副主编肾脏病专著6部。尤为值得称道的是,她主编的《肾脏病学》每版发行万余册,已成为中国内科学界最受欢迎的肾脏病学专著。她的研究团队先后获国家级、部委级科研成果奖20余项。自1984年以来,她培养了硕士研究生7名、博士研究生46名、博士后2名,并通过多种形式为我国肾脏病学专业培养骨干数千名。为表彰她在教书育人方面的突出贡献,2005年北京大学医学部授予她"桃李奖"。

作为国内外享有盛誉的学者,王教授在自己的专业上建树颇丰:她组织构建了我国肾脏病学界第一个临床与病理的跨学科合作,在国际上首次报告了中国原发性肾小球疾病的疾病谱,在国内率先介绍了引起急性肾衰竭的小血管炎、药物引起间质肾炎及若干种原发性肾小球疾病;她组织和带领全国肾脏病专家完成了中国慢性肾脏病调查。为了使中国的肾脏病学研究早日与世界同步,她不仅遍请世界顶级高手来我国传经送宝,而且还带领学科骨干走访多个具有国际顶尖水平的肾脏病学研究中心。她指导自己的团队开展了对我国最常见的肾小球疾病——IgA肾病由临床病程、表型、发病机制、遗传背景直至随机对照治疗的深入研究,带领和组织全球肾小球疾病最大规模的国际多中心临床研究。她是我国第一个担任国际肾脏病学会常务理事的人，并担任其东亚分会主席，曾首任国际肾脏病制定指南民间团体的委员及常委。不仅如此，她还担任国际肾脏病学会官方杂志《国际肾脏病杂志》（*Kidney Int*）、《美国肾脏病杂志》（*American Journal of Kidney Diseases*）、《自然综述肾脏病学》（*Nature Reviews Nephrology*）等6种重要国际专业期刊的编委。在2013年6月初的世界肾脏学术大会上，王教授作为首位中国人获得国际肾脏病学会先驱者奖和 Roscoe R. Robinson 奖。这些罗列不全的"第一"和"首次"，标志着她作为中国肾脏病学界拓荒者的地位。就在王教授载誉而归、业界举杯同庆之际，她却谦虚地说："我很满足，因为我自认算个好医生、好老师，也得到了国际国内学界同行的认可，我愿尽一切可能继续和大家共同求索。"

期刊总编的楷模

掐指算来，在笔者已知天命的人生之旅中，共事时间最长的总编辑就是王海燕教授，我们在办刊中相识相知逾20载。回顾《中华内科杂志》的历史，王教授的贡献历历在目。1989～2013年，她连续担任《中华内科杂志》第5～9届编委会编委，其中第7届任副总编，第8届、第9届（2001～2013年）任总编辑。在她主政《中华内科杂志》的12年中，我们这对忘年之交的密切合作超过10年。就任总编辑伊始，她就将如何传承昔日的辉煌并将其发扬光大定为我们追求的目标。为了勿忘昨天、无愧今天、不负明天，我们确立了自己恪守的办刊宗旨：广纳贤言、容百家之长，授业解惑、育千万精英，确保杂志真正成为中国医学期刊之精品、内科名医成长之摇篮。作为杰出的内科学家和中华医学会系列杂志的总编辑，她不仅关注最新科研成果的及时报道，而且非常注重学科的建设与发展。当新兴学科不断涌现和大内科逐步被专科取代之际，她从医学大家的视角敏锐地觉察到过度专科化给医学带来的危害。为此，她提议在《中华内科杂志》开展了"大内科是否有存在必要"的讨论。王教授不仅亲自撰文阐述自己的观点，而且出面约请世界内科学会的主席为期刊撰写评论。在讨论的过程中，她不迷信权威，力主兼听则明，坚持以文章的质量为取舍的唯一标准。正是由于她的坚持，使得初出茅庐的年轻医生、乡卫生院的村医也得以与内科学界的泰斗们同期发表对这一问题的真知灼见。通过广泛讨论，最终达成的共识为：大内科是专科医生成才的基础，绝不可撤销。接近1年的讨论结束后，按照她的想法，我们又将所有发表的讨论文章汇集成册，加印后广为散发，使得该活动获得广泛的业界影响，从而进一步强化了杂志的导向作用，并彰显了其影响力。

作为一名蜚声中外的内科大家，她不仅对自己的肾脏病专业了如指掌，而且经常能触类旁通和不耻下问，对如何办好高水平的医学期刊不断提出自己独到的见解。在办刊的过程中，她留给笔者印象最深的就是无为而治，充分信任和依靠专业的编辑团队，是她办刊成功的秘籍。在恭祝《中华内科杂志》创刊60周年之际，当人们向作为总编辑的她表示祝贺时，她却谦虚地说："我对办刊是外行，这些成绩的取得完全应该归功于历代志同道合者的无私奉献和传承，也是今日全体办刊人勠力同心的结果"。这种功成而不居的大家风范是其无为而治的典型表现。正是由于她的不懈努力，《中华内科杂志》成绩斐然：入选"中国期刊方阵双百期刊"，荣获"第三届中国科协优秀科技期刊奖一等奖"，多次获得"百种中国杰出学术期刊"称号，成为获得国家自然科学基金资助的重点学术期刊，获得中国科协精品科技期刊工程项目资助，并在2005年获得中国期刊的最高奖——第三届国家期刊奖。鉴于她对期刊的杰出贡献，2008年，王教授获得中华医学会系列杂志"突出贡献总编奖"这一殊荣，成为我国医学期刊总编行列中当之无愧的翘楚。

矢志高飞的海燕

尽管没有头顶院士的桂冠，也没有令人羡慕的行政级别，但耄耋之年的王海燕教授唯学术所求，不为名利所惑。作为中华医学会原副会长，她有着高度的社会责任感，以祖国和人民的需要作为其学术发展的方向，毕生以她的学术专长报效祖国。她的书房里一直挂着两张图：一张是她去美国哥伦比亚宇航中心访问时购买的从太空中拍摄的地球图片，一张是被称之为"生命之树"的肾小球血管图。她总说，自己是"心中装着这个大球"，把悲天悯人之情"落实于这个小球"。她时常感叹：光阴似箭，日月如梭，尽管自己廉颇老矣，但尚尽可能地为国家效力。她恪守的人生信条是，不论是医生还是科学家，都要有社会责任感。在国家和人民需要的时刻，我们应该义不容辞地挺身而出。"5·12"汶川地震后，年逾古稀的她临危受命，作为专家组组长，不负重托，不辱使命，亲赴抢救第一线。在余震频发、生活艰苦的条件下，奔走于灾区 6 个城市的 16 所战地救治中心，不仅直接参与患者的抢救，更为地震一线危重患者抢救的战略方针、组织安排向卫生部提出了重要的建议，出色地完成了救治任务。

享有"中国肾脏病学之母"声誉的王海燕教授，在其半个世纪的从医生涯中，始终秉承"名利淡如水，事业重如山"的信念，坚持"人家觉得我有用，我就会觉得很幸福"的人生信条，在肾脏疾病的临床诊断与科学研究上取得了多项重大突破，影响并带动了中国肾脏病学界发展，促进了整个学科建设水平的提升。作为一位年逾古稀的老者，一位曾患重病的医者，她知道时光的无情和人生的短暂。"迸发出全部能量，创造最后的辉煌"，这是她在大病初愈后为自己的题词。回首人生，作为一名普通的医生，她以自己的实际行动践行了党和国家的卓越领导人董必武对雷锋的赞誉：只做平凡事，皆成巨丽珍。基于在人品和学术上的德艺双馨，王教授实至名归地被中国医师协会评选为全国"大医精神"的杰出代表。

作为当之无愧的杏林翘楚、医界楷模，王教授不仅在内科专业上学富五车，更难能可贵的是在倡导学风上矢志不渝。在长达 20 多年的接触中，笔者感受最深的就是王教授对学问的严谨求实，对工作的一丝不苟。平心而论，在如今学术氛围浮躁的大环境中，她的特立独行、不为世风所左右的个性，尤为值得今日的学术界称道。她勇于追求真理、敢于仗义执言的秉性，正如暴风骤雨中展翅高飞的海燕，不仅令晚辈由衷地钦佩，而且令今日的许多专家难以望其项背。如今，尽管斯人已去，但值得欣慰的是，她倡导并毕生坚守的实事求是之风在学界晚辈中得到传承并被发扬光大。我们欣慰地看到，在王教授的带领下，中国肾脏病学界的沃土中已大师云集，人才辈出。回首来路，风雨行知路漫漫，上下求索；遥望未来，壮志宏图展伟业，续写华章。

如今，当我们满心期待在您的带领下再展宏图之际，您却撒手人寰，驾鹤西去。人生自古谁无死，留取丹心护杏林。尊敬的王教授，您虽在喜寿之年已独步青云，但我们的祝福必将永远相随。当旭日东升、朝霞映红华夏大地之际，国内外各界精英齐聚一堂为您送行。愿在远离雾霾、碧空万里的天堂中，矢志不渝的王者，依旧似海燕般展翅翱翔！

逾耄耋矢志不渝　近期颐行医不止

——记胡佩兰教授

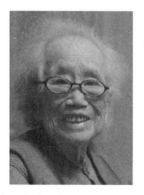

　　岁月不居，时光如流，转眼又到中央电视台"感动中国"人物评选之时，也恰逢2014年"感动中国"人物中的胡佩兰女士辞世周年祭。作为君子之交的新年礼物，胡大一教授赠送给笔者一本散发着油墨清香的新书《仁医胡佩兰》和一本献给自己母亲98岁生日的题为"秋兰为佩"的纪念画册。从懵懂无知到已知天命，自己一直都是在听妈妈讲故事，而对于从未谋面的胡佩兰医生的感人事迹，却总是来源于她儿子所讲的母亲的故事。在从电视上收看"感动中国"2013年度人物胡佩兰之前，对于这位逾耄耋矢志不渝、近期颐行医不止的前辈的敬仰之心和崇拜之情，完全来自于笔者的忘年之交及挚友胡大一教授的口述。窃以为，尽管所处的时代不同，但他们母子身上所体现出的大医精神却是一脉相承的。《仁医胡佩兰》一书的出版，不仅使我们了解到胡佩兰的传奇经历，更使她"秋兰为佩、医者楷模"的大医形象跃然纸上。相信在医疗环境不佳、医患关系紧张的当下，阅读一下此书，不仅可以追忆这位为人民服务到老的医者，而且可以净化我们的心灵。

大医精诚德为先

胡佩兰祖籍浙江绍兴，1916 年出生于河南省汝南县，1937 年 9 月考入河南大学医学部，1944 年毕业，曾先后在武昌铁路医院、郑州铁路中心医院工作。1986 年退休后，继续到基层坐诊服务群众，27 年从未间断过。她是汝南县的第一名女大学生，恰同学少年之际，兼济天下、救国救民的思想已悄然在胡佩兰心中萌芽。行医之初，她就为自己确定了人生的信念：要想达到大医精诚，必须坚持以德为先。为追随悬壶济世理念，期望在救死扶伤中获得成就感、在呵护生命中体验崇高，胡佩兰行医 70 载，从未收过患者一个红包。她经常对学生说："治病救人是医者的天职，贪图钱财是缺德。"她不但这样自律，而且将拒收红包定成了家训。为加强医患之间的了解，胡佩兰以 70 余年的医者仁心为我们谱写下动人的医患和谐之曲。她说：医患双方最重要的是多沟通、多商量，要经常换位思考。当一名好医生，要具备细心、耐心和爱心，尤其爱心是最重要的品质。同时，患者也要实事求是，要知道现在的医疗水平不可能包医百病，医生并不是万能的。在健康方面，医生只能是一根拐杖，起到辅助作用，不要过于苛求医生。

平凡之处见精神

时光荏苒，胡佩兰退休后离开妇产科一线工作时，心中万分不舍。当有人问她"廉颇老矣，尚能饭否"之际，她用自己的实际行动向世人展示了一代名医的烈士暮年、壮心不已：她先后创办了胡佩兰妇产专科医院和郑州豫辉医护学校，继续发挥余热，培养了众多医疗卫生人才。此后，又在郑州大学医学院小区、郑州市建华小区开办了"爱心门诊"，为居民义诊。在 70 年的行医生涯中，她不仅在看病时亲自做检查、写病历，而且坚持在有效的前提下尽量使用便宜的药物，"便宜药治大病"是胡佩兰常挂在嘴边的口头禅，即使在近几年物价很高的情况下，她开出的处方药仍然很少超过 100 元，而且为患者垫付医疗费用对她而言也是家常便饭。不仅如此，她还积极加入志愿者行列，通过省吃俭用共捐建了 50 多个"希望书屋"。在目前医患关系如此紧张的情况下，胡大一教授遇到了多年前母亲遭遇过的问题：面对患者，"不求有功但求无过"的心理在医生中滋长。如何应对？他回想起当年母亲的建议：将"医院为患者服务"改为"医院为病情服务"。胡佩兰退休后在社区坐诊 27 年，没有一起医患纠纷，患者和同事评价她"待患者胜亲人"。在毕生的行医之旅中，作为仁心医者，胡佩兰亏待的是自己，厚待的是患者。她用行动实践着自己的信念：患者的信任和感激是对医生最好的认可。

母子同辉誉杏林

为了践行"做一辈子医生"的诺言，胡佩兰积累了丰富的从医经验，于古稀之年开始在社区卫生服务中心任坐诊医生，每周 6 天，每天接诊 30 余人，27 年从未间断。从学医开始，她就铭记"现代医学之父"奥斯勒的教诲：行医是一种艺术而非交易，是一种使命而非行业。她毕生崇尚医者仁心的职业信条，亲手接生的婴儿超过 6 万人，89 岁时仍在手术台上为患者开刀，即使在腰椎间盘突出病情严重时仍坚持坐轮椅出诊。正是这样一位穷毕生之力、近期颐之年"用便宜药治大病"的良心医生，最终实至名归地成为 2013 年度"感动中国"人物之一。

作为长子，出生于医学世家的胡大一，从小就耳濡目染母亲的言行，子承母业后时刻牢记母亲的教诲：让民众能够少花钱、看好病。这种简单而笃定的信念在母子的坚持中传承，令人敬佩，值得赞叹。胡大一始终认为，作为医生，一定要以患者和公众健康的利益为己任。他旗帜鲜明地反对过度医疗，曾坦言："滥用支架，看起来受伤的是患者，最终最大的受害者还是医生，因为这样人们会失去对医生的信任。"尽管年逾花甲，但他对自己所宣扬的理念——走路是最好的锻炼方式——仍然身体力行。胡大一不断引领学科发展并挑战自我，在心内科学界，他提出的各种理念总能让人耳目一新或振聋发聩。无论环境多么险恶，矢志不渝的他都能不畏艰难险阻，始终领衔走在健康中国的长征路上。无论是扎根社区的平凡医生，还是作为我国心血管学界的领军人物，他们都在为中国百姓的健康而殚精竭虑、日夜操劳，奉献了自己全部的精力和才智。毋庸讳言，胡大一母子俩都是当之无愧的杏林翘楚、医界楷模。

胡佩兰的事迹经媒体报道后，不仅鼓舞了医生的士气，也有助于医患之间的沟通，从而弥补了医患之间冷漠的裂痕。笔者认为，"感动中国"年度人物的颁奖词就是对她这种"只做平凡事，皆成巨丽珍"精神的最高褒奖："技不在高，而在德；术不在巧，而在仁。医者，看的是病，救的是心，开的是药，给的是情。扈江离与辟芷兮，纫秋兰以为佩。你是仁医，是济世良药。"如今，胡佩兰已经用自己无私奉献的一生实现了"为人民服务到老"的承诺。尽管斯人已去，但我们坚信，胸怀大爱、领衔健康中国的胡大一定能后来居上，通过不懈的努力，造福更多的国人。

挚爱期刊的消化名家　淡泊明志的杏林楷模

——记潘其英教授

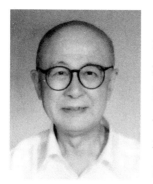

2017年7月13日，对身居北京的人而言，是一个处于高温酷暑笼罩之中的平凡之日。上班途中，收到北京医院消化科许乐主任的信息：我院消化内科原主任潘其英同志，因病治疗无效于今日凌晨去世，享年89岁。遵照逝者生前意愿丧事从简，不举行遗体告别仪式。尽管笔者对年事已高且疾病缠身多年的潘教授羽化西去早有心理准备，但噩耗传来，仍深陷无尽的悲痛之中。回首往事，相识相知30多年来的交往历历在目，他学识渊博、淡泊明志且笑容可掬的大师形象在脑海中挥之不去，勾起自己无尽的回忆。

业精于勤的学者

笔者与潘老相识于1985年，当时刚出校门的笔者被分配到《中华内科杂志》编辑部工作，主要负责消化系统稿件的处理。由于工作上的密切接触，逐渐与潘其英教授等老一辈消化名家成为无话不谈的忘年交。作为初出茅庐的晚辈，能够与这些学界的博学鸿儒在一起工作，倍感荣幸。潘老长期从事消化内科工作，是我国消化学界的真正精英，学术楷模。他是中华医学会消化病学分会的创建者之一，曾任该分会第一至第三届委员会常委，并兼任第一届委员会秘书。在中华医学会消化病学分会初创之时、筚路蓝缕之际，他为该分会的发展做出了杰出的贡献。由于长期承担保健工作的特殊性质，日常生活中，他在众人眼中就是一位平易近人的老者，笑容可掬的面容使得人们很难将其与严谨求实的人中骐骥相联系。但每当参加学术会议或期刊的定稿会，他表现出的强烈的责任感和刨根问底的执着精神，无不彰显出一位治学严谨、业精于勤的学者典范形象，不仅获得同辈的交口称赞，而且赢得晚辈的一致尊敬。

挚爱期刊的名家

在多年的接触中，潘老给笔者留下最深刻的印象是他对期刊工作充满挚爱并倾注了大量心血，长期以来，他一直对中华医学会系列杂志的发展情有独钟且功不可没。他是《中华内科杂志》第4~8届的编委及顾问，并长期担任该刊消化系统审稿组的负责人，为期刊服务长达25年之久。当《中华消化杂志》创刊后，他是该刊第1~3届编委。尽管他非科班出身且半路出家，但通过潜心自学和不耻下问，对学术期刊的审稿和编辑工作，很快就掌握了其精髓实质，为我们树立了一位学无止境的学者榜样。不仅如此，潘老对期刊的挚爱和不计名利的付出感人至深，只要期刊有审稿任务，无论酷暑寒冬，他都不顾年事已高，风雨无阻地乘公共汽车提前到达。令晚辈印象深刻的是，随着电脑的普及和各种数据库的广泛使用，由于对新技术的陌生和缺乏与时俱进的精神，不少老一辈的审稿专家逐渐放弃审稿工作。但出于对期刊工作的挚爱，年逾花甲的潘教授利用业余时间自费参加电脑操作培训，很快就掌握了各种网络和电脑的查询与操作技巧，其对新技术的熟练程度令当时恰逢而立之年的笔者汗颜。潘老不仅在技术上是行家里手，而且对稿件质量的把控也堪称是工匠精神的典范。潘老在审稿时，不仅对稿件的学术质量给出切实中肯的评价，而且对稿件写作中的细节问题也明察秋毫，尤其注重对参考文献的审核。他不仅逐条核对，而且还将他认为作者可能没有阅读到的有用文献打印出来送给作者。这种对稿件严肃认真、对作者无私帮助的审稿专家，在晚辈的职业生涯中从未遇见出其右者。

淡泊明志的楷模

潘老不仅学识渊博，对期刊工作一往情深，而且在生活中清心寡欲，乐于助人，在这个物欲横流的时代，堪称淡泊明志的楷模。潘老几乎所有的积蓄都用于各种爱心捐助。许乐教授介绍说："老爷子绝对不是一般人。当年凡是医院号召捐款，他从来都是踊跃参加且捐款金额永远高居榜首。老人的为人原则是尽量不麻烦人。退休这么多年，尽管我们一直说有事找科室，但只有唯一的一次他打电话给我。潘老的眼睛几乎失明，生活拮据的他因为负担不起昂贵的医疗费用而请求科室帮助，真的令人心酸！"

得知潘老撒手人寰，消化学界的志士同人无不扼腕叹息，以不同的方式表达自己的哀思。北京大学第三医院林三仁教授指出：潘老的离去，我国消化学界又失去一位最为严谨认真的人，失去了一位榜样，他的离去是我国消化界乃至学术界的损失，尤其是在当下更为突出。北京协和医院钱家鸣教授坦言：潘主任的治学精神和学者的风骨是我终身学习的榜样。北京大学第一医院谢鹏雁教授说：潘教授是学者、医生、教育家，为人做事一丝不苟，严肃认真，他的学识和人品给我留下深刻印象，是我辈真正的楷模。上海长海医院李兆申教授在深表哀悼的同时，建议笔者写一篇纪念潘老的文章，因为很多年轻一代已经不认识、更没有听说过潘老的事迹。兆申的建议与笔者的想法不谋而合，为此便有了此文的问世。

遵照潘老的遗愿，辞世后一切从简，没有告别仪式，骨灰也已撒入大地。由于无法亲临身边送别，晚辈只好用一首小诗寄托自己的哀思：耄耋大师驾鹤去，无处相送心不甘，难赴天堂聚仙处，唯托青鸟勤为探。

尊敬的潘老，阴阳隔界，万望珍重。我们将在心中永远怀念您！

造诣高深的儒雅之师　开疆拓土的学会舵手
——记张锦坤教授

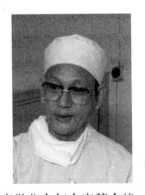

每当清明前后，同济医科大学毕业的弟子们，尤其是武汉协和医院消化科出身的同侪们，总会聚在一起缅怀恩师张锦坤教授。2018 年的聚会期间，笔者与侯晓华、刘俊、于君等深得张教授真传、依旧以消化事业发展为己任的兄弟姐妹们商定，为了缅怀张教授的一生，更为了忘却的纪念，将努力收集更多资料以结集出版。掐指算来，张锦坤教授是1995 年 4 月 25 日在镇江出席中华医学会全国消化病学分会年会审稿会议期间突发心脏病不幸驾鹤西去，年仅 62 岁。身为其爱徒，笔者不仅在学生时期就有幸师从张教授，而且在工作后的 10 年中一直与恩师保持着情同父子的关系。尽管时间如白驹过隙，与张教授阴阳相隔已逾 23 载，笔者也从指点江山、激扬文字的风华少年渐入花甲之年，但在笔者心中，这位人生之旅的引路人、造诣高深的儒雅之师的音容宛在。现将笔者对张教授的了解以及与其亲密无间相处中的雪泥鸿爪笔录于此，以表弟子对恩师最深切的怀念。

献身医学的协和名医

张锦坤 1932 年出生于人杰地灵的江苏南通,是我国著名的内科学专家、医学教育家。他 6 岁进入清代状元张鉴创办的新学堂读书,1944 年考入南通中学,在学校积极参加青年抗日宣传队。1956 年毕业于武汉医学院后留在附属协和医院工作,从此开始了他献身协和近 40 年的精彩学术生涯。其间他于 1959 年考入北京中苏友好医院(现北京友谊医院)苏联专家研究生班,1961 年毕业。他毕生从事内科学及消化疾病的临床和实验研究。1959 年在国内开始尝试腹腔镜检查,1960 年开始进行半曲式胃镜检查。1978 年任副教授,开始进行消化道运动的研究,在国内首次研制出微型腔内压力传感器及消化道运动波形记录仪,获得消化道运动功能检测的重大突破,1984 年荣获卫生部科学技术进步奖二等奖。1985 年任教授。1985~1989 年,任同济医科大学附属协和医院业务副院长兼学术委员会主任委员,以先进的理念积极倡导科研兴院,并创办了《临床消化病杂志》。1989 年担任协和医院大内科主任、消化内科主任、胃肠病学研究室主任。他率先在国内提出非溃疡性消化不良的理论,引起国内对消化不良研究的热潮,1994 年因此荣获卫生部科学技术进步奖三等奖。他不仅理论造诣深厚,更难能可贵的是密切结合临床勇于创新。1990 年,与华中科技大学共同研制成功便携式 24 小时食管酸碱度检测仪,为中国胃食管反流病的研究建立了客观的检查方法,为消化道运动功能的研究开辟了新领域。作为一位临床医生,他获科技成果 12 项,科技进步奖 10 项,发表论文 400 余篇,其中作为第一作者发表文章 116 篇,是一位科研成果颇丰的临床名医。

敢为人先树学术正气

作为一位对学术研究精益求精、对患者关怀备至的杏林大家,张教授不仅在学术研究上屡屡创新,而且在弘扬科学道德、捍卫科学精神、树立学术正气上身先士卒、敢为人先。在其学术研究生涯中,勇于追求真理,不畏权威，不为商业利益所动，始终恪守医者良知，其感人事迹不胜枚举。其中给笔者印象最深的一件事就是有关体表胃电图临床应用的评价。20 世纪 90 年代初，对体表胃电图的临床应用及科研价值一直存在着争议，由于商业利益的推波助澜，体表胃电图检测较广泛地在基层医院开展，不少医院根据仪器说明书上的图形标准，将患者确诊为慢性胃炎、胃十二指肠溃疡、胃节律失常及胃癌等。作为我国消化病学的权威专家，医者的良知促使张教授认为此风不可长，仅凭体表胃电图检测结果诊断多种胃病似乎为时过早。作为《中华内科杂志》的编委，他建议北京医院消化科潘其英教授指导其研究生易晓彬进行了有针对性的研究。当时已经是《中华内科杂志》编辑的笔者全程见证了这项研究，不仅为导师们在设计中的独具匠心惊叹不已，更是为难以辩驳的研究结果而拍案叫绝。该研究的结论为：胃电图可能成为一种研究胃的病理生理学的工具，可能说明某些疾病可以发生胃节律失常，但采用目前仪器还不能用来鉴别和诊断各种不同类型的胃病。当这一研究结果于 1991 年第 6 期《中华内科杂志》上发表时，同期刊登了笔者约请张教授撰写的专题评论"必须深入评价体表胃电图的临床应用"。张教授指出：少数医院通过较周密的实践，希望对体表胃电图的诊断价值加以印证，或研究该仪器是否可以成为一项反映胃运动功能的工具。但就目前的资料看，胃大部切除甚至全胃切除者仍能测出图形，胃区以外的远处也可测出，因此仍难下结论，尚须进一步认真研究。张教授的这篇评论文章凸显了捍卫真理的学者风范，有力地遏制了体表胃电图在胃病临床诊断中的滥用。

筚路蓝缕创内镜学会

作为闻名遐迩的内科名家，张教授一直积极参加中华医学会的各种活动，是中华医学会多个学会的骨干，为学会的创建和发展呕心沥血。他不仅是中华医学会内科学分会的常委，也是中华医学会消化病学分会的常委兼秘书。随着时代的发展，我国消化内镜技术日趋精进，有关研究逐步深入，从事消化内镜诊疗的队伍日趋壮大，消化内镜的有识之士迫切感觉到有必要成立自己的组织,从而萌发创建中华医学会消化内镜学分会的初衷。20世纪80年代末期,中华医学会在国内医学界享有盛誉,具有极高的权威性和学术影响力,要想在其中创建一个分会极为困难。为了实现创建新分会的梦想,前辈们精诚团结,进行了矢志不渝的不懈努力,笔者有幸目睹了这一筚路蓝缕的艰辛过程。观其一生,张教授都有极高的生活品味,谈吐优雅,兴趣广泛,衣着考究,一向以儒雅之师和谦谦君子形象示人。但为了早日促成学会的成立,在那段时间中,张教授为此频繁往返于北京和武汉之间,经常是突然到来,无法预订到酒店,就在学会我们的集体宿舍留宿,不仅在条件极为简陋的宿舍中与晚辈彻夜长谈,早上还与笔者一起在隆福寺的路边吃小吃。苍天不负有心人,在时任卫生部部长陈敏章的鼎力支持下,在香港爱国人士曹世植的大力斡旋下,我国消化界的当代精英张锦坤、于中麟、周岱云、张志宏、汪鸿志、张齐联、陆星华、鲁焕章、夏玉亭等经过勠力同心、和衷共济的艰辛努力,中华医学会消化内镜学分会终于获批。分会的成立大会于1991年3月25～28日在南京举行,到会的全国各地代表共334人。大会一致推选陈敏章为名誉主任委员,郑芝田、吴锡琛、张学庸为名誉顾问,张锦坤为主任委员,于中麟、周岱云、张志宏为副主任委员。从此,中国的消化内镜医生有了自己的组织,学会的发展驶入了高速发展的快车道。

酷爱出版的学界典范

身为我国内科领域的博学鸿儒,张教授不仅热衷于临床和科研,也对学术出版情有独钟。尽管身处非北京、上海、广州这些当时国内学术研究的中心,但他在学术出版方面的建树很早就秀出班行。他担任国家教育委员会教材指导委员会委员等31种与教材出版有关的职务,参加编写医学著作19部,主编著作有《内科学讲座》《慢性胃炎》《内科疾病的消化系统表现》等。尤其是1978年出版了国内第一本消化内镜专著《纤维胃、十二指肠镜的临床应用》,为消化内镜检查在中国的推广做出了开拓性的贡献。他在繁忙的临床和科研工作之余，担任《临床消化病杂志》《临床内科杂志》主编，《内镜》《中国实用内科杂志》副主编，先后担任《中华内科杂志》《中华消化杂志》《美国医学会杂志中文版》等17种学术期刊的编委，为我国的医学教育和学术期刊的发展付出了大量心血，做出了不可磨灭的贡献。

张教授始终认为创办期刊可以进行学术交流，提高专业学术水平，特别是有助于提高基层临床医师的专业水平，为此他开始创办《临床消化病杂志》。据该刊现任主编易粹琼教授回忆，在创刊过程中，张教授亲力亲为，自己前往出版局申请刊号，并在医院立下军令状：自筹经费、自负盈亏。期刊获批后，为了提高期刊声誉并得到兄弟医院的支持，他力邀北京协和医院潘国宗教授担任新刊的共同主编，经过他殚精竭虑的不懈努力，《临床消化病杂志》创刊号终于在1989年1月面世。

造诣高深的儒雅之师

身为武汉协和医院业务副院长、内科及消化科的掌门人，张教授对学生的要求绝不只是学习成绩好这一项，而是倾注大量心血将我们培养成德、智、体、美全面发展的有用之才，他以自己的亲身经历和多种才艺向学生们展示了一位造诣高深的儒雅之师之风采。在他身边的师生都知道，学富五车的张教授绝非呆板无趣的一介书生，相貌英俊且风度儒雅的他热爱生活、口才极佳，不仅能娴熟演奏多种乐器，而且多才多艺。每当聚会时，他都能一展歌喉而令专业艺术家赞叹不已。"勤奋努力地工作，尽情地享受人生"是他对我们的一贯要求。张教授也是一位非常平易近人的谦谦君子，在严肃紧张的临床和科研工作之外，他创造各种条件活跃生活气氛，对遇到困难的学生一向是倾囊相赠。正因为如此，在学生们的眼中，他不仅是才高八斗、令人肃然起敬的良师，更是可以推心置腹、无话不谈的益友。作为一位植根临床的科研大家，张教授非常重视临床教学，努力为国家培养高质量医学人才。在台上，他思路清晰，环节紧凑，循循善诱，引经据典；在台下，学生们凝神汇聚，如痴如醉，课堂上时常响起学生们的掌声。

张教授不仅深受学生爱戴，而且多次获得优秀导师、最佳教师、湖北省科技精英等美誉，是我们人生旅途中收益良多并难以忘怀的恩师。回首自己成长的历程，最值得庆幸的就是能够在大学校园和踏入社会的前 10 年一直得到恩师的教诲和帮助。

量才施用的豁达之师

按照常理，老师都希望将优秀的学生留在自己身边，无论于公于私都利大于弊。然而，胸怀天下的张教授却是其中的"另类"，他深悟武汉协和医院地处中南在信息沟通和学术研究上的劣势，积极鼓励志向高远的学生们"浪迹天涯"。笔者以为，张教授对我国医学界的贡献，并不局限于对医学专著和学术期刊的付出，其独特之处是不断将同济医科大学的优秀学生输送给中国出版界，以至于一段时间内，中国医学出版界的当家人全部出自同济医科大学，笔者"弃医从编"就是其中的经典案例。大学毕业前半年，笔者找到张教授，坦言自己对临床工作并无兴趣，而志在出版事业，请求他为自己的人生规划指点迷津。经过多次长谈，张教授以慈父般的爱护鼓励晚辈遵从自己内心的呼唤，并推荐笔者提前参加了中华医学会的招聘考试，使笔者如愿以偿地加盟了这个中国医学期刊的百年老店，开始了自己"择良而栖三十载，为人作嫁不归路"的从编生涯。正是张教授的英明决策和一路呵护，才使得笔者从初出茅庐逐步成长为中华医学会系列杂志这艘中国期刊航母的掌舵人，也使得"韬奋出版奖"这一中国出版界最高奖项得主中出现同济医科大学培养的医学生。从 1985 年加盟中华医学会从事期刊出版到 1995 年亲自在现场参加恩师抢救的前夜，每当遭遇举棋不定的人生关键时刻，张教授总是能及时指点迷津，使笔者获益匪浅。当笔者因为收入太低萌生退出编辑行业的想法时，张教授勉励笔者：我们虽然不是"万元户"，但我们读书人都是"万元肚"，满腹经纶后一定会腹有诗书气自华，所以不要鼠目寸光，而应该志向高远。在参加工作最初的 10 年中，教学相长在我们师生之间日趋精进。为了办好自己的期刊，张教授对编辑出版业务常常能不耻下问，令晚辈受宠若惊。正是这种难以忘怀的师生之情、无法割舍的忘年之交，成为自己成长路上克服困难、勇往直前的不竭动力。

壮志未酬的杏林大家

1995 年 4 月 25 日，中华医学会全国消化病学分会年会审稿会议在江苏镇江举行，张锦坤教授从无锡的学术会议上赶到镇江，多个连续学术会议的紧张付出和路途劳顿，导致他心脏病突发。尽管当时国内医学泰斗云集，会议的承办者张志宏教授又在江苏威望极高，动用了一切可以投入的力量，但最终拘于镇江的医疗条件所限，虽经全力抢救，但最终回天乏力，张教授于 25 日 20 时 45 分与世长辞，享年 62 岁。

作为中华医学会消化内镜学分会的创始人之一及首届主任委员，在近 40 年的从医生涯中，张教授将学到的先进技术灵活应用于临床，并通过广泛的国际交流提升中国学者的全球影响力。他出席国际学术会议 20 余次，其中 5 次作为大会主持人，两次荣获世界胃肠病学会"消化病学研究杰出贡献者"殊荣。他具有极高的政治素质，始终秉持学术要为国家服务的理念，1972 年受卫生部委托赴瑞士日内瓦负责国际友人斯诺先生的医疗工作，并为中美建交积极联络，付出了艰辛的努力。回首往事，张教授的贡献清晰可见，他以自己的远见卓识，不断探索，以其卓越的才华、渊博的学识为后人树起高山仰止的丰碑。作为张教授的弟子，20 多年时间过去了，无论我们身居何处，始终都铭记恩师的教诲：出身于同济医科大学的学生，即使浪迹天涯，也一定要同舟共济。窃以为，对今日我国的消化内镜学界，又何尝不该如此。

古人云：衰兰送客咸阳道，天若有情天亦老。敬爱的恩师，尽管多年未见，但弟子们的牵挂始终在心。23 年前镇江离别前的音容笑貌、江城武汉鲜花丛中千人最后送别的感人场景，加上那首您最爱唱的歌曲"送战友，踏征程，默默无语两眼泪……待到春风传佳讯，我们再相逢"的旋律，始终在晚辈的脑海中挥之不去。在中国内镜事业成果丰硕的当下，我们更加怀念您，尊敬的张教授，阴阳隔界，万望珍重，蓬山此去无多路，唯托青鸟勤为探。

恪尽职守之总编　矢志抗癌之斗士

——记许国铭教授

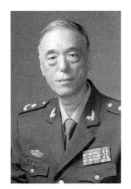

　　2012 年 11 月 19 日清晨 5 点 15 分，我国著名的内科学和消化病学专家、医学教育家、《中华消化杂志》名誉总编辑、中华医学会系列杂志"突出贡献总编奖"得主、第二军医大学附属长海医院（以下简称长海医院）消化内科著名教授许国铭永远地离开了我们。噩耗传来，全国消化学界悲痛万分。对我国消化事业而言，我们失去一位学识渊博、医术精湛、治学严谨、成绩卓著的医学大家；就中国医学期刊事业而论，我们痛失一位提掖后学、甘为人梯、诲人不倦、恪尽职守之总编；对笔者而言，永远失去的不仅是老乡、师长，更是忘年的莫逆之交，人生难得的知己。目睹书架上我们的合影，回忆 20 多年来的往事及 9 天前在病榻上与其最后一次倾心交谈的场景，思绪万千，许教授的音容笑貌永驻心间。

永居长海之战士

　　许国铭教授 1939 年 3 月出生于江苏省无锡市，1962 年毕业于上海第一医学院（现复旦大学上海医学院），毕业后在长海医院消化内科工作，先后任长海医院消化内科住院医师、讲师、教授、主任医师，历任消化内科主任和内科教研室主任、内科学教授、博士生导师，长期从事消化系统疾病诊断与治疗研究，专长内镜下的介入治疗、胃肠动力障碍性疾病治疗等。主编著作十余部，如《上消化道纤维内镜检查》《消化病介入治疗学》《现代消化病学》《消化内镜培训教程》《胆汁反流性疾病》《上消化道内镜学》等。发表学术论文 300 余篇。曾获国家科学技术进步奖二等奖 2 项、三等奖 1 项，军队科学技术进步奖一等奖 2 项，上海市科学技术进步奖一等奖 2 项等。曾任中华医学会消化病学分会副主任委员、中华医学会内科学分会常委、中华医学会消化病学分会动力学组顾问、胰腺病学组组长、上海市内科学会副主任委员等。

由以上简短的介绍可知，从初出茅庐到年逾古稀，整整 50 载，许教授将自己的一生都奉献给了长海医院，所有重要的场合都是戎装在身。在上海龙华告别大厅最后送别之际，他依然身着军礼服安详地躺在鲜花翠柏之中，是名副其实的献身国防永居长海之战士。

毕生学习之典范

活到老学到老，这是我们从小就在书本上读到的对先进人物的写照，但对许教授而言，确实是他一生的良好习惯。回想 20 多年前，笔者与许教授的偶遇发生在飞往国外的飞机上。当时邻座的一位中年人正在认真地读着一本中文汉语拼音读物，笔者以为是日本人在学习汉语。通过交谈，才知道他是我国消化学界的著名专家许国铭教授。原来为了更好地使用电脑打字，许教授正在纠正北方人比较难懂的无锡普通话。

50 年的从医执教，尤其是担任科主任的 10 年，他通过学习和探索确定了学科的发展方向。在他的领导和全科同志的不懈努力下，长海医院消化内科从一个名不见经传的二流科室一跃而成国内著名的顶尖科室。作为一支优秀团队的领军人物，他不仅自己生命不息、学习不止，而且在长海医院消化内科积极倡导创建学习型团队，争做业界的"黄埔军校"。在我国的消化学界，很多先进的理论和操作技术都是从长海医院向全国普及推广开的，如今国内消化内镜的许多骨干力量都是从这里走向世界，而老骥伏枥的许教授正是这支学习型团队的核心人物。

杂志总编之翘楚

就笔者所接触到的医学大家而言，许教授的行业知名度和学术水平并非已登峰造极，但作为一位医学期刊的总编而论，窃以为他对期刊的热爱程度、所倾注的心血、对总编职责的恪尽职守迄今难以有出其右者。半个世纪以来，许教授对我国医学期刊事业的发展做出了杰出贡献，先后担任《中华消化杂志》《中华胰腺病杂志》《中华内科杂志》《中华消化内镜杂志》《第二军医大学学报》《胃肠病学》等 10 余种期刊的总编、副总编及编委等职务。

在担任《中华消化杂志》总编的 10 余年中，他完全忘记自己是一名肝癌患者，事无巨细，亲力亲为。我们知道，担任期刊的总编不仅责任重大，而且报酬菲薄，但凭着对期刊的无限热爱，他箪食豆羹，甘守清贫。许教授一直强调，论文的质量是期刊的生命，只要身体条件允许，期刊的每一次审稿会他都会抱病参加，并坚持总编对每一期文章的最后签发，所以期刊发表的每一篇论文都倾注着他的汗水。不仅如此，对期刊刊登的新技术、新方法及指南类文章，他都亲自或约请名家撰写解读，以期更好地有助于读者对文章的理解。尤其难能可贵的是，为了帮助大家更好地处理顽疾，他在病榻上将自己患肝癌后的亲身经历写成临床病例讨论，刊登在《中华消化杂志》"影像与病理"栏目上，通过认真分析对自己疾病诊治过程中的经验和教训，提高全国消化界同道对这一疾病的认识和处理水平。为了应对数字化发展对传统期刊出版的冲击，在他的建议下，《中华消化杂志》在丁香园网站开设了微博官方主页，有幸成为入驻丁香客网站的首本中文期刊，初步建立了一个有活力、高效率的线上交流平台。微博上线之初，只要身体情况允许，许教授每天都会打开微博主页，经常在第一时间积极参与回复网友的问题。微博上线仅数月，粉丝即已增加到 6000 人，大大增进了编者与读者及作者间的沟通和互动。

尤其令晚辈感动的是，作为一名学富五车的总编，许教授常常对自己把握不准的问题抱着虚心学习的态度不耻下问，经常在飞信上与笔者讨论如何最恰当地使用一个词语或标点符号。每逢新年，他为期刊撰写的新年贺词一定要提前请晚辈提意见。他的所作所为正如党和国家的卓越领导人董必武赞扬雷锋的诗句：只做平凡事，皆成巨丽珍。在他的领导下，《中华消化杂志》质量不断提高，已经进入中华医学会系列杂志的先进行列。基于他对期刊的杰出贡献，2008 年，许教授获得中华医学会系列杂志"突出贡献总编奖"这一殊荣，成为我国医学期刊总编行列中当之无愧的翘楚。

先进技术之拥趸

消化和内镜技术的发展，模糊了内外科的界限，使许多传统的外科开腹手术被消化内镜下操作所替代。许教授很早就预见到这一学科发展的潮流，将科室的研究重点定位在消化病的介入治疗、胰腺疾病及幽门螺杆菌等前沿领域，通过大力采用先进技术使各项研究取得丰硕的成果。

随着数字化技术的飞速发展，办公自动化对专家而言尤为重要。许多老专家对新技术的日新月异望洋兴叹，感叹自己廉颇老矣，而许教授却在所有自己认识的老专家中独树一帜。相交 20 多年来，许教授对先进设备的拥有和最新技术的掌握程度非但没有随着年龄的增长而减弱，其与时俱进的速度不仅令晚辈们汗颜，而且始终难以望其项背。由于工作的关系，我们大约每个月都可以见几次面，几乎每次相会，许教授就会向笔者介绍一款新的电子产品。从最早的数码相机、数码录音笔，到各种智能手机、电脑、平板电脑，他不仅是最新产品的拥有者，而且术业有专攻，通过自己的潜心研究，很快就能成为娴熟的使用高手，确实是士别三日令晚辈刮目相看。作为一位年逾古稀的老者，一位享誉国内的消化名家，你很难想象他拥有自己的博客、微博，能够熟练使用 MSN、QQ、飞信、微信等各种即时通信软件。每个工作日的清晨，我们会在飞信上互致问候，这一习惯保持了很久，即使他重病在身也没有中断过。

矢志抗癌之斗士

在从事消化专业 40 年后一次体检中，许教授被确诊患有肝癌，从此踏上 10 年漫长的抗癌之路。10 年之中，体验了消化系统几乎所有的检查与治疗，2 次肝叶切除，1 次肝移植，6 次插管栓塞化疗，经历了切除、复发、再切除、再复发、移植、排异的艰难过程。其中许多工作都是他以前经常为患者做的。在他接受肝移植恢复后，我们在闲谈中提及如果写一本书将这个过程忠实地记录下来，一定是一份很好的活教材，因为名医患自己毕生研究疾病的概率很低。在许教授去世的 9 天前，笔者专程前往探望时，他讲话已经非常吃力了，然而一见面，他就握着笔者的手兴奋地说，终于完成了自己这辈子最喜欢的书：《肝癌十年：一位消化医生的自述》，这也是他弥留之际带给我们的最好礼物。

该书真实地记录了 10 年来许教授患肝癌的全部诊疗过程，以及最重要的亲身体会。他从医生兼患者的双重身份出发，讲述接受肝癌诊治的感受，比较各种检查和治疗的价值，如何处理疾病与各种药物的并发症。此外，也向医者传达了患者的感受，有助于医生如何更好地理解和帮助患者。他总结 10 年诊治中最重要的感悟是，要把肿瘤当作慢性病，痛苦总会过去，胜利就在前头，快乐每一天，开心每一刻。

许教授通过 10 年矢志抗癌的心路历程，总结出自己创造奇迹的原因所在。除了采用各种先进的诊疗手段以外，树立战胜疾病的信心最为重要，亲情的呵护和友情的关爱不可或缺，长海医院消化内科这支精英团队的鼎力支持和无私奉献是谱写传奇的根本保证。十年路漫漫，弹指一挥间，在荣归天堂之际，许教授悟出人生的真谛：无论遇到任何艰难困苦，只有通过自己不懈的努力，才能使生如夏花之烂漫，死如秋叶之静美。

荣归天堂之圣贤

当获悉许教授的告别仪式将于 2012 年 11 月 23 日上午举行时，为了最后一次的告别，笔者在感恩节之夜登上了前往上海的飞机。"衰兰送客咸阳道，天若有情天亦老"。飞机起飞时，北京机场乌云密布，抵达上海时，整个华东地区阴雨绵绵。当进入告别大厅时，许教授一身戎装面带微笑的照片让人难以置信他已荣归天堂，两边的挽联是对他一生的高度概括：毕生为国防悬壶济世敬业奉献桃李满天下，十年斗顽疾念医教研鞠躬尽瘁大师树丰碑。许教授，虽说您已驾鹤西去，但晚辈坚信，时间的河流彼此相连，天堂的包容必将助我们团聚，就像真的从来没有失去过。随着看不到尾的送别人流，笔者向尊为圣贤的前辈鞠躬告别，并在留言簿上留下自己此时的感受。悼许国铭教授：恪尽职守、穷毕生精力助中华消化展翅高飞，矢志抗癌、历艰辛十载创医学奇迹精神永驻！

道今犹在，斯人可法。

德艺双馨好兄长　亦师亦友真豪杰
——记刘新光教授

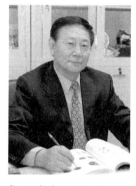

2017 年 11 月 10 日，一个对普通人而言极为平凡的周末，但对我国内科及消化学界而言，无疑是值得永远铭记的悲痛时刻。我国著名的临床医学家及消化病学领域的著名专家，中国医师协会消化医师分会创始会长，"中国医师奖""海峡消化终身成就奖"获得者，北京大学第一医院大内科原副主任、消化内科原主任刘新光教授，在出席学术会议时突发心脏病，经抢救无效，不幸驾鹤西去，享年 73 岁。在这极为悲痛的时刻，作为相识相知的晚辈和挚友，通过追忆与刘教授共同度过逾 30 载人生之旅中的雪泥鸿爪，寄托自己无尽的哀思。

心系病患的杏林大家

刘新光教授 1944 年 9 月 28 日出生于黑龙江省哈尔滨市。1968 年 9 月毕业于哈尔滨医科大学，1978 年 9 月调入北京大学第一医院，此后一直在内科和消化内科工作，历任北京大学第一医院大内科副主任、消化内科主任。作为学术造诣深厚的学者，刘教授在国内外学术期刊上先后发表研究论著 120 余篇，著书 17 部，2002 年与肾内科合作的科研课题荣获中华医学科技奖一等奖。作为教书育人的辛勤园丁，刘教授尤其重视消化科的建设发展和人才梯队培养，不遗余力地协助北京各大医院消化科研究生的培养，多年来各单位培养出的硕士生和博士生许多都得到过他的亲自指导。作为一位以治病救人为己任的内科学大家，他不仅医德高尚、学识渊博、医术精湛，更是擅长艺术的服务技巧。身为诊疗经验丰富的临床学家，他毕生心系病患，平易近人，始终服务于普罗大众，终生保持为患者无私奉献的大爱之心。他一向视患者为亲人，诊疗时必定会考虑到患者的痛苦和心情。作为中央保健会诊专家，他始终坚持对患者一视同仁，上至国家领导人，下至黎民百姓，他都心无旁骛地用心诊治。尤其是对从外地来北京求医者，他更是关怀备至，总是想方设法争取尽快解决问题。在半个世纪的从医生涯中，刘教授植根临床，以患者为中心，以解除患者病痛为己任，以医者救死扶伤的崇高精神和自己丰富的临床经验挽救了无数患者的生命。尤其是最近几年，明知自己廉颇老矣，但年逾古稀的他仍不辞辛劳，几乎所有周末都在各地参加学术交流和传经送宝，最大限度地发挥自己的余热，践行当年步入杏林的初衷，通过不懈的努力最终成为名副其实的人中骐骥。

挚爱期刊的编委楷模

从公而论，作为我国内科学和消化病学的著名专家，刘教授的学术生涯与期刊注定会结下不解之缘；于私而言，刘教授夫人是我国编辑学界的前辈，医学出版领域著名的编辑家，爱屋及乌的家庭氛围使得他挚爱出版。正是由于期刊作为纽带，我们这对忘年之交从相识到相知，在伴随期刊的发展中，彼此之间的友情日益加深，他最终成为笔者亦师亦友的好兄长。据笔者不完全统计，刘教授长期担任编委的期刊就包括《中华内科杂志》《中华消化杂志》《胃肠病学》《中国实用内科杂志》《胃肠病学和肝病学杂志》《中国综合临床杂志》等。晚辈清楚地记得，我国消化学界的泰斗贾博琦教授很早就将他带入《中华内科杂志》消化审稿小组，经过多年的言传身教，刘教授逐渐成为期刊的主要审稿人之一。鉴于刘教授对期刊的挚爱和积极主动的真心付出，他于 2000 年实至名归地成为《中华内科杂志》第 8 届编委会的成员。加盟编委会的 17 年来，他几乎从未缺席编委会的各种会议，不仅为期刊的发展壮大献计献策，而且尤为注重学术期刊的导向问题。他积极参与并一丝不苟地为期刊稿件的质量把关，尤其是在期刊的定稿上，刘教授严肃认真的态度和直言不讳的仗义执言给我们留下深刻的印象。直到他羽化西去之际，依然恪尽职守地履职于《中华内科杂志》第 10 届编委会。除了对待学术问题一丝不苟的一面，他与年轻人交往时更多地展现出一位奖掖后进的前辈和蔼可亲的形象，尤其乐于尽己所能助力年轻人的成长，为期刊培养了一批年轻有为的生力军。他不仅对《中华内科杂志》情有独钟，作为我国消化领域的领军人物，他还非常关注并积极参与消化领域多种期刊的工作，作为编委和顾问为《中华消化杂志》服务超过了 20 年，还担任了《胃肠病学和肝病学杂志》副总编。回首他的一生，刘教授以自己的实际行动无愧于"挚爱期刊的编委楷模"这一美誉。

广集众智的协会舵手

刘教授不仅是内科临床学的大家，而且是一位极富号召力的社会活动家，具有极强的领袖风范和广集众智的博大胸怀，尤其以侠骨柔情为业内同道所敬佩。刘教授始终关心并积极参加各种学会及协会的活动，在 2002 年就出任中华医学会北京分会内科专业委员会副主任委员。为了创建新的学术组织，以便更广泛地团结广大消化内科医生，从行政岗位退下来的刘教授并没有享受安逸的生活，而是将创建全国消化医师之家、推动消化系疾病的规范诊疗作为自己新的奋斗目标。2005 年，以他为主要倡导者创建了中国医师协会消化医师分会，作为首任和第二任会长，刘教授为协会的成长及壮大呕心沥血，为推动医学技术发展、维护医师权利做出了突出的贡献。在此期间，他组织编写了《中国消化疾病诊治指南与共识意见汇编》，并在全国范围内组织关于消化疾病诊治规范的专家巡讲多达370场，把最新的临床医学知识推广到基层，有力地促进了我国基层医院医疗水平的提高，为祖国医疗卫生事业的发展做出了卓越贡献。由于他出色的工作成绩和对中国医学界的杰出贡献，2007年荣获"中国医师奖"。此外，他还投入大量精力积极参与海峡两岸医药卫生交流协会消化病学专家委员会的筹建及其各项工作，身体力行地为海峡两岸的学术交流和民间往来出谋划策，取得了令人瞩目的成绩，为此于2016年获得"海峡消化终身成就奖"。在告别厅里，中国医师协会消化医师分会敬献的挽联"筚路蓝缕创建消化医师之家，广集众智铸就和谐奋进团队"就是对刘教授开疆拓土工作的高度褒奖。

身谢道显树业界典范

惊悉刘教授仙逝，国内外同道无不扼腕痛惜，各种唁电从四面八方似雪片般飞来。作为情深义重的忘年之交，北京友谊医院张澍田、冀明、吴咏冬，朝阳医院郝建宇和笔者等深受刘教授教诲的晚辈立即赶往家中安慰师母，希望尽己所能送恩师兼兄长最后一程。消息传开后，无数的同道给予刘教授以极高的评价。上海长海医院李兆申教授坦言："刘老师高尚的医德和仰不愧天、俯不怍人的品德为我们树立了高山仰止的榜样，他的人品、人缘和仁爱值得我们终身学习。"中国人民解放军总医院令狐恩强教授说："刘新光教授一直关心和支持我院消化科的发展，无论是中央保健工作还是临床疑难会诊，他都以其丰富的临床经验和严谨的工作思路为我们指点迷津。"北京西苑医院唐旭东教授特意为侠行天下的刘教授撰写了挽联"为师为友杏坛巨擘扶后学烹茶讲大道，亦正亦谐医林铁肩担道义煮酒论英雄"。11月14日寒冷的清晨，刘教授遗体告别仪式在北京举行。北京大学、中华医学会、中国医师协会等单位都以各自的方式表达了自己的哀思，全国各地的数千名亲朋好友自发赶到送别室与刘教授进行了最后的告别。在送别大厅滚动的大屏幕上，刘教授的音容笑貌历历在目，勾起友人无限的回忆。在告别厅的正中，主挽联"恪守杏林五十载心系病患，厚植北医半世纪德艺双馨"高度概括了刘教授平凡而又光彩夺目的一生，窃以为这是对刘教授精彩人生的精准评价。笔者也以"气宇轩昂、德艺双馨好兄长，情深义重、亦师亦友真豪杰"表达了晚辈们的敬意。送别归来，在寂静的深夜重温刘教授的生平，感慨万千。他的仙逝，不仅使我国杏林失去了一位临床医学大家，也使我们痛失一位德艺双馨的好师长，一位情深义重的好兄弟。

敬爱的刘新光教授，云山苍苍，江水泱泱，先生之风，山高水长，您是我们最敬爱的师长和情同手足的兄弟，我们将永远怀念您！

师出名门的协和才俊 严谨正直的学术大家

——记曾庆馀教授

此时此刻，本应在碧海蓝天的汕头送别曾庆馀教授，然而俗事的繁杂，迫使笔者留在北京，无法亲自送先生西行，只好委托曾小峰教授代为转达自己的哀思和对其家人的问候。曾庆馀教授是汕头大学医学院风湿病研究室主任，博士生导师，《中华风湿病杂志》副总编，曾任《中华内科杂志》副总编，曾教授于 2015 年 2 月 9 日不幸因病逝世，享年 73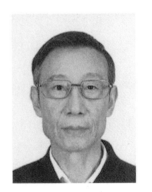
岁。作为忘年之交的挚友，笔者与曾教授的邂逅极具传奇色彩。1993 年 7 月，在西班牙巴塞罗那召开的第 18 届国际风湿病学学术大会上，我们在万里之外的异域相识；22 年的君子之交，我们的友谊从未因各自地位的变化而改变，也未受千里之遥的地域隔阂而冲淡。在先生驾鹤西去之际，抚今追昔，思绪万千，为了忘却的纪念，特撰小文于此，寄托一位晚辈的哀思。

协和才俊之翘楚

作为协和医科大学的毕业生，曾教授具有极深的协和情结。尽管当时的政治环境要求毕业后须到西北农村，但在广阔天地里他也大有作为，并怀着对学术的矢志追求通过考取研究生重返协和。从 1978 年起，他作为开门弟子师从中国风湿病学的奠基人张乃峥教授。1983 年，在科研设备条件落后的情况下，他白手起家，攻坚克难，在汕头创建了国内第四个风湿病专科，开启了粤东地区风湿病治疗研究的新纪元。在国际抗风湿联盟的支持下，他领衔开展的中国南方地区风湿病的流行病学调查，不仅获得大量国内风湿病的一手资料，也获得国际风湿病学界的广泛关注和高度评价。26 年前，他在赴美学成后主动放弃优厚的科研和生活条件，毅然回国报效祖国，近 30 载的呕心沥血和默默奉献，使得他无愧于"协和才俊之翘楚"的美誉。在他的从医生涯中，不仅主编了一批专著，还主持翻译了多部国际风湿病研究著作，发表论文 200 余篇，其中发表在顶级医学刊物《柳叶刀》及各种国际风湿病学权威刊物的论文超过 15 篇。以第一获奖者身份获省（部）、市科学技术进步奖 12 项。1991 年被国家教育委员会、人事部评为有突出贡献的留学归国人员，1992 年起享受国务院特殊津贴。尽管身在"南国"小城，但他术业有专攻，所取得的学术成就获得广泛认可。他曾任第四届中华医学会风湿病学分会常委、《中华内科杂志》和《中华风湿病学杂志》副总编，并当选为广东省第七届政协委员，汕头大学第三届校董事会董事。

良心医生的楷模

曾教授医德高尚，从医 50 载，以博爱之心、精湛之医术拯救病患无数。他不仅是一位技艺超群的医者，而且实至名归地获得"良心医生"的美誉。他曾言："医者仁心，当为国为民贡献一生，鞠躬尽瘁。"从协和医科大学毕业后，曾教授有过在甘肃农村生产队当赤脚医生的切身体会，多年的基层行医实践，使得他更能体谅普通百姓的疾苦。据在汕头一直师从他的学生陈韧及在他身边的学生介绍，行医一生，他从没收过患者的一个红包或药厂的一分钱回扣。面对经济困难的患者，他在力所能及的情况下，总是尽量减免患者的检查费用，甚至送钱给患者检查、取药，奉行"简单、有效、廉价"的治病原则精心治疗患者，在治病救人的职业生涯中，曾教授无愧于人民。他是毕生坚持用便宜药治病的典范，即使在生物制剂被广泛使用的大潮中，特立独行的他仍初衷不改。从医几十年来，曾教授治愈的病患不计其数，许多患者慕名从省会医院甚至北京辗转而来汕头就医。从1983年风湿病专科成立那天起，他就建立了完整的门诊病历资料，至今在汕头大学医学院风湿科门诊建档的患者超过万人，建立患者血清库和DNA库10余年，即便是在弥留之际，他仍然挂念还没有总结完成的病历资料。这些资料，对医学界来说无疑是一笔弥足珍贵的财富；他提出的强直性脊柱炎早期诊断标准被风湿病学界誉为"汕头标准"加以应用。

尊师重教的典范

古人云：一日为师，终身为父。晚辈对这句话的最深刻体验来自曾教授对恩师张乃峥的所作所为。从1993年初识之后，我们每年至少有一次团聚的机会，那就是为张乃峥教授祝寿。从张教授年逾古稀解甲归田之日起，作为大弟子的曾庆馀每年都张罗学生和朋友为老师祝寿。每年此时，享受着老友们重逢的喜悦，听着弟子们汇报成绩，是张教授最为惬意之时。在笔者的记忆中，这一传统活动每年雷打不动，无论是在北京还是汕头，20多年来从未间断过，一直坚持到张教授撒手人寰。从医逾半世纪，曾教授把一生奉献给了医疗、教学和科研。在广东澄海开展风湿病流行病学调查的日子里，曾教授身先士卒，亲力亲为，夜以继日，历尽艰辛。作为协和培养出的科研人才，他绝不允许学术上弄虚作假。为了保证科研数据的真实可靠，他自始至终随流行病学调查队伍一起登门挨户调查。作为博士生导师，曾教授的教学之风堪称典范。他教育学生坚持以患者的利益为重，以"如临深渊，如履薄冰"的虔诚之心对待临床诊断，用实事求是的态度对待科学；他率先垂范，身体力行，治学严谨，使学生们终身受益。尤其是对待学生的论文稿，更是不厌其烦地加以修改，即使是在病榻之上，他仍然戴着氧气管，坚持为学生逐字逐句修改论文。最令晚辈感动的是，在曾教授患病晚期的放疗和化疗期间，他仍然为学院研究生专门开设"临床科研方法"新课程，特请笔者出面邀请我国著名心血管病专家胡大一等多位学术大家为学生授课。回首来路，能尽己绵薄之力在先生有生之年不负重托玉成此事，是晚辈颇为欣慰的一件小事。在告别仪式上，胡大一教授和笔者也通过敬献花圈寄托了我们的哀思。

刚正不阿之学者

笔者与曾教授接触最多的是在《中华内科杂志》工作的时光，当时国内没有专门的风湿病学期刊，而该学科的发展又日新月异，在张乃峥、董怡、曾庆馀教授的努力下，《中华内科杂志》拿出近8%的版面报道这一新兴学科的研究成果。曾教授为该刊服务了近20年，1995～2006年任编委，2007～2013年任副总编，2013年以后任顾问。作为一名身处"南国"小城的学者，他除了知识渊博、学问精深之外，最令笔者敬佩的是作为学者敢于坚持真理、刚正不阿的人格魅力。除了写专业文章之外，他时常为《中华内科杂志》撰写针砭时弊的评论，这些短小精悍、针对性强的评论对倡导严谨学风起到了很好的导向作用。在《科学研究不能一蹴而就》一文中，他指出：医务工作者的职责不仅要使患病者康复，而且负担着预防疾病的任务，临床流行病学是完成上述任务的重要手段之一。他提醒读者，风湿病是一类严重影响患者健康和社会生产力的疾病。在文中，他不仅回顾了中国风湿病研究的长足发展，也指出未来研究的任重而道远。在《论药物评价与医务人员的崇高职责》一文中，他认为，万络的心血管毒副作用长期没有得到重视，除了医药管理部门和制药公司的责任外，临床医生，特别是那些富于影响力的专家们，也很有值得反思之处。他统计了国内10年来已发表的有关环氧合酶-2的文献共107篇，其中仅5篇见于一般期刊的有关其副作用的个案报告，国内高水平的医学期刊均未刊登有关其副作用的文章。难道万络的心血管危险性只发生在国外吗？他在文中坦言：在市场经济时代，药商追求利润无可厚非，但医疗卫生事业仍然带有福利、慈善的性质，所以医务人员提倡一点淡泊名利毫不过分，让我们时刻记住医务人员的崇高职责，一切从患者的利益出发。他也希望能借此告诉所有患者，每一种药都有它的优缺点，因此新药、贵药不一定就是好药。反之，因为经过长期考察，我们对"老药"的利弊更加心中有数。曾教授 10 年前发表的这篇文章，今日读来依旧直击医者心灵，令人振聋发聩。他通过毕生的坚守使得张乃峥教授刚正不阿的治学精神得到传承并被发扬光大，无愧于"严谨正直的学术大家"之美誉。

视死如归的勇士

回想 2014 年的清明节，张奉春教授告知晚辈曾教授因身患重病到协和医院就诊，为了安慰老友，笔者特将先生违规接出病房，与夫人一起安排家宴为曾教授洗尘压惊。对于曾教授的病情，其实他自己早已心知肚明，只是浓厚的协和情结以及了却向恩师与挚友告别的心愿才使得他抱病北上。在推心置腹的交谈中，晚辈借《英国医学杂志》前总编史密斯聊以自慰的名言安慰曾教授："患癌而死是最好的死法。因为你会有时间向亲友道别，反思人生，留下遗言，甚至最后一次访问一些特别的地方，听一听自己喜欢的音乐，读一读自己热爱的诗篇，并根据自己的信仰准备去见上帝或享受长眠。"作为师出名门而胜不骄、行医"南国"则败不馁的医学大家，曾教授一向能够坦然面对人生，在谈笑间与晚辈一起制订了他最后的人生计划。尼采曾言：每个不曾起舞的日子，都是对生命的辜负。今天回首曾教授的一生，他从来没有虚度光阴，即使是在他身患重病卧床不起之际，依然使自己的生命翩翩起舞。作为一代名医，曾教授深谙医者之责任和生命之本质，医学最基本的任务是抗击疾病和死亡，而生命从本质上看是一种死亡率为百分之百的性传播疾病，死亡是大敌，但是它比我们强大，最终它会赢。在他人生最后的 10 个月中，通过我们的共同努力，每一项计划都得以落实，每一个愿望都得到实现，窃以为这就是对曾教授最大的安慰。斯人已逝，风范永存。亦师亦友的曾教授，您虽已独步青云，但我们的约定不变，待到来年聚会之日，我们一定会共饮美酒，举杯同庆。愿曾庆馀教授一路走好！

惠及大众的杏林翘楚　健康中国的领衔之师

——记胡大一教授

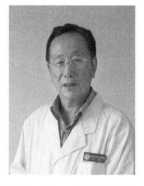

今日中国，如果问及医学科普领域知名度最高的心血管专家，窃以为非胡大一莫属。大众对健康知识的渴求，曾给他带来强烈震撼，所以无论工作多忙，他都要投入健康教育中去。"管住嘴、迈开腿、不吸烟、好心态"这些由他首创的健康语录已被广为传颂。作为有着理想主义情怀和以治病救人为己任的一代名医，在健康中国的长征路上，他一直高举公益、预防、规范、创新 4 面旗帜，推动医学回归人文、回归临床和归回基本功。

薪火相传的杏林之家

胡大一出生于医学世家，父亲创建了武昌铁路医院并成为该院首任院长。母亲终生行医，退休后继续到基层坐诊 27 年，源于她逾耄耋矢志不渝、近期颐行医不止的动人事迹，她在 97 岁高龄时实至名归地获得"感动中国"2013 年度人物。父母的言传身教，加上儿时的耳濡目染，使得胡大一立志学医报国。1965 年，他以河南省状元的优异成绩考入北京医科大学。职业生涯伊始，他就立下鸿鹄之志：学习父母，做一名热爱职业、热爱临床工作、有良知的医生。作为一名在北京行医近半个世纪的杏林翘楚，他时刻牢记父母的教诲：事不在大小，人活着要对别人有用；医生是一个责任活，做医生要担得起责任，对得起患者的信任，为患者争取生存的机会。笔者以为，尽管所处的时代不同，但这个杏林之家中所展现出的大医精神却一脉相承。"看的是病，救的是心；开的是药，给的是情"，父母朴实无华的教诲凸显出这个医学世家中薪火相传的医者仁心。身为蜚声中外的杏林巨擘，他不仅学识渊博、医术精湛，而且深悟基层医疗的困境，立志将提升基层医院水平作为自己义不容辞的责任。多年来，他一直探索在社区开展健康教育，倾力培养基层医生。他还经常带领志愿者深入缺医少药的偏远山区，甚至多次前往西部边陲西藏阿里地区送医送药，为基层留下不走的医疗队。

惠及大众的杏林翘楚

胡大一始终认为，医生一定要以患者的利益和公众的健康为己任。他不断引领学科发展和挑战自我，他提出的各种理念总能让人耳目一新或振聋发聩。他旗帜鲜明地反对过度医疗，曾坦言："过度医疗不仅伤害患者的健康甚至生命，也使医者失去应有的社会尊重和职业尊严。"他坚信医学是充满人文内涵、以人为本的科学。在临床诊疗中他体会到，许多患者可以忍受病痛，但难以面对冷漠；没有服务与关爱，只有药片、支架与手术的医学是"冰冷"的医学。他以自己的切身经历告诉我们：只有在患者床边度过足够多的不眠之夜，才能成长为一位合格的临床医生。他一向认为，将医学人文融入临床，必须坚持 3 个不变：价值体系不变，恪守患者至上；目的不变，绝对不是等人得病，而是预防疾病、促进健康；责任不变，医疗要公平和可及，人人都应享有基本医疗服务。为此，他倡导在新的形势下必须实现 3 个转变：从下游走向上游，即从疾病终末期的治疗干预走向预防和促进健康；从单纯的生物医学模式转向生物-心理-社会医学的全程服务和关爱；从经验医学最后转向价值医学。不仅如此，胡大一坚信整合医学与全程关爱是当今医疗服务模式创新和文化建设的核心内涵，其要点包括：尊重患者的价值观、选择权及需求；协调和整合不同专业的综合医疗服务；以患者能够理解的语言进行交流；给予患者感情上的支持，缓解其恐惧和焦虑，控制疼痛；做出决策时征求患者和家属意见；保持医疗服务的连续性和可及性。

长城会议的搭台唱戏

作为相识 30 载的忘年之交，笔者以为，25 年始终如一地举办长城会，是胡大一对中国医学交流的巨大贡献，迄今难见出其右者。会议创办伊始，他就为长城会确定了永恒的使命：办抗大，铸长城。首先通过开放技术而使新技术得以推广普及，通过讲健康、重预防，构筑我国心血管预防的万里长城。经过 25 载的精心培育，长城会从初创时不足百人的培训班，逐步发展壮大到规模超过万人的国际交流大舞台。不仅如此，他始终倡导并身体力行地举办风清气正的学术会议。如今业内对该会中肯的评价是，长城会是高地，它通过引导科研和创新而努力引领中国医学事业的发展；它是一个开放的、广交朋友的大舞台；它是摇篮，培养出我国心血管领域众多技术骨干和学科带头人。当目睹一代新人已茁壮成长后，胡大一毅然卸任长城会主席。在交班之时，他衷心希望长城会能够薪火相传，继续履行好"引领"和"服务"使命，真正将长城会办成公益性、学术性、创新性、系统性都强的"四强"大会，从而使我们的医学实现穿中国鞋，走中国路，圆中国健康梦。

健康中国的领衔之师

胡大一说："时代不同了，今天我们有越来越多的学术会议，不少时间花在不断的职称评审、申请科研基金和科研成果、发表 SCI 文章上，医生花在患者身上的时间越来越少。"他多次呼吁：医生的天职就是为患者服务，我们应把更多的时间留给患者。他在推动公益事业和志愿者服务上投入了极大的热情。2003 年，他发起成立"胡大一爱心工程"，对我国贫困地区的先天性心脏病患儿进行救助；2007 年，在中国红十字会总会的支持下，成立"中国红十字会爱心工程——胡大一志愿服务队"，这个爱心团队获得了医务人员的积极响应，服务内容也逐步扩展；2011 年，他发起成立了"大医博爱志愿者服务总队"，坚持走西部、赴基层、下农村、进社区、上高原、进军营，为广大边远偏僻地区群众传播医学健康知识，就近就地治疗，降低了患者诊治的医疗费用，挽救了许多生命。他强调，健康是个人最大的资源，是尊严和幸福的基础；维护健康需要智慧、能力和责任。目前我国人群总死亡率中 80% 是由非传染性疾病所致，其中 40% 归因于心血管疾病。胡大一坦言：由于医者和大众对健康的认识存在偏差，我国心血管疾病的防治现状呈现"四高四低"的特征，即高发病率、高复发率、高病死率、高医疗费用，低知晓率、低治疗率、低达标率、预防药物使用率低。针对现状，他形象地指出：如果把大型公立医院做支架与搭桥视为"卖汽车"，那么推动心脏康复事业就是大办"4S"店，传统的医学服务机制和医疗模式是"只卖汽车不建 4S 店"。试想一下，如果没有后续管理，患者不可能满意，医患关系就难以从根本上改变。只有在规范使用药品和器械的同时，为患者提供综合与全程的服务和关爱，医学才能变得很温暖，医患关系才可能从根本上达到和谐。尽管已年近古稀，但壮志未酬的他对自己所宣扬的理念仍然身体力行：走路是最好的锻炼方式，每天坚持走路一万步。无论环境多么险恶，充满激情的他都不畏艰难险阻、矢志不渝地领衔走在健康中国的长征路上。

逾耄耋成就大家风范　近期颐怡守谦逊美德

——记翁永庆先生

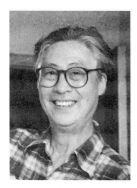

对一位始知天命的晚生，要叙述"90后"前辈不平凡的人生，唯一的途径只有借助于封存在密室中的档案。为此，笔者从中华医学会的档案室借出翁永庆先生4册装订整齐且已经泛黄的档案，怀着崇敬的心情研读后，不禁感慨万千，中国科学技术期刊编辑学会和中华医学会杂志社的创始人翁永庆90年的医学和编辑生涯就浓缩于此，一位学富五车、谦逊儒雅的长辈形象跃然纸上。

出身名门　投身革命

翁永庆先生1923年1月出生于江苏常熟，是清朝名门之后，祖先中翁心存、翁同书、翁同龢等名垂千古。从翁心存开始，翁门四代入翰林，其中翁同龢、翁曾源二人得中状元。翁心存为"翁氏藏书"始祖。而翁同龢是翁氏家族中最有社会名望的人，历任刑部尚书、工部尚书、户部尚书、军机大臣，尤以同治帝、光绪帝的老师而闻名于世。出生于这样一个书香名门的翁老，不仅饱读诗书、才高八斗，而且举手投足间彰显良好的家教和谦逊的品格。

在档案中看到翁老于 1955 年 4 月 1 日所写的自传，将这份长达 29 页、字迹工整的自传与人事档案相结合，翁老投身革命的履历一目了然。他在学生期间就积极参加各种进步的学生运动，作为与党有联系的先进学生，为党做了大量的工作。翁老于 1946 年加入中国共产党，1949 年毕业于北京大学医学院医学系，1949～1955 年一直从事党和国家领导人的保健工作。1955 年 10 月调入中华医学会，作为一名编辑，在《中华内科杂志》工作到 1960 年，然后就开始了长达 30 年的期刊管理工作，直到 1990 年 2 月离休。离休后 20 多年来，他身虽远去但心无旁骛，作为顾问，一直密切关注杂志社的发展，不仅积极建言献策，而且在多方面给予我们切实可行的指导。

筚路蓝缕　以启山林

在翁老到中华医学会工作以前，无论是中华医学会的期刊管理工作还是全国科技期刊编辑的学术团体，均基本处于空白的阶段。翁老加盟之后，积极倡导对期刊的团队化管理。在他主政期间，直接负责中华医学会系列杂志的两次复刊以及复刊后的出刊工作。尤其是改革开放之初，随着"科学的春天"的到来，广大科技人员对知识的渴望和学术交流需求的井喷，中华医学会系列杂志在数量上明显增加，发行量日趋扩大。正是他的远见卓识和矢志创新，为杂志社这个百年老店的蓬勃发展奠定了坚实的基础。在他离开领导岗位时，中华医学会系列杂志已经达到 42 种。

翁老深知，打铁先得自身硬，要想更好地服务于科技期刊的广大读者和作者，就必须打造一支优秀的编辑人才队伍，而这一切的前提是要成立相关的组织，创办自己的刊物。为此，在他的倡导下，国内科技期刊界的有识之士多次在中华医学会聚首，共商大计。经过前辈们的不懈努力，1981 年 1 月在北京成立中国自然科学期刊编辑协会筹备委员会，翁老担任主任；

1987 年 3 月 4 日该会更名为中国科学技术期刊编辑学会，翁永庆先后担任首届和第二届理事长。学会成立之初，既没有正式办公地点，也无专职人员和固定经费，就是在这种艰难的条件下，借助于中华医学会的支持，学会活动依然蓬勃开展。1989 年，我国编辑界自己的刊物《编辑学报》创刊，翁老担任第一、第二届主编。至此，中国有了科技期刊编辑之家，中华医学会杂志社也迈入蓬勃发展的快车道。对于二者的关系，窃以为相辅相成，共同提高；中国科学技术期刊编辑学会给了中华医学会杂志社巨大的空间，而后者给予前者无限的支持，迄今，我们一共有 5 位社长参与了中国科学技术期刊编辑学会的工作。正是由于翁老的开创性贡献，他 1987 年荣获"中国科协先进工作者"称号，1991 年获得国务院政府特殊津贴。

提掖后学　诲人不倦

在中华医学会系列杂志中，《中华内科杂志》是一个成就事业的沃土、培育人才的摇篮，翁永庆、张本等国内著名编辑学家均在该刊工作过。非常幸运的是，在翁老从事编辑工作 30 年之际，笔者也从《中华内科杂志》起步，开始了长达 27 年的编辑生涯。翁老除了在日常工作中对我们严格要求外，一直鼓励和引导年轻人从事科技期刊的编辑学研究，并将国外先进的编辑学规范等介绍到国内。在他的指导下，笔者不仅翻译了国际医学期刊编辑委员会的所有文件，而且将《向生物医学期刊投稿的统一要求》等国际组织的重要文件全部翻译后刊登在《编辑学报》上。出身名门的翁老不仅文学造诣深厚，语言功底扎实，而且一向提掖后学。我们所写的大多数稿件，他都要亲自修改，并谦虚地与晚辈们讨论修改的原因，征得作者的同意。他毕生倡导建立学习型组织，对编辑进行规范化的培训。在缺乏教材的情况下，翁老领衔组织全国 20 位资深编辑，根据科技期刊的特点，针对当时编辑出版人员的业务需求，总结多年来积累的实践经验，参阅大量文献资料，编著了《科学技术期刊编辑教程》。该书于 1995 年出版后深受好评，多次加印。为了适应时代的要求，中国科学技术期刊编辑学会组织专家对其进行了修订，2007 年得以再版，该书已经成为目前行业培训的必备教材和科技期刊编辑必读的经典之作。

翁老常以"吾生有涯，而知无涯"这句名言来教导晚辈，活到老、学到老是他一生的学习准则，他具有严谨求实、精益求精的工作作风和治学态度。常年在他身边学习和工作，不仅学到了专业知识，而且近距离感受到大师风范。正是通过翁永庆、张本、廖有谋等老一辈编辑学家的言传身教，加上自己对科技期刊编辑事业的挚爱，笔者提出并践行了科技期刊编辑的最高追求：不仅要将期刊办成社会效益与经济效益完美结合的"双效"期刊，而且要使期刊成为读者和作者都喜爱的"双爱"期刊。近 30 年来，在这个温暖的大家庭中，笔者从一个涉世未深的热血青年稳步前行，逐步成长为翁老在中华医学会杂志社的接班人和中国科学技术期刊编辑学会副理事长及《编辑学报》副主编。

精英团队　人才辈出

先哲告诉我们：群众的成功就是成就他自己，而领导的成功一定是要打造出一支优秀的团队。中华医学会系列杂志百年的发展历程就是这一理论最好的实践。翁老一贯告诫我们：优秀的期刊应该永远是勇立潮头，引领学科的发展，中国要成为具有强大文化软实力的国家，必须拥有属于自己的世界级期刊。在翁老的指导和规划下，杂志社多年来矢志传承中华医学会悠久的办刊传统，并将其不断发扬光大。鉴于期刊群的不断壮大，通过 5 次全系列杂志的工作会议来分享成果、交流经验；尤其是以"百年画卷、共绘未来"为题的第五次期刊工作会议，得到各级领导的大力支持，并受到期刊业内的广泛关注。不仅推出中华医学会杂志社的社徽、邮票等一系列品牌标识，而且提出"传承百年经典、铸就精品中华期刊群，再现世纪华章、打造医学信息新航母"的奋斗目标，为系列杂志集团化的发展描绘了美好的蓝图。作为中国期刊的三大集群之一以及中国科学技术协会麾下科技期刊的领军团队，为了承担自己的社会责任，我们通过编辑出版并向业内同道免费赠送《杂志工作通讯》月刊、连续多年举办劳动技能大赛、定期举办编辑沙龙等多种形式加强团队建设和人才培养。多年来，承担多项国家级和省部级编辑学研究课题，大力倡导并鼓励团队成员开展全方位的编辑学研究。迄今，中华医学会杂志社一直保持着发表编辑学研究论文位居全国榜首的佳绩。

正是有着翁永庆、张本、廖有谋等一大批学识渊博、眼光独到、经验丰富的资深编辑奠定下的坚实基础，我辈才有可能置身沃土、茁壮成长。厚重的文化积淀，历代的薪火相传，加上杂志社全体期刊人的不懈努力，我们的团队取得了历史上最辉煌的成就：杂志社荣获"中国出版政府奖先进出版单位"称号，12刊次获得国家期刊奖，24种期刊入选第2届中国精品科技期刊，杂志社多次荣获卫生部直属机关"巾帼建功先进集体"称号，杂志社党支部多次荣获"卫生部直属机关先进基层党组织"称号，杂志社的2个科室荣获团中央"青年文明号"单位。优秀团队必定会拥有一流的人才，回首来路，值得我们骄傲的是，杂志社的员工囊括了中国出版界全部个人奖项：我们拥有全国宣传文化系统"四个一批"人才1位，韬奋出版奖1位，中国出版政府奖先进出版人物3位，享受国务院特殊津贴专家7位，全国百佳出版工作者3位，出版行业领军人才4位，卫生部有突出贡献中青年专家2位，中央国家机关五四青年奖章获得者1位，中央国家机关优秀青年3位。在欢庆之余、举杯畅饮之际，我们深知，这些成绩的取得，无疑应归功于翁老等前辈的开疆扩土，各级主管部门对杂志社的厚爱和呵护，离不开中华医学会母亲般的抚养和教诲，我们更加缅怀和铭记在杂志社百年传承中无私奉献的每一位同人。正是历代期刊人的不懈努力，才铸就杂志社今日的辉煌。

鹤发童颜　道骨仙风

翁老不仅自己投身革命，还作为介绍人将大学同学何慧德女士介绍入党，1951年翁老与何慧德结婚，组成了一个革命的家庭。60年相濡以沫，

60 载风雨共担，在学生们为翁老庆贺 90 华诞的私人聚会上，我们再次见证了这对庆祝过钻石婚老人的相敬如宾。勤俭、博学、知足常乐是翁老重要的生活情趣。从中华医学会杂志社及中国科学技术期刊编辑学会的领导岗位退下来后，对行政上的事情，生性豁达的翁老就给自己确定了"帮忙不添乱"的原则。每当工作中有事求教于他时，他在提供自己的看法后一定会非常谦虚地加上一句：我已经离开一线工作多年，所提的建议仅供参考。他虽然年事已高，但精神矍铄、老当益壮。在日常工作中，他是一个不苟言笑、举止儒雅的长者；但在非正式场合，他就像一个老顽童，谈笑风生时妙语如珠，透着睿智的幽默常使众人捧腹大笑。

翁老一直认为编辑其实是一份能使人获益良多的事业，和当作家一样，能发挥创造力、想象力并带来满足感。但在特殊历史时期由于家庭出身问题，他在多次运动中受到不公正的待遇，是他离开中央保健工作改行从事期刊编辑的隐因。尽管愧对医学院校的熏陶，未成良医，但这并没有使他意志消沉和失望。生性豁达的他坚信，莫愁前路无知己，天下谁人不识君。回首来路，凭着坚定的信仰和笑看人生的胸襟，他在而立之年半路出家，通过一甲子的不懈努力，终于成为中国科学技术期刊编辑学会的开山鼻祖和中华医学会杂志社这支精英团队的缔造者，也是第一位在中国邮票史册上留下自己照片的科技期刊编辑。今日的翁老，对中国科技期刊编辑界而言，斯人可法，高山仰止。

英文中有这样一句格言：天使能够飞翔，是因为她们把自己看得很轻，窃以为用它来形容具有大家风范又恪守谦逊美德的翁老恰如其分。如今，对已逾耄耋期待百年的翁老，人生就是笑看生活的哈哈镜。作为晚辈和学生，在恭贺师长 90 华诞之际，衷心祝愿翁老鹤发童颜依旧，道骨仙风永存。期待您期颐之年，朋友们群贤毕至，弟子们悉数而归，举杯同庆，开怀畅饮。

置身杏林的业界翘楚　硕果累累的创新先锋
——记李兆申院士

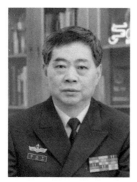

笔者与李兆申教授可以称得上情同手足。初识李兆申，他憨厚的外表给笔者的印象似乎他是一位性格简单粗犷的北方汉子，但真正走进他的情感空间，深感他是一位胸怀大爱的医学名家。经过30年的惺惺相惜，笔者越发觉得他拥有常人鲜见的无尽爱心。他不仅是一位誉满杏林的医者，更是一位不安现状并勇攀医学高峰的创新先锋。正如他的恩师许国铭所言：李兆申是个很有责任感、不安于现状、认准了目标就执着追求的人。

立足临床的科研典范

李兆申是我国著名的消化内镜和胰腺病学专家。1956年生于河北宁晋，毕业于第二军医大学。中国工程院院士，现任上海长海医院消化内科主任、国家消化病临床医学研究中心主任、上海市胰腺病研究所所长，兼任中国医师协会胰腺病学专委会主委、中国抗癌协会肿瘤内镜学专委会候任主委、国家消化内镜质控专家组组长，《中华胰腺病杂志》《中华消化内镜杂志》等多种中外文期刊总编。曾任中华医学会常务理事、中华医学会消化内镜学分会第五、第六届主任委员。他从事消化内镜和胰腺病临床研究近40年，针对国家重大临床需求，做了大量开创性工作。主持国家科技支撑计划等课题38项，获国家发明专利14项。作为一名临床一线的科研精英，其主要研究成果如下：在消化内镜临床转化研究领域，主持我国胃肠病内镜临床流行病学系列研究；研制成功具有自主知识产权的胶囊内镜及磁控胶囊胃镜机器人系统；创建10余项消化内镜微创治疗技术；研发出20余种新的器械；首次牵头完成全国消化内镜普查，制定内镜质控标准并建立人才培训体系。在胰腺病的基础和临床创新研究领域，建立胰腺癌多种早期诊断新方法和晚期微创治疗新技术；明确我国重症急性胰腺炎的主要病因，发现其重要发病机制，创建了综合救治新模式；明确我国慢性胰腺炎的主要病因，创建了微创治疗的新体系。同时主编《上消化道内镜学》《现代胰腺病学》等专著38部，以第一作者或通信作者发表的被 SCI 收录的论文220篇，研究内容被40余部国际指南引用。研究成果荣获国家科学技术进步奖二等奖5项以及何梁何利基金科学与技术进步奖。

扎根军营显鸿鹄之志

作为一名军校的毕业生，情系百姓、服务官兵是他踏入杏林之初就立下的鸿鹄之志。从军近40年，李兆申始终扎根和奋战在临床一线，把他对患者和官兵无私的爱心融入自己的本职岗位中。他先后到全国各地巡回做专题报告200余场次，深入社区进行卫生宣教和义诊100余次，赴部队卫生宣教几十次，服务群众和部队官兵10万余人次，被评为原中国人民解放军总后勤部及中央军委训练管理部优秀党员。作为军事医学专家，他积极履行"姓军为战"的使命，在军事医学领域不断探索和实现突破。主动按照确保打赢和部队急需的要求，着力加强消化学科的军事特色建设，长期致力于东南沿海环境特点下军事斗争卫勤准备医疗问题研究，研究设计的基于 GIS 野战内科流行病学和卫生资源信息系统已装备部队,在军内首次构建了覆盖东南沿海三省的野战内科及流行病学卫生资源信息资料库;建立我军军事应激疾病防治培训体系,建成第一个东南沿海基层官兵心理研训基地和首个战地救护模拟训练室;主持研发的《心理训练手册》已装备一线部队,大大提高了官兵对现代战争的承载能力。其领衔的《东南沿海战区野战内科学相关关键技术研究》获得军队科学技术进步奖一等奖及国家科学技术进步奖二等奖。2010 年 12 月,时任中央军委主席胡锦涛签署通令,为在科学研究和本职岗位上做出突出贡献的李兆申教授记一等功。获此殊荣后,他并未沉浸在鲜花和掌声、荣誉和功劳之中,而是一如既往地忙碌在科研和医疗的第一线。

心系病患的创新先锋

作为一位医术精湛的内科学大家,李兆申不仅极具外科医生心灵手巧的潜质,而且富有理工科学者的创新思维。在履行医者救死扶伤天职的同时,一直紧密结合临床工作的实际,矢志不渝地研发创新性器械和药物,以弥补临床检测和诊疗之需。他成功研制出我国第一台内镜下检测胃黏膜血流量的激光多普勒血流仪;在国内首次用综合法制成萎缩性胃炎动物模型,为创制国产新药奠定了基础。针对胃镜消毒存在的巨大缺陷,他在国内首创了三槽流水式胃镜洗消槽,彻底弥补了原有的缺陷,新产品已在全国广泛使用。近年来,李兆申作为主要设计人发明的 6 项专利已完成转让并付诸实施:包括用于消化内镜的供气装置,K-ras 基因突变的定量检测方法,可承载微型放射性粒子源的管道支架,胶囊内镜食管检查辅助器的外套管,软式内窥镜手术机器人系统及新的碎石装置。经过多年努力,他不仅打造出全国一流的消化内科创新团队,确立了军队消化内镜诊断介入治疗在国内的龙头地位,而且在国际上首创 5 项内镜新技术,在国内率先开展消化内镜诊治新技术 30 余项,创造了内镜诊治年龄最小(出生 12 小时的婴儿)和内镜取出异物最多 2 项世界纪录。作为一位德艺双馨的医学大家，他不仅医德高尚，而且学风端正，曾获全国优秀科技工作者、总后科技金星、军队高层次科技创新人才、首届中国医师奖、上海市科技精英、上海市医学领军人物、高尚医德奖等称号和奖项。

胸怀大爱的业界翘楚

作为一名师长，李兆申常对学生们说："医学是一门以心灵温暖心灵的科学。医学的本质就是给患者一个美丽、完整的人生。"作为一名军医，心系病患、真心付出是李兆申一直遵循的职业操守。他把自己的人生价值定位在为患者解除病痛、为官兵带去福音和努力提高我军卫勤保障能力上。从医近40年，他始终默默奉献在医疗工作第一线，用恪守的工匠精神和娴熟高超的医疗技艺，模范践行着革命军人的核心价值观。1997年，他领衔完成了上海地区1300万常住人口胃食管反流病的大规模流行病学调查，填补了国人无此流行病学数据的空白。该课题为国家节约医疗费用5000余万元，实现直接经济收益3000余万元，其成果获得军队医疗成果一等奖。作为一名军人，每当祖国需要之时，他总是临危受命，冲锋在前并出色完成任务。1998年我国长江流域发生了特大的洪水灾害，他毅然放弃参加世界胃肠病大会的机会，带队奔赴抗洪第一线。在灾区的20多个日夜里，他们冒着高温酷暑，背着30多千克的医疗器具，走遍了长达10千米大堤上的1000多个帐篷，为灾民治病8525例次，卫生宣教近万人次，并与战友们一起捐款，为当地灾民兴建了20多个规范化厕所，得到了当地政府和广大群众的高度赞扬，李兆申还被卫生部评为抗洪救灾先进个人。

奖掖后进建一流团队

先哲曾言：群众的成功就是成就自己，而领导的成功是要造就一支团队。李兆申自1999年担任科室主任至今，一直奉行学为师表、行为人梯，精心培育自己的学术团队，使得消化内科从一个名不见经传的科室，一跃成为消化研究领域的"国家队"成员，在置身沃土中喜迎春暖花开，实现了质的飞跃。回首成功经历，他常说，今日的成就无不凝聚着历代前辈的心血与汗水，所有成绩的取得并非我个人单打独斗之功，而是科室全体同人和衷共济、勠力同心的结晶。回眸学科成长的历程，他极力注重青年人才的培育，最引以为豪之处就是拥有了一个很好的学科和造就了一大批年轻有为的科技英才。他认为，一个临床科室的领导，不能一味强调个人拥有全面技术。不敢将技术放手的领导，就会成为阻碍生产力发展的"绊脚石"。正是在这种理念的指导下，李兆申在高起点确定学科发展方向的同时，还精心打造了一支高水平的"亚学科人才"群。他对"亚学科人才"的定位是，消化内科医生，首先要做一名合格的内科医生，然后必须在消化内科领域选准和掌握一到两门前沿的知识与技术，并尽量成为该领域的专家里手。近年来，他不遗余力地为同事和学生们创造条件，通过搭建成就事业的大舞台，真正做到人用其才，才尽其用。如今，长海医院消化内科已经拥有博士和硕士逾百名，其中有两人的论文获全国百篇优秀博士论文殊荣，成为一个英才济济、人才辈出的地方。他们不仅跻身国家消化病临床医学研究中心、国家重点学科，还荣获国家临床重点专科、教育部创新团队，一个优秀的科技人才群体已经崛起。

创办期刊以授业解惑

长海医院消化内科历来就有重视学术期刊的传统，李兆申的恩师许国铭作为《中华消化杂志》的总编辑曾荣获中华医学会系列杂志"杰出贡献总编奖"，作为许教授的接班人，李兆申对办刊情有独钟，对期刊呵护有加，他也是中华医学会系列杂志中罕见的一人荣任两种期刊总编者。他自2008年4月至今担任《中华消化内镜杂志》总编辑，该刊是我国消化内镜专业的权威学术期刊。在他主政期间，期刊在及时报道本专业最新进展的同时，尤其重视期刊的导向作用，并大力推广规范化的研究和操作技巧，共牵头制订或权威发布24部我国临床指南或专家共识，有力地推动了我国消化内镜的规范化操作和技术更新。李兆申创办并任总编的《中华胰腺病杂志》，是我国目前唯一的报道胰腺病学研究的学术期刊，在其担任总编期间，共牵头制订 8 部我国临床指南或专家共识，连续承办 7 届上海国际胰腺病学术大会，有力地推动了我国胰腺疾病的规范化诊疗，为我国胰腺病多学科诊疗搭建了良好的学术平台。为了更好地进行国际学术交流，让中国的研究成果更快地走向世界，李兆申创办了我国消化病介入领域唯一的英文期刊 *Journal of Interventional Gastroenterology* 并任总编。由于他们团队的鼎力支持并与各方的通力合作，2011 年创办的新刊已被全球医学领域最权威的 PubMed 数据库收录。

功不唐捐获硕果累累

"宝剑锋从磨砺出，梅花香自苦寒来。"作为学科发展的舵主，李兆申不仅是一位对技术追求卓越的专家，更是一名韬略在胸、统领学科发展的医学帅才。在他的带领下，经过多年的不懈努力，长海医院消化内科团队的付出终于获得丰厚回报。2000 年，成立了第二军医大学胰腺疾病研究所。2001 年，跻身国家级重点学科和全军重点实验室行列；全军消化内科中心在此揭牌；成功创办了国内第一本胰腺病学专业期刊《中华胰腺病杂志》。2004 年，首批中华医学会消化内镜专科医师培训中心在该科落户；主办首届上海国际胰腺病学术大会。2005 年，主办全球华人消化内镜大会。2006 年，成立亚太消化内镜学会培训中心。2010 年，建成亚太地区最先进的内镜诊疗中心，并承办国际超声内镜大会。2013 年，承办国际消化学界"奥林匹克大会"——世界胃肠病大会。2014 年，跻身 3 家国家消化疾病临床医学研究中心之一。时至今日，由李兆申一手创建的内镜中心也已发展成为国内规模最大、水平最高、高级内镜诊疗例数最多的国际一流中心，为包括美国、德国等欧美发达国家在内的国家培养进修生数千名，成为我国内镜学人才培养名副其实的"黄埔军校"。作为第一完成人，李兆申引以为豪的是，他们的教学研究成果"消化内镜专业人才在职培训新模式的探索和实践"实至名归地荣获国家级教学成果二等奖。2017 年，李兆申实至名归地当选为中国工程院院士。

年过花甲仍壮心不已

近年来，长海医院消化内科这个以临床医生为主体的创新团队，以骄人的科研成果获得 5 项国家科学技术进步奖二等奖，李兆申在其中 4 项为第一完成人，1 项为第二完成人。他们研究涉及的领域包括：重大胰腺疾病诊疗体系创新及关键技术的应用，东南沿海战区野战内科学相关的关键技术研究，幽门螺杆菌关键致病因子 cagA、vacA 的生物学特性及其临床应用，胃和十二指肠镜微创技术的研究与应用，消化道智能胶囊内镜系统的研制与临床应用。尤其是作为项目主持人和主要完成人，李兆申带领的团队研制成功了我国首个具有独立自主知识产权的胶囊内镜，在国际上首次提出改变体位、分段调频提高检查成功率的新方法，其性能超越国外同类技术，已经在 62 个国家逾千余家医院应用，获得巨大的社会效益和经济效益。基于他在学术研究和创新方面的杰出贡献，李兆申于 2013 年荣获何梁何利基金科学与技术进步奖。尽管已年过花甲，但他仍精神饱满且恪尽职守地在履行着作为科室主任和拥有 18 个军内外学术"头衔"的职责。时至今日，烈士暮年但壮心未酬的李兆申，依然不忘初心，不负众望，始终攀登在通往医学之巅的道路上。

授业解惑建优秀团队　心系病患克妇科顽疾
——记马丁院士

2017年恰逢华中科技大学同济医学院110周年校庆，尽管已阔别母校三十余载，但步入耆艾之年后的再聚首依旧令我们心潮澎湃。在这群贤毕至、群星璀璨的喜庆时刻，有幸邂逅同济杰出校友马丁教授。作为同舟共济的同济学人，马丁是笔者非常钦佩的师兄。作为一位德艺双馨的临床妇产科大家，他在科研上取得的骄人业绩令人难以望其项背。在中国工程院刚刚公布的新增选院士名单中，这位在我国科技界似乎名不见经传的白衣天使实至名归地位列其中。

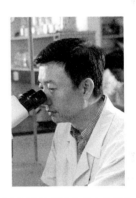

出身杏林立报国之志

马丁生于云南昆明的医学世家，父亲是同济医科大学的外科名医，儿时慈父的言传身教激发了他探索生命奥秘的浓厚兴趣。高考刚恢复，他便以优异的成绩如愿考入同济医科大学，子承父业的初衷激励他本科毕业后继续在母校攻读硕士及博士学位。尽管身居繁华的江城腹地，但"一心只读圣贤书"的他苦中有乐地饱受了 12 年的寒窗之苦。长期接受"德源中华、济世天下"的同济精神熏陶，目睹先贤们渊博的学识、对科学不懈的探究精神和严谨的治学态度，使他获益匪浅。辞别校园之时，他胸怀悬壶济世、誉满杏林的梦想只身上路，并将"严谨、求实、创新"作为自己杏林生涯中永恒的追求。为了开阔视野、增长见识，1992 年马丁赴美深造，在得克萨斯大学西南医学中心从事肿瘤转移领域的博士后研究。在国内业已养成的良好研究习惯使他迅速适应了国外的学术氛围，而优越的科研条件又使得他的工作如虎添翼。他人眼中枯燥和索然无味的实验室工作他却做得兴趣盎然、乐此不疲，充满生活情趣的他在开展多个课题研究的同时，依旧能利用周末去钓鱼休闲。留学期间，他的研究工作成绩斐然，在国际知名刊物上发表多篇文章，并于 1995 年获聘西南医学中心副教授，成为当时留学生中的翘楚。身为一位大医精诚、德被苍生的医学大家，尽管客居异国他乡，但马丁仍时刻关注祖国的变化，为国家取得的成就和进步感到骄傲和自豪。当在美国生活安逸、名利双收之时，胸怀报国之志的他毅然放弃国外优越的生活和工作条件，于而立之年返回江城出任同济医院妇产科主任一职，从此他的人生翻开了新的一页。

授业解惑建优秀团队

在从事科研探究的筚路蓝缕征途中，恰同学少年的马丁曾立下"会当凌绝顶，一览众山小"的豪情壮志。年届不惑后，他深知肿瘤防治的研究之路必定荆棘密布，绝非仅凭一己之力就可以轻松登顶，所以十分注重人才梯队的培养，为学生创造更多施展才华的平台。为师授业解惑 35 年来，主编了我国《常见妇科恶性肿瘤诊治指南》、国家医学生八年制教材《妇产科学》和英文版《妇产科学》。作为导师，马丁一直将教书育人列为自己工作的重中之重。回国之初，他就大胆改革、锐意进取，采取多种措施奖掖后进：鼓励大家积极申报国家自然科学基金，提供条件送优秀者出国深造，筹建肿瘤研究中心以提升基础理论研究水平。功夫不负有心人，众多切实可行的举措使得科室很快就步入行稳致远的快车道。他针对重大课题有的放矢地制订人才培养计划，选定并积极为团队成员创造有研究价值、有实现可能并有应用前景的研究方向，不断训练学生们高瞻远瞩地去思考和解决问题，培养他们严谨的治学态度，造就他们把握全局的能力。他培养学生的方式不拘一格，既不乏言传身教、谆谆教诲，有时也会为激发他们的潜能，将其置之死地而后生。自1997年担任同济医院妇产科主任以来，同济医院妇产科已成为国家重点学科、教育部创新团队和教育部重点实验室，他已为国家培养硕士、博士及博士后近300名。经过他的精心培养，超过80%的学生在工作之初即获得国家自然科学基金资助，不少人已成为多个单位的业务骨干和学科带头人，先后4人荣获国家杰出青年科学基金。

心系病患克妇科顽疾

虽然头顶众多荣誉的光环，但实际接触中的他儒雅、谦逊、风度翩翩，言语柔和却又透着炯炯精神。作为一位心系病患的临床大家，马丁是我国妇产科学界首位国家杰出青年科学基金获得者和国家重点基础研究发展计划（"973计划"）项目首席科学家，现任中华医学会妇科肿瘤学分会主任委员和国家妇产疾病临床医学中心主任。作为临床医生，他长期投身于临床一线，主刀施行妇产科手术逾万台；身为科研大家，针对临床重大难题屡屡创新，首次发现中国人宫颈癌易感基因和人乳头瘤病毒致癌整合位点；通过精确设计宫颈癌的治疗策略，使年轻患者保留生育功能成为可能，至今全国已有71例宫颈癌患者接受了该项治疗方案，其中17例成功怀孕，11位已分娩健康婴儿。他致力于肿瘤防治研究20余载，先后主持国家高技术研究发展计划（"863计划"）、"973计划"等国家重大课题10余项。他的工作提升了我国肿瘤基础研究水平，并为临床工作提供了大量新颖而坚实的理论依据。他还积极推动基础研究成果向临床治疗的转化，自主研发的国家I类新药——腺病毒-胸苷激酶基因治疗制剂，已进入临床III期试验，在预防肝癌转移领域取得了瞩目的效果，将有可能成为抗肿瘤转移的新型基因治疗药物。

他以第一作者或通信作者在以《自然遗传学》《自然通讯》《临床研究杂志》为代表的 SCI 收录期刊发表论文 216 篇，总影响因子 977.6 分，被《自然》等国际期刊他引 3059 次。"梅花香自苦寒来"，他以第一完成人获国家科学技术进步奖二等奖 2 项，获国家发明专利 14 项，2015 年实至名归地获得何梁何利基金科学与技术奖及国家卫生和计划生育委员会"生命英雄——科技之星"荣誉称号。尽管已年逾花甲，但他依旧初衷不改，继续掌舵这艘拥有近 600 张病床的妇科诊疗航母，在为广大妇女提供健康服务的征途中砥砺前行。我们期待着这位科研才华出众和深受大众喜爱的"全国优秀科技工作者"能百尺竿头奋楫扬帆，不懈努力再创佳绩。

临床出身的科研精英　心系病患的杏林骐骥

——记黄晓军教授

作为服务于我国科技界 30 载的办刊人，笔者接触过无数德高望重的学术前辈，也目睹了科技界长江后浪推前浪的人才更替，同时见证了新一代科技精英的艰辛成长历程。窃以为，在当今我国群星璀璨的科技群体中，北京大学血液病研究所所长黄晓军无疑是当之无愧的杰出代表。他现任中华医学会血液学分会主任委员、亚洲细胞治疗组织主席、亚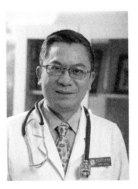太血液联盟委员会主任及美国血液学会国际委员常委会成员，领衔荣获国家科学技术进步奖二等奖 1 项、国家技术发明奖二等奖 1 项、省部级一等奖 2 项。黄晓军不仅是临床出身的科研精英、心系病患的杏林骐骥，更是立足本土、面向世界以引领科技潮流的学术先锋。

置身沃土迎春暖化开

回首黄晓军的成长经历，正可谓矢志学医并师出名门。1981 年，17 岁的他以优异的成绩考入中山医科大学，毕业后转攻北京大学人民医院硕士及博士研究生，1992 年获博士学位。毕业后他加盟北京大学血液病研究所，师承亚洲第一位实施骨髓移植术的陆道培院士并得其真传，专攻造血干细胞移植技术及其各种并发症、急慢性白血病的诊断及治疗。经过 20 多年的勤学苦练，加上在病床边度过的无以计数的不眠之夜，他获得丰富的临床经验和深厚的学术造诣，置身沃土的黄晓军早已展翅高飞。他以第一作者或通信作者发表 SCI 论文超过 200 篇，成为教育部长江学者特聘教授、国家杰出青年科学基金获得者、国家"百千万人才工程"有突出贡献中青年专家，荣获科技北京百名领军人才，享受国务院政府特殊津贴。荣任国际著名的《英国血液学杂志》《血液肿瘤学杂志》副主编，《中华血液学杂志》总编，《中华内科杂志》《中华医学杂志（英文版）》等多种国内一流期刊副总编。

立足华夏建一流团队

2004 年，恰逢不惑之年的少帅黄晓军正式执掌北京大学血液病研究所的大印。在他眼中，一支本土的研究队伍，最重要且紧迫的任务不是一头扎进所谓的研究工作中，而是在成立之初就给自己制定出一个清晰、科学的研究定位。上任伊始，他清晰地定位了自己的研究团队：不仅要成为国内血液学研究的顶级团队，而且要开创造血干细胞本土研究的国际领先地位，铸就一流的国际创新团队。他认为，国内研究团队最容易犯的错误，一是盲从国际所谓最前沿的研究，二是跟风于国内最时髦的研究领域，这些都会让自身始终处于被动。为此，在我国科技界崇洋媚外的大环境中，黄晓军始终奉行"立足本土的国际化战略"，立志要借助北京大学得天独厚的科研条件，在华夏大地上通过自己的不懈努力取得世界一流的科研成果。

黄晓军坚信，群众的成功就是成就自己，而领导的成功是要带出一支团队，他眼中优秀的团队是：聚是一团火，散作满天星，每个人对团队而言都是一笔宝贵的财富。经过很长一段时间对团队成员学术背景、研究方向及技术特点的深入了解，他根据每个人的独自特长，结合各自的研究兴趣，人尽其才地为每一个人安排研究领域，让他们关注不同疾病的发病机制及临床特征，使得大家可以按照自己预想的方向进行相关研究，避免团队内部研究交叉而导致的不良竞争。同时，采取对内评比、颁发相关奖励等措施激励创新，使得整个队伍的活力和潜力得到了巨大的迸发。正是他们源于临床的骄人业绩，大幅提高了我国在血液病诊治领域的国际影响力，该集体成功入选"2014年国家重点领域创新团队"。

潜心探究以攻克顽疾

黄晓军坦言，"白血病是不治之症"是个错误的概念，通过合理治疗，相当多的患者可以长期生存甚至被治愈，比如儿童白血病，70%左右可以治好。在白血病的治疗中，一直以来最大的难题是患者难以获得合适的骨髓进行移植而丧生。黄晓军团队历经十余年艰苦探索，建立、完善了造血干细胞移植的关键技术，发展并形成了国际原创的单倍体造血干细胞移植体系，为实现人人都有供者的造血干细胞移植新时代奠定了基础，让无数的患者重获生机。有关数据显示，在北京大学人民医院接受单倍体移植治疗的患者，其3年无病生存率在标准危险白血病达到68%，高危白血病为49%，优于多个国际著名的移植中心。如今的北京大学人民医院血液科，似乎是全中国血液病患者赖以求生的最后希望，而黄晓军则成了这一希望的"代言人"。

2014年8月，黄晓军在全球顶尖学术期刊《血液》上发表了封面文章《关于供者选择原则的研究》，通过介绍他们首创的"北京模式"与全球血液病同行分享了白血病治疗上的"中国智慧"。由于首创的理念和切实的临床疗效，该体系已被写入近年的国际权威教科书和美国骨髓移植学会继续教育教材。这项研究成果的推广应用，不仅使北京大学血液病研究所发展成为全球最大且疗效最好的骨髓移植中心，而且由此形成的"北京模式"被全世界超过半数的单倍体移植所采用，已成为国际血液学界最主流的移植模式。黄晓军自豪地说,能跻身世界血液科学的金字塔尖,证明中国科学家有能力为人类白血病的治疗做出更大的贡献,从某种意义上讲也是"大国崛起"的典型例证。

天道酬勤且功不唐捐

独具人格魅力的黄晓军是典型的性情中人,其性格中不乏男儿的血性、自信、倔强及坚韧,虽已年逾不惑但仍激情四射。尽管每天都与血液系统肿瘤进行着殊死搏斗,但在精力充沛的他身上,青春的激情与妙手回春的梦想依旧。在这个由 500 多名医护、科研人员组成的全世界最大的异基因造血干细胞移植中心中,大家有目共睹黄晓军工作的激情,身先士卒的他通过率先垂范给团队树立了最好的榜样。功夫不负有心人,经过逾十年的精心打造,他的团队先后在《新英格兰医学杂志》《血液》《癌症》等国际顶级医学期刊上发表多篇关于急性早幼粒细胞白血病、造血干细胞移植发病机制等方面的前沿研究成果,使得该团队在国内外屡获殊荣。作为一位年富力强的医界精英,黄晓军不仅荣获"欧洲骨髓移植协会圣安东尼成就奖""国际血液学大会杰出贡献奖",而且用自己骄人的临床实践和丰硕的科研成果在华夏大地上践行着国学大师胡适的人生理念:成功不必在我,而功力必不唐捐。

钟情艾滋的协和才俊　痴迷科研的白衣天使

——记李太生教授

2016 年，随着《人民画报》题为"中国行动，向零艾滋迈进"抗艾特刊的广为发行和传阅，一位在我国科技界似乎名不见经传的白衣天使悄然成为万众瞩目的明星人物，他就是北京协和医院内科教授、博士生导师、感染内科主任李太生。这位 1984 年毕业于中山医学院医疗系本科、1999 年在法国获得博士学位的临床医生，究竟为何一夜成名？

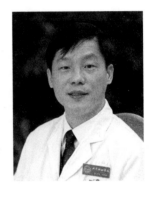

临床出身的科研才俊

痛失因病医治无救的弟弟后，16 岁的李太生立志学医，义无反顾地考入医学院校。从医 30 多年，一直置身于北京协和医院这一中国医学的圣殿之中，导师王爱霞的言传身教、协和精神的长期熏陶，使得他将自己的科研目标锁定为以医报国、立足临床、服务病患。多年来，李太生的团队收治了大量发热待查、特殊感染等疑难重症患者，挽救了无数濒临绝境患者的生命。他主编医学教材，向全国推广在疑难重症救治中的"葵花宝典"，大幅度提高了我国感染性疾病的诊治水平。作为临床医生，在繁忙的诊疗工作之余，他利用一切空余时间从事自己感兴趣的科研。他认为，有志科学研究者，必须具有敏锐的观察力和追求原创的精神，敢于质疑权威，要锲而不舍地咬定目标。他一直致力于感染性疾病的临床和转化研究，特别是在艾滋病和传染性非典型肺炎（SARS）的临床诊疗及免疫学方面开展了系统性、创新性研究并取得重大突破。当 SARS 在祖国大地肆虐之时，医者治病救人的崇高责任和学者刨根问底的治学精神促使他勇于奋战在临床与科研的第一线，不仅揭示了 SARS 跨物种传播所导致人体免疫应答的规律，提出临床诊疗新策略，并据此总结出临床诊疗方案，对 SARS、人禽流感等重大传染病的防治有重要的指导价值，该研究实至名归地荣获国家科学技术进步奖二等奖。

钟情艾滋的协和精英

在笔者的印象中，李太生是一位不食人间烟火的协和"愤青"，是对艾滋病研究情有独钟的专家，协和人严谨的治学精神和遗世独立的学者风范在其身上表现得淋漓尽致。21 世纪初，我国艾滋病治疗处于"一穷二白"的境地，进口药价格昂贵，有限的国产药缺乏大规模临床验证，严重制约了抗病毒治疗的推广应用。针对我国艾滋病日趋严重的形势，作为国家传染病重大专项的负责人，他将基础研究与临床实践密切结合，为推动我国艾滋病诊治做出了突出贡献：他在国际上提出免疫重建理论，并与我国抗艾滋病实践相结合，制订出效优、价廉、低毒的抗病毒治疗"中国方案"；发现最大限度控制病毒复制是免疫重建的决定因素，为"中国方案"的临床应用奠定了坚实的理论和实践基础；针对抗病毒治疗后免疫重建不佳者，指出胸腺功能衰竭是其关键原因，丰富和完善了免疫重建理论；他发现我国艾滋病病毒感染者进展至艾滋病期为 4.8 年，远快于国际上 8 年的报道，为早期治疗提供了科学依据；他引领了近年来我国艾滋病的临床治疗，主编首部《艾滋病诊疗指南》，为规范全国治疗提供了技术和人才保障，将我国艾滋病的病死率从 2003 年的 22.6%降至 2015 年的 3.1%；他证实国产抗病毒药物对国人的抗病毒及免疫重建效果，优选出以国产药为主的两个抗病毒药组合，治疗费用仅为进口药的 1/6，为国家节约了巨额医疗费用，并确保抗病毒治疗在我国艾滋病高发区迅速推广；他秉承古为今用的理念并不断推陈出新，将我国传统中药雷公藤多甙用于免疫重建不佳的艾滋病患者，这一疗法已初见成效，有助于进一步降低艾滋病患者的病死率；当艾滋病抗病毒治疗在全国稳步推进后，他组建了多学科团队，着力于精准定位，进一步降低艾滋病患者的病死率并改善其长期生存质量。正是缘于他钟情艾滋的不懈探索，推动了艾滋病由"不治之症"转变为可控的慢性疾病，为最终攻克这一世界顽疾提供了新思路。在人类 30 多年的抗艾历程中，李太生以不释的家国情怀和艰辛的努力，使得中国的艾滋病研究从跟随、同行走向了超越。

锲而不舍获累累硕果

投身杏林 38 载，钟情抗艾 24 年，李太生热衷并执着于这项事业。作为一位志向远大的经世之才，他不仅医德高尚且技艺精湛，在严谨治学中勇于创新，通过矢志不渝的追求，终于在艾滋病和抗感染的研究中斩获累累硕果，使得艾滋病在中国已成为像高血压、糖尿病一样的慢性病，患者得以长期存活。他在《科学》《柳叶刀》等国际顶尖期刊上发表学术论文 300 多篇，研究成果多次获得国家级和省部级科学技术进步奖，入选科学技术部主办的"十一五"及"十二五"国家重大科技成就展。世界卫生组织在 2010 年全球艾滋病治疗报告中引用了他的研究成果，《科学》在近期的特刊报道中称赞"他的工作有力地推动了中国艾滋病抗病毒治疗的进程"。"梅花香自苦寒来"，这位以国家的迫切需求为自己的研究目标、将临床与科研密切结合的协和青年才俊，刚刚通过学术委员会和国际同行评议小组的评审，入选清华大学生命科学联合中心临床研究员。他不仅是杏林中德艺双馨的后起之秀，也获得科技界的广泛认可：作为首位获奖的中国人被法国政府授予"优秀外国医师奖——维多利亚雨果奖",荣获法国医学科学院塞维雅奖,入选国家首批"科技创新领军人才",享受国务院政府特殊津贴,全国抗击"非典"先进科技工作者,荣获全国"五一劳动奖章"。明知未来征途艰险,但李太生立志咬定青山不放松、行稳致远奔未来。在新的征程中,他依旧以实际行动践行着《协和赋》中永不磨灭的协和精神:肩负民族大义,不辞赴汤蹈火,博极医源,精勤不倦。

胸怀大爱的肾病名医　厚植临床的科研精英

——记余学清教授

在中国医学的内科学界，肾脏病领域一直以人才济济而享誉业界，不仅汇聚了大批厚植临床的科研精英，也是一个院士辈出的人才苗圃，曾产生了黎磊石、侯凡凡、陈香梅、刘志红等多位院士。时至今日，该领域的中流砥柱和杰出代表无疑是中华医学会肾脏病学分会主任委员、《中华肾脏病杂志》总编辑余学清。由

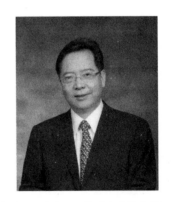

于中华医学会和杂志工作的密切接触，笔者与他相识多年，是志同道合的挚友。回溯其成长经历，他是一位不可多得的青年才俊。除了硕果累累的科研成果之外，为人率真、仗义执言的鲜明个性，尤其在追求真理的道路上刚正不阿的品性，凸显杏林大家的学者风范。

才子之乡的杏林新秀

江西抚州，"十里一状元，隔河两宰相"，文风千年不衰，名人灿若星河，是千古才子之乡，全国闻名的教育名城。北宋宰相王安石，"词仙"晏

殊，明代"戏圣"汤显祖等均出自这里。余学清 1964 年出生于抚州临川，他就读的临川一中曾是闻名遐迩的"中国十大名牌中学"。从中学时代起，他的聪慧天资就得以显现，仅用 4 年就结束一般人 6 年才能完成的中学学业。1979 年，16 岁就以超过重点分数线 30 多分的优异成绩如愿以偿地考入中山医学院，踏上了近 40 载的从医之路。在恩师李士梅的指导和鼓励下，他选择了当时新兴的肾脏病学科作为自己职业生涯奋斗的起点，并在这条筚路蓝缕的求索之路上一路耕耘。他在这所"南国"名校中获得了学士、硕士及博士学位之后，胸怀天下的他又前往澳大利亚莫纳什大学医学中心进行博士后研究，并到美国贝勒医学院做高级访问学者。刻苦的钻研加上不懈的努力，使得他很早就秀出班行，30 岁就做了国家重点学科的副主任，34 岁成为科主任，同年晋升为中山大学教授。从医 30 多年来，余学清专注于肾脏病学的基础研究与临床应用，以坚实的步伐向肾脏病学研究巅峰不断攀登。如今，已知天命的他获得丰硕的科研成果，以优异的肾脏病学研究成果和出色的科研管理能力享誉国内外。先后被聘为美国贝勒医学院及科罗拉多大学兼职教授。现任国际腹膜透析协会主席、亚洲肾脏病联盟主席、中华医学会肾脏病学分会主任委员、中国肾脏病防治联盟主席、中国医师协会肾脏内科医师分会名誉会长、长江学者、广东医科大学副校长、中山大学肾脏病研究所所长。

胸怀大爱的肾病名医

来自于乡村的余学清在学医之初就曾立下"悯农村之疾苦，攀医学之高峰"的鸿鹄之志。尽管久居"花城"30 多年，已经从普通医生成长为国际肾脏病学界的翘楚，但余学清从未忘记自己的"根"在农村，始终关注广大农村肾脏病患者的实际需求。他牵头完成的流行病学调查显示，中国南部地区慢性肾脏病发病率高达 12.1%，揭示了我国慢性肾脏病防治的严峻形势。他一再呼吁，慢性肾脏病是中国重要的公共卫生问题，引起了国家的高度重视，加大了对肾脏病防治的投入和政策扶持。中国目前有 40

多万名需要接受透析治疗的患者,对他们普遍采用血液透析治疗并不现实,且高昂的治疗费用更是令大部分患者难以承受。意识到这一点,胸怀大爱的余学清将更多的精力投入了另一种价格低廉的肾脏替代治疗方式——腹膜透析。他在国际上率先创建了腹膜透析卫星中心模式,10 年来,他率领自己的合作团队,协调社会力量参与,通过艰苦努力,最终建立了中国最大的腹膜透析中心。其所在的中山大学附属第一医院收治的肾病患者数已排名世界前二,技术水平和患者存活率均处于国际领先水平,中国南方的另外 9 家卫星中心共收治患者数千人。不仅如此,他还将规范的腹膜透析推向基层,目前全国已有 11 个省(自治区、直辖市)29 个分中心加入。2016 年 2 月,世界名刊《柳叶刀》发表了对这位为国争光的肾病名医的专访文章《余学清:中国肾脏病的驱动力》。该刊专门派出一个采访团队到中国对余学清及其团队进行沟通和专访,并先后采访欧洲、美国等地的知名同行。该文章以人物素描专访的形式对余学清进行报道,标志着国际医学领域对我国肾脏病防治工作的高度认可,以余学清为代表的中国肾脏病专家面向世界发出了"中国声音"。

厚植临床的科研精英

余学清擅长肾内科常见病、多发病及疑难病例的诊治,在其高超的医术背后,是其深厚的科研功底和仁厚的爱心。作为中国肾脏病研究的领军人物,他将工作目标定为"顶天立地"。"顶天"即向国际看齐,以全球顶级水平为目标,发起冲击和超越,在世界学术舞台中央占据一席之地。如今,中国有科学方法、研究团队、病例资源,不能再满足于做"留声机",要做"发声筒",把中国的临床经验和研究成果分享到全世界,让新的国际指南参考中国的多中心试验结果,要努力在世界肾脏病防治史册中留下中国的璀璨印记。"立地"就是支持基层医院肾科的建设和发展,为农村提供合格的医疗服务,助力于国家提高基层医院的服务能力,实现"大病不出县"的目标。身为个性鲜明的青年才俊,他以改善慢性肾脏病患者的健康为使命，在肾脏病防治领域长期耕耘，积极探索，成绩斐然。他牵头完成了最大样本的亚洲 IgA 肾病全基因组关联分析研究，首次发现了中国人群中 IgA 肾病独有的 2 个新的易感基因位点，证明了遗传因素在其发病机制中起重要作用，并能够影响该病的发病过程及临床表现。他是中国肾脏病研究领域名副其实的劳动模范：累计承担各级科研基金 44 项，发表科研论文 443 篇，出版学术专著 17 部，其中主编 8 部。先后荣获教育部长江学者特聘教授、国家杰出青年科学基金、国家"百千万工程"有突出贡献的中青年专家。作为第一负责人，荣获国家科学技术进步奖二等奖 1 项，教育部科学技术进步奖一等奖 1 项，广东省科学技术进步奖一等奖 1 项。"享受现在，努力未来"是余学清的人生信条，"目标明确，砥砺前行"是他对科研的不懈追求，在此衷心祝愿这位厚植临床的科研精英能够百尺竿头更进一步，以骄人的业绩实现自己心中的梦想。

经 典 导 读

医学人文的金科玉律　历久弥新的生活之道
——《生活之道》

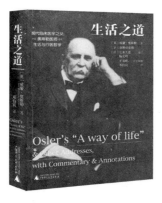

　　在笔者的记忆中，自己读过次数最多的医学人文图书非威廉·奥斯勒所著的《生活之道》莫属。学生时代在大学的图书馆里，曾借助字典囫囵吞枣地浏览过其英文原著；从事编辑工作 30 年中，也翻阅过不同版本的中文译著，但感受最深的是已知天命后再次的潜心研读。这本厚达 483 页的书收录了"现代临床医学之父"奥斯勒的 20 篇演讲稿。奥斯勒是 20 世纪医学领域的大师，开创了现代医学的新观念与新里程，是现代医学教育的始祖、临床医学的泰斗，他尤其强调医学的人文与教养。时至今日，尽管岁月不居、时光如流，但他杏林之楷模、医界之翘楚的地位丝毫没有被撼动。作者将其深厚的古典人文涵养带入医学领域，触角遍及医疗伦理、医疗与人道主义关怀以及医患关系，字里行间洋溢着他睿智的生活与行医哲学。奥斯勒对医者所期勉的是每个人都应该学习的生命智慧，书中阐述的生活的本质，也是人世间永恒不变的价值。全书充满了人生智慧与人文关怀，从中可以读到深刻的思想、严谨的作风、智慧的人生，是每一位想提高生活质量与生存境界的有识之士的必读之书，被视为 20 世纪重要的思想文献。如今重温 100 多年前奥斯勒的演讲，对我国目前的医疗现状、医师道德及专业发展仍有十分重要的意义，值得每位医学生、临床医师、卫生行政主管部门的领导阅读和深思。它不仅是一本引人深思的书，更值得我们去身体力行。在笔者读过的各种翻译本中，窃以为 2007 年出版的由邓伯宸先生翻译的《生活之道》是目前世间最好的中文译著。该书不仅思想深邃，而且文辞优美。在国内翻译市场急功近利、粗制滥造的大环境中，邓伯宸先生在翻译中竭力达到了信、雅、达，使得该书的中文译本堪称译文之典范。加上合作者强大的"考据癖"，将奥斯勒每句话的出处和典故都标注出来，对读者而言，仅体验语言的美感和引据的丰富都将是莫大收获。

医学教育的不世之才

奥斯勒（1849—1919）出生于加拿大，1872 年毕业于麦吉尔大学，他先后在加拿大、美国及英国工作，一生都是无与伦比的优异经历。历任美国麦吉尔大学、宾夕法尼亚大学及约翰·霍普金斯大学医学教授，牛津大学钦定讲座教授，曾荣膺牛津古典文学会会长。他献身于医学，在行医、教学、研究之外，兼及社会关怀，终生不辍。他不仅学富五车，而且著述等身，毕生撰写医学文章 1158 篇，文学性文章 182 篇。尽管驾鹤西去近一个世纪，但直到今天仍被视为医学界不世出的巨擘。奥斯勒说："伟大的教导与教育，能使人的灵魂在美感、哲学以及智性上，追求不仅属于个人，更是属于全人类的不朽。"他于 19 世纪末在北美创始的教育体系和观念，一直被视为现代医学教育的起源，尤其是在约翰·霍普金斯大学任职期间，医学上的造诣使他俨然为一方宗师，北美地区求学问道的人络绎于途。当时他与同人所打造的一套体系，直到百年后的今天，仍然是从事医学教育者所遵循的典范。

奥斯勒极力主张医师之教育首重医术的养成，但由于医学知识的有限，应辅以人文修养。他坚信，人文修养有如酵母之于发面，可以催化医疗的关怀、同情心与同理心。他首创了病床边教学的理念，道出了临床教育的真谛："学习临床医学，如果没有书本做导读来学习患者的临床症状，就好像没有航海图来导引航行；但如果只读书而不对患者进行床边观察，就好像学习航海却从未航行过。"他常提到临床医学教育的三部曲：由患者开始，自患者引申，于患者完成，即完全以患者为中心的教学。作为医学大家，奥斯勒指出医疗是人与人互动的关怀过程，必须建立在对人性本质尊重和对生命热爱的精神上，医生不仅应该接受通识人文教育的熏陶，而且要从日常接触的患者身上感受他们的爱与喜悦，分担他们的忧伤和悲痛。他提醒医者，要从生命的诗句上来鼓舞日常的诊疗工作。尽管当下对物质的追求成为生活时尚，绩效与利润成为最高目标，但每当读到这些充满人文情怀和睿智的文章时，都可以在浮躁的环境中净化自己的心灵。

教育本质的惊人之语

奥斯勒认为，教育是环境影响对我们的潜移默化；每个时代的伟大心灵所留下来的文字资产、自然与艺术赐予我们的和谐氛围，以及我们共同营造的生活——所有这些都在教育我们，塑造我们成长的心智。他坚信医学是学养俱佳者才能从事的行业，必须终身进修且心智独立，其一脉相承的传统与理念浑然一体，医疗的与时俱进和纯粹造福人类的秉性令其他行业难以望其项背。他指出，真，是冰冷的逻辑，使得心智独立自由，免于自欺与不求甚解的荼毒；善，医者若要无愧所学，就必须与善同生、同行、同在；美，是最高的境界，唯有不懈地追求完美才能达到。他的医学教育理论基础，是将心灵当作一部运转的机器，妥善加以控管，使之积渐成习，收发自如有如行走，这也正是教育的目的。

奥斯勒坦言，教育中最重要的一点就是传承，应该慎终追远，绳其祖武。教育是一个终生学习的过程，学校只是启蒙阶段，教以原理原则，为未来的自修铺设一条"正途"。他告诫读者：可以为人所用的知识才是真知识，其中自有生命与成长，并可转化为实用的力量，其余的皆有如灰尘之悬于脑际，或如雨点之干于岩石。他主张医生应该享受学习、享受工作，对于任何事情，一定要实事求是，绝不要强不知以为知。对医者而言，知识需要广度和多样性，不可偏废本业以外的兴趣，成功固然有赖于丰富的医学知识，个人的品位也很重要，人文与科学本是一根枝条上的两粒果实。他倡导读书，说道："若你爱书，生命必不至于空虚，你将不至于在夜里叹息，不至于为白昼烦恼。"他极力推崇柏拉图的观点：只有各种知识达到彼此交融与结合的地步，其相互的密切关系又能够受到重视，对知识的追求才有价值。

语重心长地授业解惑

奥斯勒认为，无论从事什么行业，成功的第一步就是对它感兴趣。若非如此，要想成为个中高手，无异于缘木求鱼。要想事半功倍，首先是培养条理，然后是专注精神，力求完美。好学生必须具备的 3 项基本特征是，全心追求事实的欲望，坚持到底的决心，一颗开放、诚实且能免于猜疑、欺骗与嫉妒之心。要想成功，专精最为要紧。应避开大路，把自己移植到某个与世隔绝的地方，因为种在路旁的树保不住尚未成熟的果实。同时，专精必须辅以大眼光、大思维，并留意一门学问在其他地方的进展，否则就可能陷入所谓专家的峡谷，有深度而无广度。谈到医疗的定位，柏拉图说：这是一门照顾患者身体的艺术，对于每个案例，所作所为都有其依据和道理。奥斯勒认为，医学是一种预防与治疗疾病的艺术。最好的医生必定是最好的观察者，纵使眼明耳聪，所有的感官生就敏锐，还是要靠不断地练习才能加以磨砺并精益求精，空想或梦想均无济于事。在人格上，真正能给我们力量的是谦卑的美德，谦卑不仅是对真相心怀敬重，更是在追寻真相的过程中，对所遭遇的困难能够虚心面对。他总结了日常工作中的诀窍：对所有的病例，有系统地勤做笔记，从经验中得到成长，有助于增长智慧；随时吸收新知，并学以致用于自己的病例；身为开业医师，极为重要的是每隔 5 年，应放下工作重返医院或实验室，以恢复活力或"清醒头脑"。在这个忙碌的世界上，必须经过训练精准的观察和正确的推理，培养慎思明辨的习惯和能力，拥有清晰的观点和健康的心态，才能在面对变化多端的病情时对症下药。

奥斯勒除了在医学上造诣精深外，其人文素养也极其醇厚。他的著作与演说异常丰富，不但辞藻优美、充满睿智，而且令人省思、深受启迪。他认为，文化修养对于医者的重要性胜过任何其他的行业。医生所要面对的人，形形色色不说，每个人的情况也不尽相同，除了医者的医术能使他们身受其惠外，还有些东西无形中也有着极大的影响。奥斯勒说："学问之道无他，专精与彻底而已，并应保持面面俱到。"他敦促学生要培养3种习惯：要在功课上培养善独的艺术或自律；有条理地安排功课、研究与观察；要培养刨根问底的精神，尤其是在医学科学原理和原则的融会贯通上，否则可能会沦为庸医。除此之外，奥斯勒强调谦卑与尊重事实的重要性，倡导追求思路的清明、心地的善良与心灵的平静。他认为，一旦全心全意地开始追求，事情就会变得简单。保持永不满足的心态、欲望与饥渴去追求真相，灵魂必将得以提升！这样的一股热情，应是其始也一，其终也一。

行医之道的金科玉律

百年之前，奥斯勒就指出医学实践的弊端：历史洞察的贫乏、科学与人文的断裂及技术进步与人道主义的疏离。他告诫我们：行医是一种艺术而非交易，是一种使命而非行业。之所以是高贵的使命，是因为能够谦卑、有信心、以医学的传统为荣，并对未来抱有希望。毫无节制地过分强调科学，很容易会忽略医学的人性关怀和怜悯。医学需要高度整合心智与道德，并让人求新、务实和有慈悲胸怀。在履行使命时，要心脑并用。医师绝不是在诊疗疾病，而是在医治一个独一无二的人，一个活生生、有感情、正为疾病所苦的人。因此，所谓"心"，始终都是指热忱、设身处地与无微不至的关怀。奥斯勒敦促医者，培养沉稳与宁静，以善处成功与挫折。他强调，面对任何危机时，心灵的"宁静"是医师最重要的素养。拥有丰盛的宁静，无非是要让我们有能力去包容不幸的邻人。只有保持清楚的判断，才能避免忧形于色或惊慌失措导致患者失去信心。对于专注工作的人而言，无动于衷无非是为了求好心切，是一种值得称道的态度。当然，他也认为，真正圆融的沉稳，绝对少不了丰富的经验，以及对疾病各个方面的了然于胸。"只有在我们穷途末路的时候，更美好的日子才要展开。"要守住一片纯良的宁静，第一要素就是不要对患者抱太大希望，因为我们面对的是生活在沮丧之中的人，待之一定要以无比的耐心和持之以恒的悲心。奥斯勒认为，所谓沉稳，指的是身体的自我控制，就是在任何情况下都保持冷静与专心，是暴风雨中的平静，是在重大危急时刻保持清明的判断，是不动如山、心如止水。

奥斯勒提醒我们，人生最可悲的是，当知识已经来临，智慧却在门外徘徊。失败绝不是因为读书太多，而是因为知人太少。与同行携手共进，是构建和谐团队的基础。他指出医生之间不和的三大因素是：缺乏友善的互动，唯有良好的沟通才能促进彼此间的了解；没有包容心，其破坏性之于心灵和道德的高贵，就犹如疾病之于身体的健康；飞短流长、嚼舌的人喜欢在医生之间调拨是非。医生之间的不合，半数是放纵患者说长道短所煽起的，唯一应对之策就是充耳不闻。如今，由于诊疗技术进步的一日千里，现代医学已经让医师们能够使用比奥斯勒当时有效千百倍的药物，同时也更能够减除患者的病痛与残障，在疾病的预防、治疗与照护上，能够提供给患者的远较过去为多；在缓解疼痛与身体的残疾上，医师的配备更是远胜于前辈。尽管如此，讲到受人信任与尊敬，今天的医生却是江河日下。毫无节制地过分强调科学，很容易就会忽略医学的人性关怀与怜悯。由于医生看患者的时间受到极大的限制，导致无法建立良好的医患关系，患者无法对医生产生信心，也就失去了痊愈的能量。重温作者百年之前的演讲，不仅可以领略到他令人折服的精辟观察和深远见识，也提供给我们隽永的金科玉律，来解决科技进步和人性关怀之间的失衡。

生活之道的真心诠释

奥斯勒认为，人活于世，三十立于德，四十富于学，五十成于智，因此青年人要有希望，中年人要有信心，老年人得有安慰。人生中最难能可贵的资产就是具有充分的责任感，为了承担救死扶伤的崇高责任，医者的负担异常沉重，既要有丰富的医学知识，又要跟上最新的医学发展，更要关心患者在各种状况时所面对的挣扎，因此，必须培养一种能够让自己举重若轻的生活哲学。在谈到快乐的秘诀时，奥斯勒说，秘诀就是献身于一份能够让心灵满足的工作；在这里，对于生命，我们只加一分自己之所能，绝不取一分自己之所欲。生活之道就是告诉自己，把有好感的变成有兴趣的，把有兴趣的变成生活必需的，变成生活意义之所在。他想说的是，保持对自己内心充实的追求，宁静、虔诚地面对生活。他提出来的 3 点值得我们去细细品味：活在当下，不要为过去懊恼，不要为明天发愁；己所不欲，勿施于人；培养我们心灵的宁静。前两者可能容易让我们时刻提醒，而第三条对于我们来说是值得去追求的最高境界。

生活是什么？有人说生活是一种习惯，也就是一连串不需要经过大脑的行为。柏拉图曾言：由精神和品格所构成的人格，就是长期养成的习惯。而奥斯勒的回答是，我不去想它，我活出它来；唯有这种生活哲学，才能让你触及生活的真正价值，掌握其潜在意义。蜕脱绝望，通过疑惑之城与剧痛，身怀此一护身符，乃能到达喜乐山，在那儿得遇心灵的牧者——知识、经验、警醒与真诚。虽说生活不容易，但没有意义的生活却是很容易的，你要放浪形骸，玩世不恭，还是踏踏实实，专注于自己的选择？奥斯勒认为，影响人一生的往往都是微不足道的小事，人生的首要之务，不要活在昨日的错误与失意中，也不要担忧明天可能带来的不安与恐惧，而应该使出自己全部的心力来承担今日。一个担心未来的人，杞人忧天的结果，无非是虚耗精神，怀忧丧志。因为"昨日的负担，如果再加上明天的，只会使今日更加举步维艰"。巨轮之所以能够漂浮在海面，靠的是有水密舱。

奥斯勒用其比喻人生，嘱咐大家管理好自己的"日密舱"，只有将过去和未来拒之舱外，才能聚焦于当下。他建议："赶紧将前后巨大的隔离壁关上，着手培养一个日密舱的生活习惯。千万不要灰心，因为与其他的习惯一样，这个习惯也是经年累月才能养成的，至于方式，则有赖于自己去感悟。我所能说的，只是一个大方向，并且鼓励你们，正当青春年华，你们应该有勇气坚持下去。"奥斯勒叮嘱学生，尽管世事多变，但构成人性的爱、希望、恐惧、信心与悲悯亘古不变。他说："日密舱中宁静过，心自轻灵，乃可负载自己与旁人的重担。" 因此，对于一位追求人生真谛者而言，不去瞻前顾后，全心全意地活在当下，才是未来的唯一保证。笔者认为，就人生哲理而言，该书无疑是经典之作、指路明灯，用心研读后一定会醍醐灌顶、茅塞顿开。

超越国界的经典之作

从《生活之道》涉及的内容来看，其早就超越了医学范畴，充满了人生的智慧与力量，具有不分国界、不分行业的寰宇间的普世价值。但对我国读者而言，该书有些内容比较深奥，涉及很多西方的经典名著和宗教典籍，源自《圣经》和史料的传奇故事俯拾皆是。奥斯勒认为，文学和科学是没有国界的，在世界上唯一具有普世一致性的行业就是医疗，无论身居何处，医疗所遵循的规矩相同，所怀抱的志向无异，所追求的目标一致。一位真正的读书人一定是世界公民，更何况人生在世，没有比忠于自己更重要的了，又哪能仅拘于一国一族呢！伟大的心智和作品必将超越时间、语种及种族的限制，作为学者，如果不能从天下一家的观点去思考生命的问题，绝不可能集思广益，成一家之言。更何况先哲曾告诫我们：知识无君主，唯才智是尊；亦无贵族，唯才子是问。奥斯勒一生倡导读书，认为书本非死物，行间有生机，不读书就无以保持心智的敏锐。他强调读书应如"筛子"，只保留精华，与之相对的是"海绵"，不论好坏一律予以吸收。如果一位医生不读书居然能够悬壶，的确令人惊讶，但因此而表现拙劣，绝不出人意料。

从书中优美的文字看，作者引用了大量典故，足以显示其人文功底和医学人文素养之深厚。作者很清楚地认识并了解自己，深悟进退之道，又须臾不忘感恩，常常欣赏称赞他人，具有谦卑、虚心、好学、开放的精神。该书的问世，不仅使读者深入了解到奥斯勒等身的著作、创意的教学及以患者为中心的行医态度和人生哲学，而且是各国有识之士通力合作的结晶。该书美国的注释版弥足珍贵，附有非常详尽的注释，是由日本知名的医学博士策划、历经 20 年精心编辑完成的。书中的每一篇文章都散发出奥斯勒对全人类关爱的情怀、医学教育的献身、每日工作的投入、生命价值的弘扬、人性尊严的尊重，通过中文译者的妙笔生花，他睿智的哲理、醇厚的人文素养跃然纸上，令读者掩卷遐思。

西方伟大医生的翘楚 传记式医学史的圭臬

——《伟大的医生》

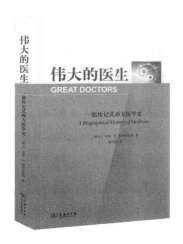

时光荏苒，岁月如梭，又是一年清明小长假。当国人都在祭祖和扫墓之际，笔者在网上祭拜家父之后，依旧在温暖的阳台上品茗读书。通过阅读亨利·E. 西格里斯特所著的《伟大的医生》一书，来缅怀那些早已仙逝的西方医学巨擘。瑞士人西格里斯特是当代非常重要的医学史专家，1949 年以前，他曾是中国医史学会名誉会员，中华医学会就是经他介绍而加入国际医史研究会的。该书是他的代表作，它既是一部伟大医生的生平传记，也是一部系统梳理西方医学源流的优秀医学史著作。通过追溯 2000 多年西方医学发展的历程，采用以人带史的手法，作者介绍了从古希腊至 20 世纪初 60 位西方医学大师的生平。所选名医均为各个时期医学领域的翘楚，他们的不懈努力和神奇发现为现代医学奠定了宽阔、牢固的基础。书中讲述了他们在各个医学领域的探索及成就，分析了他们所提出的诸多理论和方法。

通过这些名医身上饶有趣味的故事，读者不仅能轻松了解西方医学发展的轨迹，而且能从中汲取知识，探寻生命的奥秘。该书汇集了翔实的医学史料，并配置了大量珍贵的图片，可谓图文并茂、相得益彰，值得每位敬畏生命、热爱生活的人倾情诵读，潜心品味。

惠泽千秋的大医

历史是一条流淌不绝的长河。回溯人类的发展史，我们知道，疾病比人类还古老，而且疾病永远不会被消灭。人生不仅短暂，而且是一纸随时可能中断的契约，极为脆弱，非常需要医生的呵护。回眸往昔，西方医学大师群星璀璨，不知凡几，而医学精神的中心是追慕苍生大医的风范，彰显医学人文的本质。他们替行将枯萎的生命注入生机，向正在沼泽中挣扎者伸出援手，重新燃起即将熄灭的生命烛光，为受伤的躯体和痛苦的心灵铺设一条通往希望的小径。作者在扉页上写道：谨以此书献给世上舍己为人、履行名医教诲的默默无闻的医生。该书集史料性、纪实性和述评性为一体，作者以哲人的洞察力，直面大师的人生，彰显誉满杏林者求真、崇善、尚美、达圣的本性。全书以简明流畅的方式描绘了从古希腊的西方"医圣"希波克拉底，到心血运动的发现者哈维、牛痘免疫的首创者詹纳、现代医学教育的始祖奥斯勒等 60 位伟大医生的生平和业绩，并以此为线索，勾勒出西方医学的发展历程。书中记录的大师虽然生活在不同的时代，体现迥异的文化，奉行各自的哲学思想和宗教信仰，提出了不同的医学观点和学说，但他们追求共同的目标，遵循同样的原则，苦心孤诣、锲而不舍、穷究堂奥。他们当中的许多人大才盘盘、超轶绝尘，不愧为医学界的博学鸿儒、巨擘泰斗。作者用生动有趣的文笔，借这些曾在医学史上名垂千古的伟人的传记，来叙述医学史上的大事，该书无异于是一部西方医学史。此外，作者还希望患者更好地了解疾病，理解医生，以积极的态度做好患者，以便充分享受短暂而宝贵的生命，洞悉世间人生的真谛。

鲜为人知的史料

中国是有五千年悠久文明历史的古国，西医传入中国不过百年，国人对西方医学的了解甚为肤浅。作者认为，古希腊医学的渊源鲜为人知，当时的医学只是一堆凌乱无章的宗教戒律、巫术伎俩以及行医体会，直到公元前460年前后不世之才希波克拉底的出现。尽管人们对他的生平所知如雪泥鸿爪，但并不妨碍他成为医学鼻祖和济世良医，他对西方医学影响深远，无人能望其项背。从书中可知，阿拉伯医学最早产生于西班牙，因为西班牙曾是阿拉伯世界一个独立自治的地区。散克托留斯医生发明了很多医疗仪器（温度计、脉搏计、湿度计和水床）以及各种外科器械（气管切开器、套管针和膀胱结石摘除器）。物理学及生物学家赫尔姆霍茨发明了检眼镜，使医生可以直接看到人体器官的内部。雷奈克不仅发明了听诊器，而且他用这种设备取得了无与伦比的成就。哈维既是功勋卓著的外科医生，又是解剖学家，他解剖的动物种类不少于80种，他的名作《心血运动论》的问世，不仅推翻了流行1500年之久的盖伦学说，而且使生物学建立在实验基础上。哈勒拥有百科全书式的学问，是一位卷帙浩繁、著作等身的多产作家。他一生编撰了多本词典，撰写了200部简明的传记，创办并担任《哥廷根学报》主编25年，发表了12 000篇文章和评论。入选该书的化学家巴斯德虽然不是医生，但他在预防疾病方面的杰出贡献空前绝后，无人能出其右。细菌学家贝林，因研究白喉的细菌疗法，1901年成为诺贝尔生理学或医学奖的首位得主。

坦承失败的大家

医学是一门包罗万象、浑然一体、崇高至圣的自然科学，也是一门年轻的科学。早期的医术与巫术是同源的，实际上，医学本身一直在前人的失败中不断完善。正是由于16世纪法国名医巴累对现代外科学的杰出贡献，才使得以后的几个世纪中法国的外科学独步天下。巴累不仅医术精湛，还极具人文修养，他最具代表性的名言为："思考在我，治愈在天。"19 世纪著名的外科医生毕尔罗斯是一位相信直觉的人，具有艺术家的秉性，他认为忠诚与自觉是优秀外科医生两大不可或缺的基本素质，唯有可能获得合理的成功时，外科医生方有资格做手术。他是第一个为胃肠道癌症患者切开幽门的外科医生，他首创的胃肠道手术方法使他的名字永远与胃的外科史不可分割。在苏黎世工作的 7 年中，他亲手动过手术者超过 8 万人。人非圣贤，孰能无过。当时的手术干预，失败者远远超过成功者，坦率地承认自己的失败，需要敢做敢当、奋不顾身的勇气。毕尔罗斯坦言："批评是时代的基本要求。批评自己或别人，需要远见卓识、精明强干、镇静自若、无私无畏。一个不成功的案例，通过明察秋毫、鞭辟入里地分析原因，其启迪意义超过 10 台成功的手术。"毕尔罗斯年复一年地公开发表自己的手术报告，这些报告表现出无以复加的诚恳和透彻犀利的自我批评，无疑堪称杏林楷模。

勇于献身的斗士

医学是一项需要终身学习并勇于献身的职业。18 世纪的医学家亨特每天都在家人入睡之后，伴着一盏油灯开展研究工作。为了证实自己的判断，他用淋病脓液给自己接种，用水银治疗 3 年以观察其临床疗效。亨特在医学史上的杰出贡献包括：发现侧支循环、成功进行了睾丸移植术和创办医学博物馆。他入选大医的主要功绩是开辟了普通医学中外科观察和实验领域，这正是先贤们为追求真理"焚膏油以继晷，恒兀兀以穷年"的真实写照。科赫认为，霍乱弧菌是导致这种疾病的唯一原因，其通过饮用水传播，但创立了实验卫生学的彼腾科费尔则认为传播霍乱的是表层土中的水，双方各持己见，都缺乏实验证实。为此，彼腾科费尔吞咽了 1 毫升新鲜牛肉清汤霍乱弧菌培养液，其毒性足以杀死超过 1000 人。他认为，作为科学家，为科学而献身，就像一位军人光荣地战死沙场。要想活得比走兽更为高尚，就必须准备为了更高尚和理想的目标而牺牲健康与生命。虽然他吞菌后一直安然无恙,但他通过这一舍生取义之举,证明了只摄入霍乱弧菌不足以致病。

美洲医学的新星

从医学发展史可见,西方医学是在 16 世纪解剖学的基础上,经历了 17 世纪的生理学、18 世纪的病理解剖学、19 世纪的细胞学和细菌学,以及 19 世纪末和 20 世纪初的临床医学的发展,才成就了今天的医学科学。在西方近代医学史上,美洲一直默默无闻。正是由于"现代医学之父"奥斯勒的杰出贡献,才使美洲登上了世界医学的舞台。曾几何时,美国几乎每位医生的家中都挂着他的肖像,关于他的奇闻趣事,妇孺皆知。他的名气源于他作为医生的素质、作为教师的水平以及高尚的人品。他并非一位单科独进的科学家,他将精确的实验方法和严谨的科学理念引入美国临床医学领域。在天时地利人和的环境中,他进行了很多独创性的科研工作,他是第一位描述血小板的人。同时,他也是一位天生的人文主义者,他认为医术的基础必须是爱,医者应该具有超越世俗的爱人之心。天人合一,即科学技术与人文精神的渗透和融合,是现代医学理想的基础,医学应该成为科学技术和人文关怀最好的结合点。尽管医生日常生活中的繁杂琐碎往往会淡化我们对这个神圣职业的信心,但一想到医学先贤的感人事迹,我们就会义无反顾,活力倍增。他在美国供职 20 载,创造了一个永不消退的科研潮流。奥斯勒对人类的贡献不拘于临床医学,在许多相关领域中他都秀出班行、卓尔不群,无愧于人中骐骥。

彪炳千古的博学鸿儒　流芳百世的西医故事
——《西医的故事》

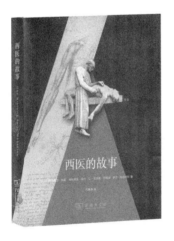

就笔者的阅读习惯而言，很少读到科学家和艺术史家共同撰写的图书，然而《西医的故事》一书确实让自己惊叹于科学和艺术结合的魅力。该书是由3位享誉世界的法国科学家阿克塞尔·凯恩、帕特里克·贝什、让·克洛德·阿梅森和法国著名艺术史家伊万·布洛哈尔联袂奉献给读者的一部精品图书。作者在书中不仅全方位地呈现了西医视域下的人类身体到精神世界，娓娓道来地讲

述了西医从神话发展到科学这漫长之路中的动人故事，而且独具匠心地通过精心挑选的近 200 幅精美图片鲜活呈现出历史上的西医传奇故事，使医学不再以冷峻艰涩的面目示人。该书不仅装帧精美、印制精良，而且穿插了许多引人入胜且趣味横生的主题单元，如"相面术是不是科学？""解剖插图小史""活死人：中世纪的麻风病人""天才与病态之间：忧郁症"等，以图文并茂的方式为读者解读了我们熟知的医学现象。窃以为，该书是近年来有关医学史图书中难得一见的上乘之作，有识之士

定会开卷获益。

和衷共济的作者团队

《西医的故事》一书最耀眼之处就是它的作者团队，包括 3 位当代法国医学界泰斗和 1 名法国著名史学家，4 位专家在各自的领域中都是闻名遐迩的顶尖学者。阿克塞尔·凯恩为享誉世界的法国遗传学专家，法国国家健康和医学研究院负责人。1992～2005 年，担任法国国家伦理顾问委员会委员。从 2007 年 12 月起担任巴黎第五大学校长。他致力于遗传学与伦理学关系的研究，尤其是物种克隆问题。其学识渊博、著作等身，除出版 50 多本医学专著之外，人文方面的著作尤为引人注目，如《人类，会思想的芦苇》，散文集《人类物种的起源》及《人类的善良与邪恶》等。帕特里克·贝什是法国著名细菌学专家，巴黎第五大学医学院院长，曾任巴黎著名奈盖（Necker）儿科医学院院长，同时也是该院细菌、病毒与寄生虫病系主任。让·克洛德·阿梅森为法国著名免疫学专家，Bichat 大学医疗中心教授，法国国家健康和医学研究院研究项目主任，著有《当艺术邂逅科学》一书。伊万·布洛哈尔为法国著名艺术史学家、艺术展组织者，著有 40 多本关于艺术与民族学方面的书籍，在非洲与亚洲组织过 30 多场国际艺术展览，其中包括 1996 年的"世界珍宝展"和"永恒之映像"、2000 年的"中国艺术千年展"、2006 年的"东西方知识与医学之比较"等，同时也是《当艺术邂逅科学》一书的作者。正是由于作者们对共同目标的矢志追求，辅以行动中的勠力同心并和衷共济，他们才有可能查阅了从古代到现代、从国家联合医学图书馆到私人图书收藏家手中可以找到的所有医学文献，秉承严谨求实的精神，经过努力甄别后旁征博引，才可能引领读者共同探究和思索西方医学的发展历史，为医学史增加了文化和艺术的维度，向读者展现了现代医学从神话发展成科学的过程。

流芳百世的西医故事

作为地球上的一个物种，人类是如何认识自身的？无论是在精神性的哲学维度还是在物质性的医学维度上，我们都已走过漫漫长路，该书描述的正是医学维度上的风景。在所有的科学门类中，医学恐怕是与人类自身联系最为紧密的学科。医学的发展与科学、技术、心理、宗教、社会、观念及政治等密不可分。关心医学，其实就是在关心我们自己，回溯医学发展史，无疑是在探究人类自身的历史。《西医的故事》的出发点是向读者展示了 45 幅人物浮雕点缀着的著名巴黎第五大学圣父生物医学院的墙壁，其上镶嵌的是 45 位西方医学史上里程碑式人物的雕塑，标志着西方医学从古希腊、古罗马时代到文艺复兴时期的几个重要阶段。除美学价值外，这些徽章还展现了当时艺术家对医学的看法，艺术家通过他们的作品得天独厚地见证了医学的发展。该书有着鲜明的风格特征，从艺术、浪漫及生命感知的法国视角，使医史叙事与呈现具有鲜明的法国特征。该书通过对人类的身体、无形的生命世界、微观世界及内在精神世界这 4 个主题的探索，展现出西方医学思想发展演变、医学大师们筚路蓝缕的艰辛探索和西方医学领域一点一滴的进步。作者在记述西医故事、纵观生命历程中，没有采用历史纪年式的简单堆砌，而是饱含深情地讲述了穿越岁月的西医故事。作者尤为关注艺术与科学的关系，其旨在让人们重温历代立志悬壶济世、誉满杏林的医学大家的人生激情，也为我们提供了一些思考当代医学的线索。作者坦言，其实除了预防和治疗之外，西医的最初抱负无非是为了维护人的尊严。人们对自我身体的感知，对人类生命的感悟，对逝去时光的感慨导致我们希望阅读该书。通过阅读，我们会更好地理解"生命易逝，唯爱永恒"。最近，医学界也在反思过分技术化和非人性化的趋势，现代医学大获全胜之后，人们依旧在重新寻求当年希波克拉底给予我们的智慧和启示。从这一角度看，这本由法国人撰写的医史书，无疑是集科学、文化及艺术于一体的好书。如果说，读者能够从审美的愉悦和感动开始，进入人类所创造的奇妙的医学世界，定当不虚此行。

鲜为人知的医界钩沉

尽管笔者是学医出身，30 多年来一直服务于医疗行业，但书中很多的史料依旧是前所未闻。作者以西方医学发展过程中诸多重要事件和代表人物为主线，用简明易懂的文字讲述了医学探索的过程及其影响。从某种意义上讲，数千年来医学的最大智慧就表现在希波克拉底的谨慎态度上，他的名言"首要之务是不可伤害，然后才是治疗"就是例证。希波克拉底学派的医生们将医学从迷信和巫术的枷锁中解放出来，并奠定了直到今日仍然适用的医生伦理和敬业准则的基础。书中值得读者铭记的历史事件俯拾皆是，如 16 世纪，列文虎克通过显微镜第一次看见了"微生物"；17 世纪，哈维的著作主导了人们对身体的探索；19 世纪中期，细胞理论产生，之后谢灵顿提出"突触"的概念；随着对大脑认知的不断加深，精神病学也在 19 世纪应运而生；1859 年，达尔文发表了《物种起源》，12 年后又发表了《人类起源》，提出了现代生命体的进化理论；1348 年发生的败血性鼠疫使得欧洲哀鸿遍野，其人口减少了 1/3，迫使人们寻求治病的良策。谈到医学治病救人的效率得以提高的进程，不能忘记 3 个彪炳史册的名字及其贡献：詹纳发明了可以预防疾病的疫苗，巴斯德发现了杀灭细菌的方法，多马克发现了第一种磺胺类的药物百浪多息。阿拉伯人对医学的重大贡献就是创立了现代医院的概念，使其成为接受和诊疗的场所，并在患者的床边进行医学教学。如今全球通用的医学标识早在公元前 3 世纪就出现了，其为缠着神蛇的木杖。其中的神蛇是一条不伤人的水蛇，蛇是与治病、生殖和生命联系在一起的，因其蜕皮生长而象征着生命的再生和周而复始；而木杖则代表世界的轴心、生命之树或有魅力的武器。不仅如此，书中还穿插了若干由艺术史家执笔的主题单元，探讨了相面术的发展，人体解剖图表现技法的流变，麻风病、败血性鼠疫、天花等对社会的影响以及人们对于"忧郁症""躁狂症"的观念演变和治疗改进。正是作者们的不懈努力和妙笔生花，才使得我们捕捉到西方医学发展过程中的雪泥鸿爪，并使读者值得典藏的《西医的故事》一书走下神坛，让生命富含温情。

上乘之作的白璧微瑕

如果仅从书的外观、质感、印制和装帧来看，这本书是笔者近几年读过的新书中版式精美、装帧典雅、印制精良、值得珍藏的图书精品。尤其是彩色插图，囊括了古代徽章、水彩木刻、油画、陶瓷、象牙雕等多种艺术品，既有旧石器时代的馆藏，也有最前卫的现代艺术，加之封面和封底匠心独具的荧光套印，冠以"视觉盛宴"也绝不为过。但遗憾的是，这本精品力作中的白璧微瑕使得笔者读起来略有失落之感。首先，从内容上来看，该书虽然并不是医学史的专著，对西医的发端介绍得比较详细，但对近代医学真正突飞猛进的发展却鲜有提及，甚至都没有专门提到青霉素等伟大的发明。其次，中文的翻译和校对遭人诟病，可能是从法文翻译过来的缘故，该书的译文过于晦涩，有时让人不知所云，对非专业人士来说阅读略感吃力；书中各种专业术语翻译得不准，尤其是某些人名和地名的翻译没有执行国家有关的标准，而且校对水平需要提高，如将公元前排成公元后等。最后，在排版上正文采用的字号太小，导致读者在阅读中的不便捷，对我们这些年过半百的读者来说阅读尤为困难。总之，尽管瑕不掩瑜，但窃以为这些细微之处的瑕疵有损于商务印书馆这一百年老店的金字招牌，但愿该书再版时能够认真修订。

历经磨难的人生感悟　生命与爱的完美诠释

——《活出生命的意义》

如今人们的生活节奏越来越快，身处喧嚣浮躁的社会环境中，无数人正通过各种方式探寻生命的意义，如何疏解应接不暇的物质焦虑与精神困惑？人生究竟应向何处去？带着这些追本溯源的命题，笔者重温了维克多·弗兰克尔的名著《活出生命的意义》，感受颇深。这是一本讲述生存问题的书，初版于 1946 年，作者是一位心理学家和精神病学家，1942 年被关进集中营服了 3 年苦役，侥幸大难不死，其间妻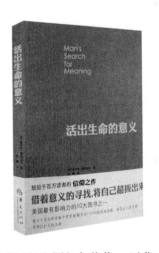子和父母均被杀害。重获自由以后，他根据狱中经历写成这本著作，以集中营的经历为主干，辅以医学理论说明。作者认为，天空并非总是蓝色的，云彩并不都是白色的，但生命之花却永远鲜艳灿烂，只要拥有自由选择应对处境的主动权，我们就不会一无所有。到 1995 年作者去世时，该书被翻译成 24 种语言，已销售 1000 万册。该书曾感动过千万读者，1991 年入选美国国会图书馆最具影响力的十佳图书。该书不仅能触动读者的灵魂，而且能引领它与之共舞，甚至改变读者的日常生活与命运。相信这本记载着作者历经磨难中人生感悟的书，一定有助于读者活出自己生命的意义。

无心插柳的水到渠成

该书并不是对某些事实的陈述，而是有关作者经历的记述，同时也是对数以百万囚徒所经历事件的记录。这是由一名集中营的幸存者亲口讲述的故事，其焦点并非人们常听到的有关集中营里的恐怖遭遇，而是一些小的磨难。换言之，就是想要回答集中营的日常生活是如何反映在普通囚徒的思想中的。该书中所描述的多数事件并不是发生在诸如奥斯维辛那样著名的大集中营，而是一些死亡大多发生在那里的小集中营。该书不是名人的受难记，其主人公并非受人景仰并青史留名的大英雄，也不是那些有名的囚头或囚徒，而是将注意力集中在那些鲜为人知、没有记录在案的遇难者所遭受的磨难和死亡。书中讲述的正是这些普通的囚徒，他们没有戴着表明身份和特权的袖箍，却时常遭到囚头的轻视。当普通囚徒饥寒交迫时，囚头们却衣食无忧。与看守相比，这些人更为凶狠，在鞭打囚徒时更为残忍。弗兰克尔认为有责任将自己的经历写下来，或许对那些绝望中的人会有所帮助。他绝没料到该书会如此畅销，也没有把它看作是一种成就。作者坦言，出版该书的初衷很简单，只是想通过具体的事例向读者传递一种观点——生命在任何条件下都有意义，即便是在最为恶劣的情形下依然如此。弗兰克尔毕生出版了 39 部作品，并被翻译成 34 种语言。然而令作者惊讶不已的是，在其众多著作中，恰恰是这本原来打算匿名出版的小书一鸣惊人。"就我个人而言，更愿意把这本书看作是对我们这个时期困境的一种表达：如果数以千万的读者去购买一本标明能解决有关生活意义问题的书，那说明这个问题一定是当下最亟须解决的。如果这种观点在某些极端的环境中得到验证，其作品或许会引起人们的关注。"

意义疗法的精髓所在

弗兰克尔担任维也纳神经综合医学院的首席专家长达 25 年,他创立了意义疗法及存在主义分析,被称之为继弗洛伊德的心理分析、阿德勒的个体心理学之后的维也纳第三心理治疗学派。该书第二部分主要涉及存在主义分析治疗,不仅浓缩了第一部分的精华,书中的理论分析也增强了其冲击力,两部分的结合共同提升了该书的可信度。作者指出,生命中真正短暂的是潜力,一旦潜力得以实现它就成为现实。意义疗法牢记人类存在的短暂性,所以不是消极悲观而是积极向上。该疗法着眼于未来,侧重于患者在将来应当完成的意义,其作用是拓宽患者的视野,使其意识到自己生命潜在的所有意义。叔本华说过,人注定要徘徊在焦虑和厌倦这两极之间。作者认为,精神健康有赖于一定程度的紧张,即当下状态与理想目标之间的差距。人对生命价值的担心乃至绝望是一种存在之焦虑,而绝非心理疾病。人的独特之处在于能着眼于未来,看不到未来的人之所以自甘沉沦,是因为他深陷回忆之中。人们一旦失去生活下去的勇气,几乎就不可能再挽回。拯救人类要通过爱与被爱,只有认识到自己对所爱的人或未竟事业的责任,人才永远不会抛弃自己的生命。尼采曾言:那没能杀死我的,会让我更强壮。作者坦言,苦难、厄运及死亡也是生活不可剥离的组成部分,积极的生活能够使人有机会通过创造性的工作实现价值,而消极的生活能够使人满足于对美、艺术或自然的追求。自由是人生命中消极的一面,而其积极的一面是责任,承担责任就是人类存在之本质。

历经磨难的人生感悟

先哲曾言:生与死之间的距离被称为人生,而如何走过这段距离被称为生活。作者指出,苦难本身毫无意义,但人们可以通过自身对苦难的反应赋予其意义。在苦难中,一个人可能仍然保持勇敢、自尊、无私,也可能为了自我保护在激烈的斗争中丧失了人的尊严而无异于低等动物。作者认为，外人对于囚徒之间为了生存的残酷斗争一无所知，这是一场为了每天的面包、为了生活、为了朋友的斗争。对于没有经历过集中营生活的人来说，很容易对有过这种经历的人抱有一种错误的同情心态。而作者以自传的形式介绍了自己在集中营中的经历，通过现身说法，超脱出来看现象。他很少谈及自己在集中营里忍受的那些常人无法想象的艰辛、苦难和摧残，而是更多地探讨那些让人坚强活下去的勇气，凭借坚韧的内心和卓越纯净的头脑以及专业知识为读者带来生命意义的思考。作者认为，寻找生命的意义是人生中被赋予的最艰巨的使命，集中营的体验足以证明人的内在力量可以改变其外在命运。通篇而论，作者并没有正面回答什么是生命的意义，但给出可能找到生命意义的 3 条途径：创造或从事体现人生价值的工作、体验爱与被爱、采取积极态度忍受不可避免的苦难。由于独立思考和自由选择能力造就人的天赋异禀，所以并无普适众生的生命的意义，人生成功的秘诀只有那些在奋斗中尚未成功的人才心知肚明。他在书中多次引用尼采的名言：知道为何而活的人，便能生存。为此，弗兰克尔再三叮嘱学生们："不要只想着成功——你越想成功，就越容易失败。成功就像幸福一样，可遇而不可求。它是一种自然而然的产物，是一个人无意识地投身于某一伟大的事业时产生的衍生品，或者是为他人奉献时的副产品。幸福总会降临的，成功常常是无心插柳柳成荫。我希望你们的一切行为服从良心，并用知识去实现它。总有一天你会发现，正是由于这种锲而不舍地秉烛前行，成功才降临于你。"

生命与爱的完美诠释

作为著名的心理学家，弗兰克尔是 20 世纪的一个传奇，他不但超越了集中营里炼狱般的痛苦，更将自己的经验与学术相结合，开创了意义疗法，帮助人们找到绝处再生的意义，也留下了人性史上最富光彩的见证。他不仅是当年集中营里被编号为 119104 的待决囚徒，而且是让人性得以彰显的圣者。他认为生活不仅存在终极目的，而且充满意义，人们应摒弃环境的侵扰，学会追寻生活的意义。法国的一项民意测验显示：89%的受访者承认人需要"某种东西"才能活下去，61%的人承认自己愿意为生活中的某种东西或某个人献出生命。弗兰克尔认为，爱是人类终生追求的最高目标，是直达另一个人内心深处的唯一途径，只有在深爱他时，你才能完全了解其本质。只有通过爱，才能使你所爱的人实现他的全部潜能。他不仅学术造诣深厚，而且毕生对生命充满了极大的热情，67岁开始学习驾驶飞机，并在几个月后获得驾照。热爱户外运动的他直到80岁还登上了阿尔卑斯山顶。在弗兰克尔逝世后，有人这样评价他："英雄稀有，他们静静地出现并发光，在世上留下印记。当他们逝去，作为整体的人性，已变得再也不一样了。"掩卷遐思，最令自己着迷的，是作者既恳切又超然的视角。他恪守自己的内心，极力坦诚无欺；同时又以医者特有的专业冷静态度，超越严酷的环境，不自怜、不抱怨、不倾诉。这种态度，既让人感受到他坚韧的内心和卓越纯净的头脑，也使人充分理解他所处的非人环境。他无须倾诉，感情已经丰沛淋漓。弗兰克尔曾言：事物相互决定对方，但人最终由自我决定。人所拥有的任何东西，都可以被剥夺，唯独人性最后的自由，也就是在任何境遇中选择自己态度和生活方式的自由不能被剥夺。人生在世，如何才能不忘昨天、不愧今天、不负明天，窃以为只有通过努力做最好的自己，才能真正活出生命的意义。

生如夏花般绚烂　死若秋叶之静美

——《相约星期二》

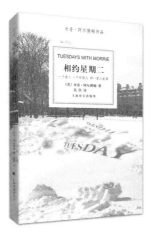

　　如今在各种新闻中，最吸引大众眼球的公益活动就是"冰桶挑战"。按照游戏规则，被点名者需要在 24 小时内做出回应，或者浇自己冰水，或者向美国肌萎缩性侧索硬化症（ALS）协会捐款 100 美元。ALS 是一种运动神经元疾病，也是当今无法治愈的致命性疾病。该活动的主旨就是要让公众明白"罕见病"不"罕见"。它不仅是一次公益奇迹，也日益成为一场全民狂欢，它让人们意识到，慈善未必要靠刻板的说教或刻意的煽情，以欢笑贯穿始终有时更具感染力。就在此时，笔者拜读了美国作家米奇·阿尔博姆的纪实作品《相约星期二》。该书记录了一个真实的故事：年逾古稀的社会心理学教授莫里·施瓦茨在 1994 年罹患 ALS，1 年后与世长辞。作为莫里早年的得意门生，米奇在恩师卧在病榻的 14 周里，每周二都上门与他相伴，这本记录难得人生课的书，语言流畅，寓意深远，不仅震撼着作者，也借作者的妙笔，感动着整个世界。该书已被译成 31 种文字，全球累计销量超过 1100 万册。尽管该书面世已久，但今日读来，仍具有很强的针对性和现实意义。

生死相约星期二

莫里是作者米奇在大学时曾给予许多教诲的老师。米奇毕业 16 年后的一天，偶然得知莫里罹患 ALS，来日无多。这时恩师所感受的不是对生命即将离去的恐惧，而是希望把自己多年来对人生的思考传播给更多的人，于是米奇作为莫里唯一的学生，相约每个星期二上课。在其后的 14 周里，米奇每星期二都飞越 700 英里（1 英里=1609.344 米）来到莫里的书房，老师单独给他上了最后 14 堂课。在这 14 堂课中，他们聊到了人生的多个侧面，为我们留下了一位临终老者对人生的思索。课程涉及如何面对他人、爱、恐惧、家庭，以及感情与婚姻、金钱与文化、衰老与死亡，随着老教授驾鹤西去，最后一堂课竟然是莫里的葬礼。《相约星期二》记载的是整个事情的全过程，是米奇 14 堂课的笔记和聆听恩师最后教诲的感悟。对于米奇来说，与恩师"相约星期二"的经历不啻为一个重新审视自己、重读人生必修课的机会。作者将恩师的醒世箴言缀珠成链，便构成了该书。正因为该书的出版，莫里的课程传遍世界。

孟子曰：生于忧患，死于安乐。窃以为，对人的一生来说，逆境和忧患不一定是坏事，生命说到底是一种体验。因此，对逆境和忧患的体验往往是人生难得的宝贵财富。阅读中，给笔者印象最深的是莫里笑看人生的健康心态，面对死亡，他依旧谈笑风生，拿自己开涮。当昔日的学生为他捶背祛痰时，他喘着气说："我早就知道你想报仇！"他认为，当你躺在床上时，你就是死人。谈及死后遗体的火化，莫里竟说"小心不要把我烧过头了"。我们没有一个人能擦掉生活过的痕迹，同样也不能重新再生活一次。莫里教授身体力行地诠释了生活中没有"来不及"这个词，他直到说"再见"的那一天都还在改变着自己。莫里坦言，目睹自己的躯体慢慢地萎缩的确很可怕，但也有幸运的一面，因为可以有时间跟人说再见。米奇在书中总结了莫里传授给他的人生的意义：学会爱，学会表达爱，给予别人你的拥抱、赞美、微笑，让你的爱洒满你的生活。莫里用毕生的精力践行了自撰且名副其实的碑文：一位终生的教师。余秋雨先生在该书序中指出：人人都在苦恼人生，但谁也不愿意多谈人生。大多数智者躲避这个问题，是因为领悟到自己缺少谈论的资格。如果读者能从中悟出真谛，把这份洒脱、对死亡的幽默及对生活的热爱用在健康活着的每一天，我们无疑将会拥有更精彩的人生。

不离不弃永相伴

笔者认为，该书中最精彩的格言就是"一旦你学会了如何去死，你也就学会了怎样去活"。通过阅读可知，尽管莫里身体羸弱，生活无法自理，但这难以掩盖他思考人生的智慧之光。书中作者妙语如珠、醍醐灌顶的格言俯拾皆是：我们在教授一些错误的东西，你需要十分坚强才能说，别去接受无用的文化。大多数人都无法建立自己的文化，但莫里做到了，他建立了一种人类活动的模式：相互交流，相互影响，相互爱护，这一模式充实了他的生活。谈到爱时，莫里认为爱的感情维系着我们的生命，失去爱就成为折翅难飞的小鸟。人生最重要的是学会如何施爱于人，并去接受爱，爱永远是胜者，所以要在今生今世与爱相约。涉及死亡时，莫里告诫我们，死亡不应该是令人难堪的事，他不愿意为其涂脂抹粉，来日无多和毫无价值并非同义词，死亡与不幸地活着同样令人悲哀。人生苦短，生命无常。生是一种责任，死是一种解脱，生死之间是生命的轮回。我们虽然无法选择生，但是可以选择怎样活着，为了你爱的和爱你的人好好地活着。意识到自己会死，并时刻做好准备，那么你活着的时候就会更加珍惜生活。莫里解释了家庭的部分含义，不仅是爱，而且还证明有人守护着你，只有家庭能给予你这种感觉，金钱、名望及工作都办不到。如果你想体验怎样对另一个人承担责任，想学会如何全身心地去爱的话，那么你就应该有孩子。莫里坦言了对衰老的思考：衰老并不是衰败而是成熟，如果你一直不愿意变老，那就永远不会幸福，因为你终究是要变老的。接近死亡并不一定是坏事，当你意识到这个事实后，你会因此而活得更好。谈到金钱时，莫里认为，当人们得不到渴望的爱时，钱就成了替代品，但你无法用物质的东西去替代爱、善良、温柔或朋友间的情谊。莫里认为爱情和婚姻有章可循：如果你不尊重对方、不懂怎样妥协、彼此不能开诚布公地交流、没有共同的价值观，你们就会有麻烦。在谈论我们的文化时，莫里认为，人只有在受到威胁时才变坏，人类最大的弱点就是缺乏远见。要有同情心和责任感，只要学会了这两点，这个世界就会美好得多。

生命终结情未了

先哲告诫我们：生命是一种死亡率为百分之百的性传播疾病。向死而生，死亡与生命一样自然，是生活的一部分；死亡不仅是事实，更多的是对活人的启迪。死者固然已是长眠无言，但是亲人逝去的事实却让生者在哀悼的同时重新审视生的意义。死亡是一种强大的催化剂，它令互不相识的人也会彼此报以同情的泪水。死亡终结了生命，但没有终结感情的联系。莫里坦言：在生命的起点，当我们从呱呱坠地到咿呀学语，需要依赖别人活着；在生命的终点，当自己重病缠身、生活无法自理时，也离不开别人的帮助；无须讳言的秘密是，在生命的旅途中，我们同样需要别人活着。我们惧怕死亡，是因为没把自己视作自然的一部分，人并不高于自然，有生就有死，即使死了，也不会真正地消亡。只要我们彼此相爱，并把它珍藏在心里，你创造的爱和所有的记忆依然存在，你就仍然活着——活在每一个你触摸和爱抚过的人心中。莫里指出：生活是持续不断的前进和后退。人生的悲哀在于，你想做某件事，可你又注定要去做另一件事。你受到了伤害，可你知道这是无辜的。莫里认为，临死前应先原谅自己，然后原谅别人，这就是我们都在寻求的：平静地面对死亡。如果知道自己可以这样去面对死亡的话，那么我们就能应付最困难的事情——与生活讲和。莫里在生命最后的时光里对人生发出由衷的感慨，或许是每个即将离世的人都会做的一项功课：此时身边需要的不是妙手回春的医生，不是整理遗嘱的律师，而是一位倾听者，一位能够耐心地听完对自己人生的总结、能够接受他对世人忠告的听众。莫里的幸运在于有忠实的学生，能在他生命的最后时光与他探讨人生。米奇也是幸运的，他遇到将自己视为未经雕琢玉石的老师，从恩师的言传身教中领悟了许多健康活着的人不曾了解和留心的事物，是恩师用智慧把米奇打磨得璀璨发光。或许像莫里这种能以淡然之心面对死亡的人凤毛麟角，但他带给读者的却是乐观、豁达、微笑着与生活讲和，提醒我们热爱活着的每一天，微笑面对生活的每一刻。通过米奇的妙笔生花，莫里最终用生命实践了泰戈尔对美好生活的憧憬：使生如夏花般绚烂，死若秋叶之静美。

名医剖析的人际关系　指点迷津的人生之道

——《人与人之间》

人的一生中，必须面对各种人和事，如何妥善地处理是一个人走向成功必备的技巧。尽管这方面的作品浩如烟海，令人目不暇接，但由著名外科医生写成的作品鲜见。最近拜读了苏联名医费·乌戈洛夫所著的《人与人之间》一书，感受颇深。作者结合自己的医疗实践，以翔实的数据和感人的事例对人与人之间的相互关系进行了条分缕析的剖析，讨论的范围涉及人在家庭、学校、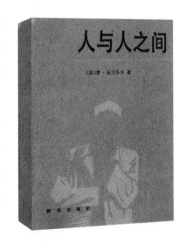
团体、社会上所遇到的各种人物、复杂的人际关系以及必须面对的各种问题。作者的举例虽然都来自苏联，但笔者有似曾相识的感觉，书中所谈到的一切仿佛就发生在我们的身边。尽管作者身处异邦，且该书完成于近30年前，但作为一名医学泰斗，乌戈洛夫的肺腑之言对今日的国人仍有针砭时弊之功效。笔者相信这一问世已久的他山之石，必将有助于我们更好地处理人际关系，从而为构建和谐社会添砖加瓦。

医学大家的科普佳作

该书作者乌戈洛夫是苏联医学科学院院士，著名的外科医生，曾荣获列宁奖章。作为热心科普教育的医学大家，他以亲身经历和耳闻目睹的大量事件，在书中讨论了优秀的人应该具备的道德品质，剖析了美与丑、善与恶、高尚与卑鄙的关系，触及恋爱、婚姻、家庭、子女、疾病、健康等与我们每个人都切身相关的一系列问题。作者既讴歌了大公无私、先人后己、尊长爱幼、遵守社会公德等应该倡导的高尚的道德情操，也严厉谴责了自私自利、造谣中伤、阿谀奉承、嫉贤妒能、伤风败俗等各种违反社会公德的行为。作为闻名遐迩的外科泰斗，他摒弃晦涩难懂且抽象的哲学概念和枯燥的说教形式，发挥自己独有的特长，以人的疾病和健康这一主线贯穿全书，通过深入浅出、绘声绘色的描述，借助不同人物的悲惨遭遇，通过描述人的内心世界，揭示出人与人之间的关系。作者以令人信服的案例告诫我们，许多患者的疾病并非由病菌直接所致，而往往是由于人际关系处理不当，造成精神紧张和心情压抑进而导致疾病。在该书的写作中，作者并非将自己置身事外，而是通过饱含深情的夹叙夹议，对他所歌颂的人和事倾注了无限的爱，对自己所谴责的不良现象进行了无情的鞭挞。身为举世闻名的医学大家，作者在书中的举例无不与医疗保健相关，因此自然也涉及医德问题，包括医生、护士同患者之间的关系。通过阅读后笔者发现，在这本历久弥新的科普佳作中，作者 30 年前的真知灼见仍值得我们当下在临床实践中借鉴。

语重心长地授业解惑

作者指出，尽管我们期盼患者康复后也能铭记医生，但医者的一生必然是在痛苦和疾病的环境中度过的。诚实和正直是医生与人打交道时的基本表现，医生的品质中尤其需要的是诚实。一位好医生的伟大之处，首先表现在他对待下属的态度上，他是否关心并改善他们的生活条件，呵护其成长。他对所有人都应该彬彬有礼，和蔼可亲。态度好的医生没有理由责骂自己的助手，更不应该凌辱他们。叱骂手下尽管很容易做到，但这是缺乏自制、放纵自己和缺乏自尊的表现。医生要正确对待不愉快的事件，在患者面前哪怕是泰山压顶也要坚定并体面地泰然处之。外科医生需要有分寸的言行，善于自我解剖，在讨论和做结论时不要太绝对化，不能刚愎自用，在发表意见时应该秉持沉着冷静的态度和实事求是的精神。因为知识渊博者从来不会说出武断的见解，涵养越深者越能耐心听取他人的意见。作者认为，对手术的兴趣过高，往往表现在那些手术技巧不娴熟者身上，他们想以此练手从而提高技艺。在不需要进行手术的时候动刀，往往会给患者带来更大的危险。因此在做出正确诊断的前提下，外科医生的手术原则不仅是应及时并漂亮地完成手术，而且要拒绝做不必要的手术，这样才算是一名合格的外科医生。作者坦言："我从未渴望过做手术，我一直渴求的只有一件事，那就是尽己所能帮助患者治愈疾病，挽救其生命，至于通过何种途径无关紧要。"医学的探索是无止境的，因此为了探求真理需要锲而不舍，而不是将问题束之高阁。作者认为，在临床中只要对患者有利，应该不耻于邀请任何专家进行会诊，这不仅不会降低自己的身份，反而只能提高自己的威信，并能从他人那里学到新知和技巧，有助于自己今后的医疗。

医患关系的鞭辟入里

作者坦言，冷若冰霜的人不能从事救死扶伤这一崇高的行业。我们面对的患者都是被病魔折磨的人，到医院来并不是为了享受，他们就医之目的是解除病患和消除痛苦。尽管解除患者痛苦是医者神圣的职责所在，但作者仍希望患者能积极参与为医治疾病和挽救自己生命而进行的医疗实践。不可否认，患者及其家属所遭受的痛苦，常常是由于医生的无知和怠慢所致，不仅如此，医生的冷漠无情、难以耐心倾听患者的主诉、不愿仔细询问病史和接待家属，从而使他们痛上加痛。某些冷漠无情且知识浅薄的医生喜欢用"精神病""神经病"之类的术语来掩盖自己的无知，掩饰自己不愿意详细了解患者病情的劣迹。因此，患者不愿把自己托付给残酷无情、冷若冰霜的医生，他有权选择自己能够信任的医生。作者看到一家医院手术室外的一条醒目标语：你的性格不会吸引任何人，请你不要任性！应该学会冷静地对待一切刺激因素，在任何情况下不要急躁，不要提高自己的声调，即使对方不同意你的观点，也要尊重对方发表意见的权利，同时要从善如流地虚心听取他人的高见。一般而言，优秀的医生总会尊重每一位患者，除非为了维护患者的利益，否则医生应该将实情和盘托出。但是，在不能说出实情的情况下不讲真话，不仅不会受到谴责，反而是一种明智之举。作者坦言，只要真心付出一定会赢得尊重，自己行医已经半个世纪，从未同患者发生过冲突。他认为如果患者或其亲属对医院提出意见或抱怨的话，往往是某位医生对患者的态度不好所致。

杜绝谎言并践行承诺

作者坦言，诚实是道德的第一要素，与其并列的是忠于并实践诺言。人生在世，应该永远珍视人们对自己的关心和信任。没有道德上的纯贞就不会有任何自尊心，品德高尚的人绝不会堕落到说谎的地步。现实社会中最严重的犯罪、最卑劣的行为，莫过于说谎和背弃诺言。说谎是心灵上的毒瘤，它往往是那些自尊心很强但又意志薄弱、目光短浅、道德败坏的人共有的品质，是怨恨、怯懦和虚荣的产物。阿谀奉承总是与谎言毗邻，其本质上也是一种谎言，曲意逢迎是最大的敌人；不仅如此，它还带有为自己和亲友捞取各种利益和特权的企图。聪明人不会把愚蠢的人称为傻瓜，而愚蠢的人会贬低和侮辱最聪明的人，因为愚蠢和粗鲁是一对孪生兄弟。诽谤总会破坏人们之间的相互信任，使心头起疑惑，最终导致不和。拥有自尊的人绝不会散布流言蜚语，传播者无疑是挑拨是非的小人。有时候我们惩处的不是说谎者，而是相信谎言的人，再没有比这种教育方式更糟糕的了。对说谎的严惩有助于人们模范地遵守纪律并营造充满信任的社会氛围，一个公正的社会应该建立在完全信任并杜绝谎言的基础之上。

指点迷津的人生之道

作者指出，在人的一生中，有两种出人头地的方法：努力地充实自己，或贬低和恫吓自己周围的人，但只有前者才能使自己成为一个大写的人。一个人在人格上要有独立精神，要善于在任何事情上和任何情况下都不丧失自己的尊严。务实的人既要珍惜自己的时间，也不能浪费他人的光阴。高尚的人具备的重要特点是纯朴，纯朴是心灵美的主要条件；其必备的品质是善良，否则就是一个空虚、毫无用处的人。谦虚也是一种善良，是不愿意标榜自己而对他人表示关切的一种善良；反之，粗鲁是缺乏善良和冷漠无情的表现，是不考虑他人、不愿意原谅和怜悯他人的表现。受过良好教育者的表现为：对人尊敬的彬彬有礼的言行，待人接物中和蔼可亲的态度，待人谦虚和质朴的善意，默默无闻、不愿突出自己的行动。他告诫读者，真正的朋友是千载难逢的，一旦成为朋友就要珍惜并维护好友谊，人生最可怕的莫过于丧失朋友，因为失去朋友就失去了对人的信任，而没有对人的信赖就无法生活下去。一个人的知识越是渊博，他就越能容忍批评。愚蠢的人才抱怨人们提出的劝告、意见和批评，因为抱怨是智能欠缺的保护伞。不仅如此，作者在书中信手拈来且恰如其分地引用了许多发人深省的谚语，道出了许多人生的真谛，如"权力可以使伟大的人物变得更加伟大，使渺小的人物更加渺小""傻瓜争论不过他人，只靠拳头解决问题""千万不要与傻子争吵，否则旁观者不知道谁是傻子""谁一味追求赞扬，谁就会受到蔑视和责骂"等。

鲜为人知的丛林记忆　诺奖得主的人生传奇
——《丛林记忆》

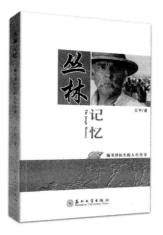

作为中国的医者，在我们所接受的教育和职业生涯中，无论是对扁鹊、华佗等中国历代的医圣还是对希波克拉底、盖伦等誉满全球的西方大医都耳熟能详，但对迄今世界上唯一因为志愿挽救人类疾苦而获得诺贝尔奖的非洲苍生大医阿尔贝特·施韦泽却所知甚少。感谢苏州吴中医院王平院长所著的《丛林记忆：施韦泽医生的人生传奇》一书，使我们有机会了解到丛林圣人、非洲之子、伟大的医生施韦泽精

彩的人生。施韦泽是举世闻名的杏林翘楚，"敬畏生命"伦理观的始创者，1952 年获得诺贝尔和平奖。在获得哲学、神学及医学 3 个博士学位后，他带着同情弱势人群的悲悯情怀，放弃了欧洲的舒适生活和远大前程，志愿走进非洲茂密的热带丛林，筚路蓝缕地在贫穷落后的兰巴雷内建立了丛林医院。在长达半个世纪的倾情奉献中，他矢志不渝，历尽坎坷，为非洲人民的健康殚精竭虑，耗尽了自己毕生的心血，留下了一段感人至深、扣人心弦的人生传奇，谱写出一曲爱在丛林的天使之歌，从而赢得全世界人民的广泛尊

重，以致迄今世间尚无与他比肩而立者。同为医科出身的人，笔者非常敬佩王平的人文修养和优美文笔，正是他的妙笔生花，才使得施韦泽这位人中骐骥的动人形象跃然纸上，这也是该书得以在问世 2 年内 5 次加印的原因所在。

诺奖得主的人生传奇

回眸，是生命的概括；总结，是人生的安慰。该书记述了不世之才施韦泽的人生传奇。在作者的笔下，他是一位思想深邃、才华横溢、充满爱心的人。从小沐浴在洋溢着爱心的基督教家庭之中，在舒适优雅的环境中度过阳光灿烂的青春岁月，展现出自己在学识和音乐方面的无尽才华，成为一位有良知和爱心的欧洲绅士。由于偶然看见非洲缺医少药的凄惨照片，激发他立下鸿鹄之志：握紧生命的杠杆，去拉伸生命的长度，拓展生命的宽度，为呵护生命恪尽职守、赴汤蹈火在所不惜。为此，他在意气风发的而立之年，放弃了自己在神学、哲学和音乐方面的锦绣前程，重新开始学医。学成之后，他胸怀人类大爱，志愿偕妻子深入贫瘠广袤的非洲丛林，为当地居民奉献了自己的一切。在长达半个世纪的岁月守望中，他建立了丛林医院，建造麻风村，义务为非洲人民治病，直至生命的最后一刻，并且将自己与夫人永远地留在了深爱的非洲丛林之中。他是非洲人民的苍生大医，在风起云涌的世事变幻中，历经两次世界大战，始终关注人类的生命价值和文化命运，将全部精力都投入促进生命健康和减轻人类苦难的事业中。他毕生情系非洲、播撒爱心、救死扶伤、无私奉献，90 载人生岁月中充满着跌宕起伏，始终恪守并践行四海一家的人道与奉献精神，散发出人性的熠熠光芒。他的英名已经成为"人类之爱"的代名词，始终是人道主义精神划时代的楷模、照亮道德暗域的明灯。罗素曾言：世界上真正善意、献身的人非常罕见，施韦泽无疑是其杰出代表。爱因斯坦则说："像他这样理想地集善和对美的渴望于一身的人，我几乎还没有发现过。"他是一位襟怀开阔、意志坚强的医者，虽几度沉浮、历经劫数，却依然不忘初心，义无反顾。在耄耋之年，实至名归地荣获诺贝尔和平奖，无疑是对他毕生善举的最高奖赏。

鲜为人知的丛林记忆

为了践行自己的理想，年近不惑的施韦泽偕新婚的妻子踏上了走进非洲的征程。在经历超过 3 周、3000 英里的海上航行后，终于抵达魂牵梦萦的非洲大陆，来到赤道以南 60 千米的兰巴雷内。正是在这个遥远偏僻的荒蛮之地，他拉开了其传奇人生中最精彩部分的序幕，并矢志不渝地终其一生，通过殚精竭虑地付出，创造出举世瞩目的人道主义奇迹，使得丛林医院成为全世界志愿服务的象征。在施韦泽到来之前的 30 余年中，方圆数百里没有一位医生。由于诊所尚未建好，他们只能在露天诊治病患。作为全科医生，他不仅要诊疗各种疾病，还要实施多种手术，幸好有护士出身的夫人相助，才得以支撑下来。他在非洲的医疗全部免费，所需资金完全来源于自己多年的积蓄和欧洲朋友的资助。为了共度时艰，他们在原始森林中开疆拓土，种植农作物并饲养家禽。在两次世界大战期间，他们经历过被无辜软禁、拘捕、驱逐出欧洲、关押在欧洲的战俘集中营等多种磨难。然而，对于施韦泽这种生活的强者，累累伤痕恰好是生命赐予的最好礼物。为了获得更多的资金重返非洲，他多次在欧洲各地巡回演讲，用自己充满真情的话语，讲述发生在非洲丛林里的故事，激起人们对生命感悟的沉思，并出版了取名为《水和丛林之间》的人生回忆录。在激情演讲的同时，他利用自己高超而娴熟的技艺举办管风琴演奏会，正是这些演讲、版税和演奏会使其募集到大量的资金，为重返非洲提供了坚实的物质基础。同时，他的一系列社会活动也产生了前所未有的影响，为他献身非洲丛林的慈善事业赢得了更多的理解、同情和支持。

医者之道的哲学思考

天资聪慧加上勤学苦读，年仅 25 岁的他早已秀出班行，获得了哲学和神学双博士学位，其高深的造诣使他在学术界声望卓著。经过8年的苦读，他又获得了梦寐以求的医学博士学位。同时，他还是一名出色的管风琴演奏家，指尖流淌出的乐声总是如高山流水般清澈，拥有大量痴迷的粉丝。2000多年前，希波克拉底就将医生的能力概括为学习能力、判断力、仁爱和正直。在施韦泽秉持终生的行医之道中，哲学思考始终与其如影随形。他认为，做医生，首先要有高超的医术，同时要具备充满大爱、富于同情及怜悯之心。成为好医生，医德是根本，而德是要靠积累、磨炼、省悟、修炼来升华的。医学的本质，应该是一种人文主义、人道主义、伦理学向度的掘进。科学求真、艺术求美、医学求善，医学的最高境界就是医道，它是真、善、美的有机结合。在工作之余，他对巴赫情有独钟，曾坦言：巴赫是一位精神的安慰者，他使我坚信无论是在艺术还是生活中，真正的真实是不可能被无视和压制的。他的另一位人生偶像是歌德，正是歌德"人要高贵、乐于助人和善良"的人性理想进一步坚定了施韦泽献身非洲的信念。他的这一决定，没有物质的利诱，毫无权力的争夺，完全是其世界观的必然产物。他一直认为善就是爱护并促进生命，恶就是伤害并破坏生命。医生是为患者而生，在行医过程中，医者必须保持最大的注意力，拥有最好的技术、最强的责任心和最温暖的爱心。即使对已患不治之症的人，通过更好的照护以减轻痛苦、延长生命也是医生的职责和美德。在治病救人、拯救生命的过程中，他用心体会病患的情感，体察他们身心的疾苦，竭尽全力地呵护生命，为丛林村民撑起一片健康的蓝天。正是这种强烈的责任感和坚定的意志以及对苦难人群的至深同情，促使他通过独特的贡献实现了自己的人生价值。

冥思苦想创敬畏生命

拥有医学、哲学及神学3个博士学位的施韦泽不仅学识渊博、思想深刻，而且是一位思想与行动高度统一的医学伦理学家，一位毕生践行自己信仰的人道主义者。在他身上充分体现出大医的情怀、人类的善良及博爱的精神。在生命现象最为勃发的非洲原始丛林之中，在帮助土著人摆脱病痛的医疗实践中，他提出了"敬畏生命"的伦理观。敬畏生命就是认识到生命的尊严与可贵，并珍视生命，在生命面前保持谦恭与敬畏。对他而言，敬畏生命绝不是一种意淫，而是一种人生哲学。这一表述包含了构成伦理的一切：爱、尊重、善良、同甘共苦、温和、宽恕等。不仅如此，他还从哲学上对这一伦理观进行了论证，树起了一座丰碑，成为标志西方道德进步的里程碑。作为敬畏生命伦理观的提倡者，他终身关注人类的生命价值和文化命运，通过救死扶伤的圣举、献身非洲的善行、践行自我牺牲的精神、弘扬敬畏生命的伦理，在世界范围内引起强烈的反响。他酷爱文学，善于用文字记录自己的哲思。尽管身居远离繁华的非洲丛林之中，但他心系全人类，不但行医救人，也弹奏巴赫的作品，读歌德的著作，奋笔写下自己的人生哲思，通过著书立说以唤醒世人。经历两次世界大战的洗礼，他敏锐地感到现代文明已经被粗暴地践踏，战争这一现象的背后是文化的衰落和文明的倒退。在他最重要的著作《文化的衰落和重建》中，他指出文化衰落是社会危机发生的根源，它引发了精神堕落，生命价值被严重贬低，导致了非人道现象的泛滥，从而给人类带来了劫难。因此，只有敬畏生命，才能令生命发光。他始终坚信，当医学已经无法阻止生命消退之时，给患者以安慰，用人文关怀去呵护生命最后的旅程，是医者最起码的作为。从医学作为人学的角度来看，丛林医院最大的成就是这支医疗队无私奉献、极尽关爱的形象，它使得施韦泽的人道精神和敬畏生命的理念，化作了璀璨的星空，照耀着人类的精神家园。

名

家

论

道

痴迷临床树杏林楷模　泽被千秋铸协和之魂

——《张孝骞》

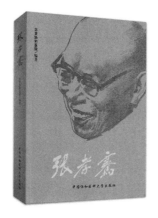

　　2017 年，对中国的医学界尤其是协和与湘雅的同道而言，是一个值得隆重纪念的历史节点；12 月 28 日，恰逢我国著名的现代医学先驱，卓越的医学科学家、教育家，我国现代胃肠病学的奠基人张孝骞诞辰 120 周年。在这个抚今追昔的时刻，后生虽有心撰文以表怀念之情，但作为一位与张老仅有几面之交的晚辈，恐难以全面概述其平凡而伟大的一生。感谢北京协和医院消化科钱家鸣和李景南教授，及时送来《张孝骞》和《张孝骞画传》这两本有关张老生平的权威之作，潜心拜读这些图文并茂且感人至深的文章后，一位矢志爱国、痴迷临床的杏林楷模形象从脑海中跃然而出，不仅使自己对这位我国内科学界的一代宗师有了深入的了解，获悉了许多鲜为人知的动人史料，而且促使后生将自己的所思所感笔录于此，以表达晚辈对这位"只做平凡事，皆成巨丽珍"的默默奉献者、蜚声中外的人中骐骥的无限崇敬和深切怀念。

折桂湘雅并誉满协和

张孝骞 1897 年 12 月 28 日出生于湖南长沙，1987 年 8 月 8 日仙逝于北京。他毕生致力于临床医学、医学科学研究和医学教育工作，对人体血容量、胃分泌功能、消化系溃疡、腹腔结核、阿米巴痢疾和溃疡性结肠炎等有较深入的研究。在医学教育方面，他有独到的见解，为中国医学界培养了大批骨干人才。从史料可知，张老曾以考试第一名的成绩被湘雅医学院录取，1921 年毕业时取得学业成绩和毕业论文两项冠军，获得金牌及美国康涅狄格州政府授予的医学博士学位。1924～1937 年在北京协和医院内科从住院医师做到副教授。1937～1948 年回湘雅医学院任内科学教授兼教务主任、院长。1948～1987 年任北京协和医院内科学教授、内科主任，中国协和医科大学副校长，中国医学科学院副院长，中国科学院学部委员。在中国现代医学界，素有"南湘雅，北协和"的美誉，它们都是中国医学界名家诞生的摇篮、杏林翘楚们成长的"黄埔军校"。然而，回溯历史，我们清楚地可见，张老在青年时期就立下从医报国的鸿鹄之志，并在很早就秀出班行。在国难当头之际，他临危受命，毅然离开待遇丰厚的协和医院，挽救湘雅医学院于水火之中，为保全这所名校赴汤蹈火而在所不惜。当已知天命且功成名就之时，为了追寻自己的理想，再次回到魂牵梦绕的协和医院，并为之付出毕生的心血。掩卷遐思，纵观国之大医，融南北特长于一身、折桂湘雅并誉满协和者，迄今未有出张老之右者。正如卫生部老部长钱信忠在《张孝骞》一书再版的序言中所言：张孝骞在中国现代医学发展史上功绩赫赫，堪称一代宗师、学界泰斗、协和之魂、医德楷模。

痴迷临床树杏林楷模

张老给人印象最深的是对临床的无限热爱、满怀激情，并具有终生秉持执着追求的精神。作为植根临床的协和大医，在毕生的医疗实践中，张老一直是希波克拉底誓言最认真的践行者。他一生清心寡欲，最大的乐趣就是看病，始终以拯救患者的生命和解除病患的疾苦为己任。在博览群书、精深专研的同时，他更重视临床实践。在对年轻人的培养上，一向奖掖后进的他坚持德智并举，宛如独具匠心的园丁，一丝不苟地雕琢着棵棵幼苗。他以自己逾 60 载的从医实践告诫我们：临床医学最重要的是实践，患者是医生最好的老师，我们的工作与患者的生死及幸福息息相关，因此对患者的诊治时刻要"如履薄冰、如临深渊"。他认为医学虽然属于自然科学的范畴，但却带有社会科学的成分。由于构成疾病的因素十分复杂，因此他把每一个病例都当成一个研究课题，从一次次临床实践中认真总结经验。他将"戒、慎、恐、惧"作为自己的座右铭，在临床中对患者一视同仁，时刻用谦虚谨慎的态度对待每一位患者，始终是亲切、和蔼、耐心、仔细，即使在身处逆境时仍勤勤恳恳、奋发不已。张老坦言：医学是一门实践性科学，轻视临床的人不配当医生。作为一位老而弥坚的会诊大师，他在行医中始终手握医学的技巧和医生的爱心两把利剑，他常常把临床医学称为"服务医学"，并且因此感到自豪和满足。他不断用对事业的热忱和工匠精神磨砺医者的慧心之剑，尽管已年逾耄耋，但依然恪守一份严格的日常工作程序表：每周 4 次查房，2 次门诊，每周三下午参加内科大查房，每周日上午在图书馆阅读。诊治罕见的疑难杂症是张老的独门绝技，而这神奇的医术源于他 65 年从临床实践中手不释卷的点滴积累。据不完全统计，张老为协和医院留下的记录病案的笔记本竟有 56 本之多，总共有约 1000 个病历。

筚路蓝缕创协和内科

作为一位杰出的临床医学家，张老尤为精通消化内科。对于消化内科的挚爱，使他将建设和繁荣消化事业作为自己毕生的追求。1930 年，刚过而立之年的他就开始在协和医院组建消化专业组。1934 年，从美国进修回来后，已经晋升为副教授的他担任了内科消化专业组的负责人，为进一步搞好临床医学和医学教育打下了良好的基础。中华人民共和国成立前夕，他重返协和医院，开始了长达 40 年为协和内科呕心沥血的奉献历程。从已知天命到杖朝之年，他执掌协和内科 31 年，不仅以自己崇高的威望和博大的胸怀广纳天下内科豪杰，还把内科分成消化、心肾、传染、血液、呼吸等专业组，促成了内科学分支学科的专业化，并为内科的学科建设、人才培养和长远发展奠定了坚实的基础。32 年前，从笔者加盟《中华内科杂志》起，就非常有幸地服务于协和内科消化专业组，曾有短暂的机会与作为名誉总编辑的张老近距离接触，不仅聆听过张老的教诲，目睹过他的求实和细致，也体验过他恨铁不成钢的急躁。回溯历史，在与协和消化科长达 30 年的密切接触中，笔者不仅见证了他们的不断发展壮大和江山代有才人出的兴盛，也为在其中贡献过绵薄之力而倍感欣慰。多年来，在工作中接触较多并长期保持友情者不胜枚举，与笔者有着忘年之交的长辈包括潘国宗、陈寿坡、陈元芳、陆星华、柯美云等，同辈的挚友钱家鸣、方秀才、孙钢等，小辈中包括杨爱明、李景南等。在《胃肠病学》《消化内镜学》等协和主编的一系列消化名著中，军功章上也有自己的努力和付出。

泽被千秋铸协和之魂

张老与林巧稚等当代医学大师共同创立了"三基""三严"的现代医学教育理念，形成了以"教授、病案、图书馆"著称的协和"三宝"。他最钟爱一个普通而又神圣的称呼：医生。他将临床医生正确的思维方式和工作作风概括为"勤于实践，反复验证"，要求一位医生不犯错误是不可能的，但重要的是应该有兼收并蓄的胸怀，有随时纠错的勇气，要能从错误中总结经验，汲取教训，绝不能固执己见。临床医生不能过于将临床医学教条化、公式化，专科的发展必须建立在较全面的医学基础上，渊与博是分不开的。

他生就一副急躁、执拗的性格，不懂和不了解的东西绝不随声附和。愤激和慈爱这两种难于相容的性格，在张老身上得到了和谐的统一。即使到了垂暮之年，他依旧保持了自己近于洁癖的清廉和杜绝欢笑的孤独。在庆祝张老从医60周年的座谈会上，邓颖超、陈慕华、钱信忠等领导亲自出席会议表示祝贺，桑榆之年的张老在会上发自肺腑的答谢词为：一息尚存，仍当继续努力。张老坦言：生命的泉，即使拌和着血和泪，也要在自己的国土上流淌。尽管在"文化大革命"中他的家被底朝天地翻了3次，自己被罚扫厕所和修马路，并被关进"牛棚"9个月，遭受了前所未有的侮辱和折磨，但丝毫没有动摇他对党的信仰。历经磨难后的他摧而弥坚，终于在88岁的高龄、在与肺癌扩散的生死搏斗中加入了中国共产党。

列宁曾说"忘记过去就意味着背叛"，时至今日，尽管张老溘然长逝已逾30载，但他的事迹在协和有口皆碑，他的英明在华夏大地代代相传。他热爱祖国的执着情感、崇高品德和非凡业绩都使我们深受教益，他以自己的实际行动为世人铸就了泽被千秋的协和之魂。

教书育人的时代楷模　泽被后世的成才之道
——《好医生之路》

2017 年，恰逢中华医学会第 19 任会长吴阶平院士百年诞辰。成为像吴阶平院士那样深受患者信赖和敬仰的好医生，是众多医者孜孜以求的人生目标；展示吴老攀登医学巅峰的艰辛之旅，总结其成功经验供后人借鉴，无疑是杏林学者们的期盼。作为有幸倾听过吴老教诲的晚辈，最近重温了周东海和董炳琨所主编的《好医生之路——吴阶平医学教育思想研究》一书，感受颇深。该书由吴阶平论医学育人成才、

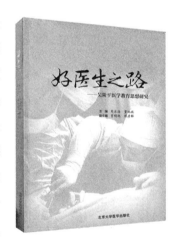

吴阶平的成才足迹、吴阶平医学教育思想研究及感悟好医生吴阶平 4 个部分组成，开卷之后不仅感受到吴老的人格魅力、他的求真与真人，更是令其学者风范和对医学教育的不释情怀跃然纸上。该书汇集了社会各界对吴阶平医学教育思想的研究成果，不仅有助于读者了解其教育思想的精髓，更有助于临床医生的成才。该书作者还邀约社会各界人士抒发了对吴老的感悟，从多视角、全方位地展示了一代医界巨擘的才华、风貌及人格魅力，通过感人的事迹和难忘的记忆展现出人中骐骥的吴老在同事、学生、患者

心目中难以磨灭的印象和风采，增加了可读性。重温旧作的笔者坚信，潜心耕读者必将会获益匪浅。

熠熠生辉的教育思想

吴阶平是我国著名的临床医学科学家和医学教育家。在 70 多年的从医生涯中，他不仅以精湛的医术直接造福患者，而且作为临床教师，教书育人数十载，辛勤耕耘且诲人不倦。他不仅筚路蓝缕地开疆拓土、创建了今日的首都医科大学，而且担任过中国医学科学院院长和中国协和医科大学校长。从该书收集到吴老撰写的文章中，即可对其教育思想有较为概括的认识。吴老以力争成为一位好医生为终生奋斗目标，他追求的标准是高尚的医德、精湛的医术及艺术的服务，并以自己的实际行动完美地实现了年轻时代立下的鸿鹄之志，从而广受患者爱戴，深得社会赞誉。身为教育大家，吴老怀着"帮助青年一代更快成长"的强烈使命感，认真回顾和总结了自己的一生，中心围绕着如何成为一位德艺双馨的好医生，如何更快地走上实践、思考、学习相结合的自觉成才之路，把自己的经验、教训、感悟，通过报告、演讲、座谈、文章、著述等方式，向业界同道特别是年轻医生袒露心声。尤其令笔者感动的是，其中不乏成功的经验，也丝毫没有回避失败的教训。同时，吴老还高屋建瓴地对医学教育的内容及方法、教书育人和成才的规律以及医学人文精神、医患沟通、服务艺术等做了大量精辟的论述，从而构成了吴阶平医学教育思想的丰富内涵，为我们留下熠熠生辉的教育思想。

医学教育的金玉良言

作为具有丰富教学经验的临床教育学家，吴老对医学教育的现状进行了深度剖析，一针见血地指出当前教育的弊端，提醒我们要深刻认识知识和才能的差别及其在教学中的重要意义。在医生的培养中，他反对填鸭式、注入式教学，倡导启发式教育，认为其关键在于将传授知识改为培养才能。

吴老对医学教育进行了大胆的改革，并着力关注 3 个方面。第一，教育的对象。目前的教育没有重视受教育的对象，尽管不同的对象掌握的知识有差异，但最根本的是他们的实践经验和思维能力差异巨大，普遍存在的问题是将本科生当作进修生培养。第二，教学的目的。专业的教师在教医学生时，失误在于往往以培养自己专科医师的要求进行教学。吴老认为对医学生而言，首先是要帮助他们对如何做医生、进行临床思考有正确的理解，同时授课必须与实习相结合。第三，教学的方法。吴老指出，杰出的临床医生、有造诣的医学科学家不一定是好教师，好的教师应该从科学的内容、逻辑的表现、艺术的表达 3 个方面努力，尤其是在科学的内容上要精选，切忌"倾囊相赠"。对学生来说，学习的目的应当是掌握解决实际问题的能力，其方法则是努力将实践、思考与学习结合起来。学习是知识的来源，但学习也包括知识的运用，知识只有经过应用方能成为智能。笔者以为，这些来源于吴老毕生教育实践的金玉良言必将有助于医学教育的更好发展。

医者之道的真心诠释

吴老坦言，医生的成长受到许多因素的影响，概括来说分为主观和客观两方面。客观上受实践机会、学习环境、工作条件和上级指导的影响；主观上决定于个人的勤奋和对成长的理解及领悟。他一直强调，要想成为好医生，应该具有高尚的医德、精湛的医术及艺术的服务，三者缺一不可。高尚的医德，就是要求医生具有对患者和社会极端负责的精神。医疗技术越是先进，就越要求医生以高度的责任心，最有效地采取最适合服务对象的治疗措施，以帮助患者解除痛苦，恢复健康。精湛的医术，就是要求医者既扎扎实实地掌握医学理论和方法的基本功，又及时吸收医学的新进展，不断地总结经验，准确熟练地运用医学知识和技术。无论何时，医生的责任就是要找到并及时用好那些最必要、最有效的治疗方法，切中要害，从而符合精益求精的追求。艺术的服务，就是要求医生懂得患者的心理和需求，从实际出发采取有针对性的诊疗措施。他反复强调，医疗是一项艺术的服务，医生面对的不是疾病，而是患者，并且是有心理反应、处于特定社会条件下的患者。医学是一门实践科学，首先要提高实际工作能力，吴老认为这其中最为重要的是实践、思考、学习的结合问题。他指出：一切解决问题的能力只能来自实践，所以必须把实践放在首位，不重视临床实践就不可能成为技艺高超的医生。在实践的基础上，必须强调认真思考；思考的能力需要长期培养，需要学习和锻炼；思考是创造性的劳动，必须以实践和知识为基础。知识尽管重要，但它只有在实践和思考中运用，才能转化为才能。知识如果不能用于实际，就难以成为力量。

炉火纯青的艺术服务

吴老认为，患者是医生的老师，我们的医疗实践来源于患者，所获得的诊疗经验也必须回馈于患者，为患者服务就是学习的机会，因此要善于利用这种机会。他以自己毕生的医疗实践经验和体会，将临床医学的特点总结如下。①临床工作直接为患者服务，我们服务的对象不仅是生物学上的人，更重要的是社会中的人，医生的言谈举止随时都在影响患者，势必影响诊疗的效果，甚至造成不必要的负担，因此首先要提倡艺术的服务。他认为患者的信任是取得良好诊治效果的前提，而取得信任是以高尚的医德和精湛的医术为基础的一门艺术，它只能在临床实践中通过认真观察和思考获得。作为医者，对人的理解、认识，以及与人交往的技巧需要终身学习，这也是医生成长的重要标志。②临床工作充满着大量的实践，而且其绝不是简单的重复。正是在大量的临床实践中，医生不断通过诊治不同患者的实践提高了对疾病共性的认识，并加深了以疾病的共性来指导个案实践的体会。③医生在每一次临床实践中要迅速做出许多判断，因此要养成全面系统地思考的习惯，而不是依靠"临机一动"做出判断。系统思考可以避免疏忽，减少错误，也便于总结经验教训。④从患者的恢复或病情的变化发展中，医生可以知道自己的判断对错与否，从而有极好的机会来总结经验或教训。而对有经验的医生而言，总结经验的能力更为重要，它是涉及人生前进的重要因素。只有心系患者、扎根临床、潜心服务，才能不辱使命地为患者提供炉火纯青的艺术服务。

泽被后世的成才之道

吴老坦言，使其终身受益的是巴斯德的名言：在观察的领域中，机遇只偏爱那种有准备的头脑。只要自己有提高预见性的要求，就会发现工作中有许多需要深入思考的问题。医生业务上的成长有自然成长和自觉成长的不同，从事业务实践总会有所提高，这是自然成长，这种成长到一定时期就会停滞不前。必须在实践中认真思考，不断补充新知识，形成自己独到的见解，再回到实践中去接受检验，获得提高，这才是步入自觉成长之道。养成在实践中认真思考的习惯将会终身受用，远胜于在多个方面增加临床经验。医学知识日新月异，在学习新知识和新进展的过程中，最重要的是通过探究其来龙去脉而获得启发。优秀医者的许多好作风和好习惯是难以言传的，年轻医生要善于从观察中学习体会，不但要善于总结自己的经验教训，而且要"借他人之垫长自己之智"。吴老终生铭记周恩来总理的教诲：当医生的最需要辩证法，也最能懂得辩证法。医生在诊治疾病中要有一定的见解或主见，以利于工作的进行，但必须防止把主见变为成见。好医生的重要特点是对自己判断的正确性有恰如其分的估计。医生必须有自知之明，懂得"不知之知"的重要，出现错误时要努力找出原因，从而认真汲取教训。医生是一个终生探究的职业，只有对临床工作始终保持"如临深渊、如履薄冰"的感觉，才能最终成为德艺双馨的大家。掩卷遐思，吴老以自己毕生的人生实践为我们留下泽被后世的人生财富，值得我们永远铭记。

我的剑只传给能挥舞它的人

——《外科解剖刀就是剑》

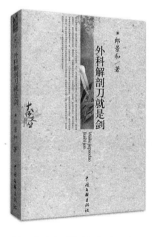

　　春节过后，为了适应新的工作岗位，加上要尽快地进入角色开展工作，读书的时间明显减少。然而，尽管杂事繁多，但心中对读书的渴望一直未减。为了工作读书两不误，只好将闲暇之余的整体欣赏改变成飞行途中的碎片阅读。近期，笔者获赠郎景和所著的《外科解剖刀就是剑》一书，在书的扉页上郎景和大夫亲笔手书：苏宁先生雅正。恰逢世界读书日之际，经过潜心地阅读，反复地领会，终于完成自己的读书心得，可以无愧地面对郎景和院士了。

　　《外科解剖刀就是剑》一书共分从医感悟、世态人情、科学杂记、序跋精选及字词别意五大部分，记载的是一位医学大家对哲学的思考：哲学起源于医学，医学归隐于哲学。在当今社会经济、文化、卫生体制发生重大变化，医疗环境、医患关系出现新情况、新问题的形势下，历史洞察的贫乏、科学与人文的断裂、技术进步与人道主义的疏离等医学实践的弊端依然存在。医生在更好地钻研业务、提高技术、改善服务态度的同时，更应重视学习人文思想，树立哲学理念，从而有利于和谐医疗。郎景和大夫认为，哲学是分析问题的智慧和方法，是"价值的守望者"，人们总是在自觉抑或是不自觉地信奉和实行某种哲学。医学的哲学内涵在于其兼具自然科学和社会科学两种属性，特别是现今的生物-心理-社会医学模式的建立。因此，医学是人类善良感情的一种表达，如今成为文明社会的一种责任，一种社会行当。他在书中倡导：医生只有将科学与人文交融，才能更好地完成神圣而艰难的使命。

医者的人文感悟

提起医者的郎景和院士，作为蜚声中外的妇产科专家，其学术造诣深厚，是妇产科界的领军人物。现为北京协和医院妇产科主任、教授、博士生导师，中华医学会妇产科学分会主任委员，《中华妇产科杂志》总编辑，中国工程院院士。尽管他的头衔繁多，但作为献身协和50载的医者，秉承协和的优良传统，最喜欢的称谓是郎大夫。

在年逾古稀、近半个世纪的行医生涯中，郎大夫一直主张医学是哲学、是人学，认为医学是人类情感或者人类善良的一种表达，是维系人类自身价值，并保护其生存、生产能力的重要手段。他认为医学实际上是一种自然科学和人文科学及社会科学相结合的综合学科，医学是一个科学中的"弱项"，它总是在其他学科的前拉后推下"爬行"，是永远的"落伍者"。回溯医学的发展史不难看出，所有医学的发展，都是在其他学科的推动下前行的。鉴于医学学科的特点，郎大夫提醒我们：对一种疾病的诊断和治疗，医生必须遵循科学和人文两个原则，医学是局限与风险并存，求索与循证不辍，没有错误不等于完美无缺。正如一位智者所言：不管我们的照明灯烛把光线投射多远，照明圈外依然死死围挡着黑暗。

在日常的实践中，郎大夫提出：科学求真、艺术求美、医疗求善，真善美是做人的追求，更是成为良医的基础。医生的职业基线准则是人的价值大于技术价值，保持对医学人文的眷顾，医生给患者开出的第一张处方应该是关爱。面对新技术的日新月异，新器械的日趋完美，郎大夫一直忧心忡忡：医生是不是离开患者越来越远？他认为临床医生应该正确认识、正确对待、正确理解、正确应用新的科学技术，并且始终把临床实践和对患者的关爱放在首位。他曾大声疾呼：医生，请去看病人！从医半个世纪以来，他时刻牢记林巧稚大夫的名言：不管怎样，医生要永远走到患者的床边去，做面对面的沟通。医学大家张孝骞曾言：患者是医生真正的老师，郎大夫将此言铭刻在心，须臾未忘。他提请医生与患者都能记住医疗的本质：有时能治愈，常常是帮助，总是去关怀。医生必须有整体的眼光和宁静的心灵，临床工作的三条基线是心路清晰、心地善良、心灵平静。

经历过无数生死，郎大夫对人生有自己独到的见解，他说："我倾向于听其自然。作为一个人，要注意健康，善待生命；作为一名医生，要竭尽全力去保护健康，拯救生命。有的时候，一切人力都无救，生命自有它的轨迹。"

智者的不释情怀

作为一位终身行医的智者，郎大夫在 20 年前就对医生这一职业有了深刻的理解：科学家需要更多地诉诸理智，艺术家更多地倾注感情，而医生则要把热烈的情感和冷静的理智集于一身。他认为在各种行业中，只有当大夫是不可以自学成才的。郎大夫认为获取信息最重要的途径就是交谈，次之为开会，随后是出文章，最后是出书。科学研究常常是从兴趣开始，最后形成了自己的一个责任，是科学家或社会的责任，然后形成一种执着的精神。

他对如何看待医生有独到的见解，他认为医生的价值就是人类的价值。做医生，要做到通天理、近人情、达国法；要体现自己的美德和价值，就应该做到克己、利人、同情、正直。行医，是一种以科学为基础的艺术，它是一种使命，而非一种行业。作为"协和精神"的践行者，郎大夫一直以服务患者、奉献自己为己任。实际上，非常重要的是医生毕生的时间都不属于我们自己，而是属于患者。林巧稚大夫工作了 70 年，一辈子将自己看成值班医生；北京医院的钱贻简教授，终生将自己定位为内科的住院总。在新的世纪中，郎大夫提出要对医生进行重新设计，好的医生应该成为细心的观察者、耐心的倾听者及敏锐的交谈者。

有过 6 年协和医院副院长行政经历的郎大夫，在递交的辞职报告中彰显了自己不为良相、愿做良医的不释情怀。他写道：官位是暂时的，兼职是挂名的，职业是永久的。我们经历过"斗争哲学"的炼狱，结果是越斗争，敌人越多、越不团结、越结仇积怨。"和为贵"虽显懦弱，但仁爱之心必有感化之力。我欣赏开诚布公，坦率直言；虽然达不到闻过则喜的境界，却可以做到当面闻之不恼。经过行政的历练，郎大夫提倡：在议论面前，耐得住冷静；在等待的日子，耐得住安度；在实验的岁月，耐得住寂寞；在喜庆的时刻，耐得住祝贺。郎大夫的名字取自范仲淹《岳阳楼记》中"春和景明，波澜不惊"，这就注定了他的坦然自若、气定神宁。

术者的情有独钟

郎大夫以"外科解剖刀就是剑"作为书名，足见他对外科手术的情有独钟。他告诫外科医生：专业和技能的学习固然很重要，但是人文修养和哲学思维则具有根本性，必定终生受用。正如威廉·奥斯勒所言：知识是在自己的脑海塞进别人的想法，而智慧是在心灵深处聆听自己的脚步。一个完美的手术，技巧只占 25%，而决策要占 75%；决策包括很好的病历采集、诊断与鉴别诊断、手术设计、术中的应急措施与方案、术后处理及随访等，决策的建立在很大程度上取决于思维、判断和设计。逝去的先哲提醒我们，只有 3 种原因需要进行手术：挽救生命、解除症状和纠正严重的解剖畸形。而在决定手术时，郎大夫欣赏的名言是：去做手术，但不仅仅是去做手术；完成了手术，并没有完成对患者的全部治疗。

作为著名的外科医生，郎大夫认为外科医生手中的手术刀就是剑，用以披荆斩棘于病患毒瘤，不能伤害患者，同时也不要误伤自己。外科医生的职责并不是要创造吉尼斯纪录，而是要让患者信任自己，并为患者提供最适的治疗手段。他将外科医生优秀的品质和手术台上优良的"台风"总结为睿智、机敏，沉稳、练达，谦和、协作，言传、身教，并提出树立好"台风"的3个方面：①丰富学识，提高技术，积累经验；②加强人文修养，提高整体素质；③提倡团队精神，集体观念，要组成一个和谐的医疗团队，就应该对老者要搀扶，对晚辈要提携，对同龄要牵手。

对外科手术如何做到游刃有余、安全有力，郎大夫总结出以下3点。第一，掌握4项基本技能：观念，指外科医生对于疾病诊断和治疗的正确观念，是实施外科操作的基础；解剖，解剖如同行车路线，陌生或不明则寸步难行；技巧，是各种外科手法的娴熟掌握和灵活运用；应急，一个优秀的外科医生要对术中出现的问题应对自如，化险为夷。第二，处理好3种关系：将军和团队，手术者是将军，其他人是他的团队成员；大手术和小手术，年轻者总想做大手术，年老者又失去了做小手术的机会，但有经验的外科医生深刻地认为小手术不可小视；数量和质量，外科手术更强调实践和经验，纸上谈兵是不行的，但是单靠重复的"练"却是不够的，应强调思考和总结。第三，避免外科医生的三大忌讳：开空手术，诊断有肿瘤或其他病变，拟行某种手术，可是开进去却什么都没有；遗物，遗留纱布、纱垫、器械之类是最糟糕、最不幸的事情；患者死于手术台，由于病情危重，患者可能死在手术台上。

每当谈到自己最快乐的事情，郎大夫总会提到美国《读者文摘》对读者征询世界上最快乐事情的答案，位于榜首的是外科医生切除肿瘤后快乐的感觉，这也就是这位投身协和50载、从翩翩少年到德高望重的外科巨匠最快乐的感觉。

学者的科普情结

谈到医学写作与科普，郎大夫的名气更大，他是国内少有的集医学家、作家、科普作家三栖于一身者，曾使用方及、叶维之、向华、谭然等笔名发表大量医学科普作品，并成为中国作家协会会员，曾荣获全国十大医德楷模、北京市劳动模范及全国"五一劳动奖章"等。业余文学写作是他的兴趣、乐趣和情趣。

作为中国科普作家协会的副理事长，他大声疾呼：科普创作是科学家的一种责任，医学科普尤为重要，医生的责任就包括科普工作。我们既要宣传科学，又要破除迷信。他指出，科普作家的成长与作家不尽相同，科普作家首先应该是科学家或者是有一定工作经验的专业人员，只有集科学家与作家于一身者，才有资格当科普作家；而且科普作家很少专职，基本是业余创作，这需要强烈的责任感和辛勤艰苦的奋斗精神。他建议科普工作者在创作中要学习著名科普作家高士其的群众观点，牢记自己宣传的是科学，宣传对象是群众，追求猎奇、讲究花哨不是一个有出息的科普作者之所为。作为医学科普的大家，郎大夫为自己的科普创作定下戒律：不写自己不熟悉的东西，不写自己没有把握的东西。既要保证自己科普文章严格的科学性，又要借助于语言的技巧使其通俗和实用。为了增强议论的力量和感人的效果，科普作品的作者应该总结、凝练出科学的警句。

郎大夫倡导博学多才，而且自己毕生实践之。他认为只钻研自己从事的学科是不够的，闭关自守者必然孤陋寡闻。郎大夫认为一个医生不仅要拿听诊器、手术刀，还要写科学论著、做面向大众的科学普及工作。作为中国性科普的开拓者，他断言：在关于人的知识中，最有用而不完备的就是性的知识。人们对性这一命题始终讳莫如深，对这一领域总是浅尝辄止，始终处于徘徊的境地。为此，他倡导：把性作为一种科学加以普及，把性作为一种文化加以研究，把性作为一种社会因素加以重视。从医几年以后，郎大夫就将从事科普创作作为自己职业的一部分，并乐此不疲，苦此不悔。

他对专家有自己独具匠心的解释：专家是受人尊敬的，他们对一般医生所不知道的事情知道得越来越多；专家有时也令人惋惜，他们对一般医生所知道的事情知道得越来越少。他非常欣赏的名言是：一个医生，如果他仅仅是一个好医生，那他就不可能是一个好医生。

师者的传剑之心

医生持刀，针对的是具体的病患；而作家提笔，则是针砭时弊的病象。已近耄耋之年的郎大夫学贯中西，融汇古今，能将二者有机地融为一体，一手持解剖刀，根除病魔毒瘤；一手握犀利笔，点画真假美丑，实为大家风范。通过对该书的反复研读，体会到字里行间蕴藏着深刻的思想、睿智的见地，一位学而不厌、诲人不倦的大家形象跃然纸上。作者对文中所涉及的问题，不仅抓住关键，切中要害，言必中的，力透纸背，而且旁征博引、遣词造句之功令晚辈叹为观止。作者反复强调：施行医术是艺术、是仁术。医生的培养需要十年磨一剑，百年难成仙。作者在繁重的科研和临床工作之余，写下如此传剑秘籍，正是彰显了《天路历程》中真理剑客的心声：我的剑只传给能挥舞它的人。

针砭时弊的医学评论　满怀深情的人文随笔

——《医学评论·人文随笔》

最近，笔者有幸与良师益友胡大一教授就医学评论和人文教育进行了深入的交谈，并意外获赠他的新书《医学评论·人文随笔》。该书收录的不仅是作者近年来发表在多种报刊中针砭时弊的医学评论，而且还包括令笔者感动的满怀深情的人文随笔，凸显出这个医学世家薪火相传的医者仁心。在该书的扉页上，胡大一教授写道：学习父母，做一名热爱职业、热爱临床工作、有良知的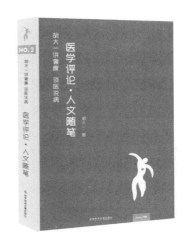医生。他一直倡导高举公益、预防、规范、创新 4 面旗帜，推动医学回归人文、回归临床和归回基本功。窃以为，在目前国内汗牛充栋的学术出版物中，有真知灼见的医学评论极为匮乏，充满人性关怀的人文教育更是鲜见。在医疗环境不佳、医患关系紧张的当下，认真研读该书，或许有助于我们反思自己的医疗行为，恪守治病救人的医者良知，为创建和谐社会添砖加瓦。

理解医学的杏林巨擘

立志学医之初，身为医者的父母就告诫胡大一：医生的价值和医学的目的就是时刻考虑患者利益，一切为了人民健康。作为一名医生，看的是病，救的是心，开的是药，给的是情。在其近半个世纪的行医实践中，他一直铭记父母的教诲。他认为，当今的医学问题出在目的上，症结在于医学教育、医疗服务机制和模式出现了根本性问题，目的出现了迷失，价值体系发生了混乱，错误的目的必然导致医学知识和技术的误用。过度医疗不仅伤害患者的健康甚至生命，也使得我们失去应有的社会尊重和职业尊严。他坚信医学是充满人文内涵、以人为本的科学。作为医者，人文素养最重要的体现为：强调同情心，尊重患者的感受；富有责任感，维护和促进人类的健康。他在临床诊疗中体会到，许多患者可以忍受病痛，但难以面对冷漠，没有服务与关爱，只有药片、支架与手术的医学是"冰冷"的医学。他以自己的切身经历告诉读者：只有在患者床边度过足够多的不眠之夜，才能成长为一位合格的临床医生。他一向认为，将医学人文融入临床，必须坚持3个不变：①价值体系不变，恪守患者至上；②医学的目的不变，绝对不是等人得病，而是预防疾病、促进健康；③医学的责任不变，医疗要公平和可及，人人都应享有基本医疗服务。为此，他倡导在新的形势下必须实现3个转变：①从下游走向上游，即从疾病终末期的治疗干预走向预防和促进健康；②从单纯的生物医学模式走向生物-心理-社会医学的全程服务和关爱；③从经验医学最后转向价值医学。此外，胡大一坚信整合医学与全程关爱是当今医疗服务模式创新和医疗服务文化建设的核心内涵，其要点包括：①尊重患者的价值观、选择权及需求；②协调和整合不同专业的综合医疗服务；③以患者能够理解的语言进行交流；④给予患者感情上的支持，缓解恐惧和焦虑，控制疼痛；⑤做出决策时征求患者和家属意见；⑥保持医疗服务的连续性和可及性。

拥有健康的真心诠释

胡大一认为，健康包括全面的身心健康和良好的适应能力，绝不等于仅仅无病和衰落；健康是最大的资源，是尊严和幸福的基础；维护健康需要智慧、能力和责任。世界卫生组织指出：全球每 5 个人中就有 1 人死于非传染性疾病（NCD）。我国人群总死亡率中 80% 是由 NCD 所致，其中 40% 归因于心血管疾病。胡大一坦言：由于医者和大众对健康的认识存在偏差，我国心血管疾病的防治现状呈现"四高四低"的特征：高发病率、高复发率、高病死率、高医疗费用；低知晓率、低治疗率、低达标率、预防药物使用率低。从书中提供的数据可知，过去 10 年中，我国的住院人数、医疗成本等大幅度增加，但住院患者的病死率丝毫没有下降。中国的心血管支架几乎全部为高成本的药物洗脱支架，至少 80% 的心内科主任为冠心病介入医生，心脏预防康复的临床专业人员匮乏。针对现状，他形象地指出，如果把大型公立医院做支架与搭桥视为"卖汽车"，那么推动心脏康复事业就是大办"4S"店，传统的医学服务机制和医疗模式是"只卖汽车不建 4S 店"。试想一下，如果没有后续管理，患者不可能满意，医患关系就难以从根本上改变。只有在规范使用药品和器械的同时，为患者提供综合与全程的服务与关爱，医学才能变得很温暖，医患关系才可能从根本上达到和谐。他认为目前的战略转型包括 3 个非常重要的转折：从规模转向价值，从数量增长到质量控制，从患病、发生不良事件甚至疾病的晚期干预到早期的预防和慢病管理。他明确地指出，未来的 10 年，我国心血管医学发展的关键要从片面追求手术量、支架数、门诊量和毛收入转向重视预防/康复、医疗安全、质量评估与控制等。

针砭时弊地仗义执言

胡大一在书中一针见血地指出，目前学术会议中的演讲更多是在宣传不断更新的技术，而很少甚至从未思考过如何选择技术，从而解决医疗保健服务的公平性和可及性。他坦言：从医有价值，但不能被价格化，医疗不能太产业化和商业化。不能让商业利益影响医生的用药，以免增加医疗成本和药物不良反应的风险。作为以救死扶伤为己任的医生，保护患者与公众健康利益不容忽视。针对急性冠状动脉综合征和冠状动脉介入围手术期突击使用大剂量他汀的建议被部分专家认同并写入共识推广的荒谬做法，他出于医者的良知仗义执言："这种序贯疗法背离了百年胆固醇学说，宣传并夸大他汀药物的多效性，尤其是抗炎作用，不仅理论上荒谬，临床实践中亦有害。" 他不仅希望广大医生站在坚持科学和保护公众健康的立场上，坚决抵制和反对这种序贯疗法，同时作为《中华心血管病杂志》的总编辑，他还亲自撰文强调：常规剂量的他汀适合大多数中国患者，大剂量明显不适合我国人群的总体风险水平，其理由包括以下几点：①不必要，虽然降低密度脂蛋白胆固醇（LDL-C）是硬道理，但他汀的瓶颈局限是 6% 定律（剂量倍增，降 LDL-C 的作用仅增 6%）；此外，药物剂量的种族差异不容忽视，同样剂量的瑞舒伐他汀，我国患者的血药浓度为欧美人的 2 倍。②不安全，他汀导致的肌病、肝酶增高、新发糖尿病等均与大剂量相关；中等强度的他汀，中国患者不良反应的发生率为欧洲人的 10 倍，而且程度更为严重。③付不起，美国的阿托伐他汀 80 毫克与 20 毫克等价，在我国前者是后者价格的 4 倍。④依从性差，同一种药每天服 4 片，很少患者会长期坚持。在学术研究氛围浮躁，大多数学者对涉及药品的利益冲突噤若寒蝉的当下，胡大一敢于如此仗义执言，不愧为捍卫真理的杏林翘楚、晚辈们望尘莫及的人中骐骥。

循证医学的利益博弈

胡大一认为，随着循证医学的深入人心，我们的医疗实践越来越重视遵循各种指南和共识。但是不同指南、共识提出的意见众说纷纭、莫衷一是，导致临床医生束手无策，这其中既有各种流派的学术争鸣，也有商业利益的暗中博弈。因此，作为学术带头人，在制定和解读指南时，应坚守科学和良知，力避制药企业的干扰与干预，更不能在商业利益的驱使下，有意歪曲指南，为药物和器械的不当或过度使用摇旗呐喊。他希望临床医生不能只是走马观花地浏览指南，或仅听部分专家在会议上对指南的片面解读；如果不潜心研读指南，就难以理解其要义。他告诫我们：临床实践不等于临床试验。随机对照试验（RCT）在循证医学体系中被认为级别最高，但是不能排除流行病学和人类遗传学研究的重要成果。RCT 的局限性包括：①主要限于药物研究，很少涉及生活方式和行为；②有严格的入选标准，代表性局限，排除了高龄老年人、肝肾功能不好的患者；③临床试验往往重视在较小样本、较短时间随访中观察疗效的差异，容易对安全性隐患关注不够；④药物剂量的种族差异不容忽视；⑤没有纳入患有多种疾病的患者；⑥绝大多数 RCT 由制药企业赞助，主要目的是药物上市，并非解决临床问题。他认为基于小样本、替代终点和短时随访的探索性研究结果不能成为指导临床用药的证据。针对中国临床指南少且水平不高的现状，他给出了自己的解释：我们今天不是没有数据，而是不少的数据不可靠、不可信，反而容易产生误导。我国的数据收集还受到"麻将文化"的影响，各守自己的牌，怕别人看见，资源难以共享。要获得更好的研究成果参与国际交流，就需要建立我参与、我奉献、我分享、我快乐的合作机制。

长城会议的搭台唱戏

作为服务中华医学会 30 年的工作人员和长城会蓬勃发展的见证者，晚辈以为，25 年始终如一地举办长城会，是胡大一对中国医学信息交流的巨大贡献，迄今难见出其右者。会议创办伊始，他就为长城会确定了永恒的使命：办抗大，铸长城。按照他的初衷，首先通过开放技术而使新技术得以推广普及，通过讲健康、重预防，构筑我国心血管预防的万里长城。经过 25 年的精心培育，长城会从不足百人的冠心病介入和经导管射频消融的技术培训班，逐步发展壮大到规模超过万人的国际化综合心脏病学、引领心血管病预防康复、电子医疗保健服务和医疗模式创新的大舞台。不仅如此，他始终坚持长城会的学术性、创新性、系统性，倡导举办风清气正的学术会议。作为大会的主席，他认为长城会的成功之处在于找到了心血管医学事业发展、学术交流和人才培养未被满足的需求，并且借鉴国际学术界的成功经验，结合我国的实际，找到了搭建这个舞台的规律，实现了阶段性目标。如今业内同道对这一高水平会议的中肯评价是：长城会是高地，它通过引导科研和创新而努力引领中国医学事业的发展；它是一个开放的、广交朋友的大舞台；它是摇篮，培养出我国心血管领域一代技术骨干和学科带头人。当目睹一代新人茁壮成长后脱颖而出时，年近古稀的胡大一毅然卸任长城会主席。在交班的时刻，他衷心希望继任者能够薪火相传，继续担负好"引领"和"服务"使命，通过进一步建高地、搭舞台、做摇篮，实现百尺竿头更进一步，真正将长城会办成公益性、学术性、创新性、系统性都强的"四强"学术大会，从而使我们的医学实现穿中国鞋，走中国路，圆中国健康梦。

十年漫漫抗癌路　医患冷暖自心知

——《肝癌十年》

2012 年 11 月 19 日，《中华消化杂志》名誉总编辑、我国消化内科著名学者、笔者的师长和挚友、人生旅途的莫逆之交许国铭教授永远地离开了我们。时间如白驹过隙，一晃已到许教授荣归天堂的周年祭日，为了忘却的纪念，最近又重读许教授生前的最后一本著作，这就是《肝癌十年：一位消化医生的自述》。在他患病的第 8 年，我们开始讨论一件对他非常残酷的事情，就是笔者建议许教授将自己作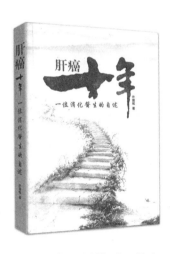为一位消化界名家患病后的真实感受记录下来，以飨后人。尽管对一位年逾古稀而身患顽疾的老者，痛苦的往事不堪回首，但作为医者的崇高使命感和兼有患者在病中对人生的感悟，使得许教授欣然应允。在生命最后的日子里，在与肝癌搏斗的间隙，他为此倾注了自己全部的心血。在许教授去世 9 天前，笔者与他在病榻上进行了最后一次的倾心交谈，他非常欣慰地给晚辈展示了墨迹未干的《肝癌十年：一位消化医生的自述》的样书。在书的自序中，许教授坦言："在我 50 年的从医生涯中，出版过 10 余本消化专著，但我最喜欢的还是这本小册子，因为它真实记录了我所经历的整个诊断治疗的过程，以及最重要的亲身体会。"该书的目的是从一位医生兼患者的双重身份出发，去讲述肝癌诊断和治疗中的感受，各种检查和治疗的价值，以及医生应该如何处理疾病和各种药物并发症。此外，也向医者传达了患者的感受，有助于医生更好地理解和帮助患者。在每一章中，尤以他的肺腑之言"我的感悟"最为动人。十年漫漫抗癌路上，最令许教授感动的话是：要把肿瘤当作慢性病，痛苦总会过去，胜利就在前头，快乐每一天，开心每一时。古人云：人生自古谁无死，然而，许教授在离去时，留取文章育后人。如今，若与我们心有灵犀的许教授得知无数的读者得益于自己的这本书时，一定会笑慰九泉的。

对顽疾的从容淡定

据笔者所知，迄今尚没有其他消化专家承受过如此难以忍受的肿瘤治疗磨难。从书中的简单记录里，足以看出许教授对生命的挚爱和矢志斗顽疾的从容淡定：2003 年，发现肝癌接受首次手术，出现大量胸水，食管静脉曲张大出血，接受硬化剂和三腔管压迫治疗；2004 年，为平稳过渡的太平年；2005 年，肿瘤复发再次接受手术，随后接受第 1 次和第 2 次经导管动脉化疗栓塞术（TACE），病情平稳；2006 年，接受第 3 次和第 4 次 TACE，病情平稳；2007 年，接受第 5 次 TACE，病情平稳；2008 年，太平年；2009 年，太平年；2010 年，接受第 6 次 TACE，发生严重的胆道感染，接受内镜逆行胰胆管造影，乳头切开，肝内支架引流，经皮经肝胆管外引流；2011 年，接受肝移植，出现急性肝排异反应，接受肝脏穿刺活检；2012 年，接受胆总管取石，支架内引流，肝脏肿瘤复发，第 7 次 TACE，肺部发现转移病灶，开始靶向治疗。这一平铺直叙的记录内包含着 10 年来许教授与癌症搏斗的惊心动魄的故事，尤其是当体重只有 44 千克的许教授接受肝移植时，手术整整进行了 13 个小时，两位主刀医生轮流上阵，顽强的意志和精湛的医术使其再一次起死回生。曾经沧海难为水，历经磨难身犹在，回首

10 年抗癌路，许教授的感悟是，手术仍然是肝癌的基本治疗，防止复发是成功的关键，一些难以耐受的检查与治疗需要及时改进。

对专业的亲身体验

许教授于 1957 年考入上海医学院，1962 年毕业后从医整整 50 年。作为一名在全国内科领域享有盛名的消化名家，他尤其偏爱消化道内镜检查及内镜下的介入治疗，这也是他毕生的事业，数以万计的患者经他亲手得以诊治。然而，当一位消化名家患上自己毕生研究的疾病时，其感受可想而知。10 年中，许教授接受了消化系统几乎所有的相关检查和治疗，2 次肝叶切除，1 次肝移植，7 次 TACE，经历了肝癌切除、复发、再切除、再复发、肝移植、排异的艰难过程。其中许多工作都是他以前经常为患者做的，现在有了亲身体验。许教授坚信：将这一过程忠实地记录下来，一定是非常难得的活教材。因为名医患自己终身研究疾病的概率很低。许教授在书中戏称："我是一个不幸的幸福之人，肝、胆、胰 3 个脏器都生过病，作为消化科医生也得了一个大满贯。消化科的所有并发症都遇上了，让自己逐个体会。"在他的行医生涯中，为患者做过无数次三腔管止血治疗，以抢救药物治疗失败的上消化道出血患者，在插管操作过程以及插管后患者均自诉痛苦万分，无法耐受。以前医生对这些感受并无切身体会，许教授在接受三腔管治疗后的体验是，插管后那根又粗又硬的橡皮管卡在咽喉部，犹如一把尖刀插在喉咙口。现在临床使用的管子还是 20 世纪 50 年代发明的产品，随着科技的进步和材料的改良，如果我们真正为患者着想，早就应该更新换代了。

对医者的谆谆教诲

当患者饱受病魔之苦时，医生就是他的救世主，多么希望将自己托付给一位医术高明、医德高尚的医生。而好医生的基本素质就是一切以患者为中心，丝毫不考虑自己的得失；优秀护理人员的最大优点就是要与患者谈心，给予患者最需要的安慰和鼓励。在长达 10 年的抗癌征途中，住院达 20 余次，许教授通过各种亲身经历对医者进行罕见的现身教诲。第一次接受肝切除术后就发生了急性肺水肿，这是由于没有很好地控制输液的总量。虽然抢救及时得以脱险，但对一个本来就是高龄的危重患者而言，加重了险情。如果医者严格按照规范操作，这次意外完全可以避免。就朋友情谊而言，"肝胆相照"值得称道。在人体正常的情况下，肝胆密切配合共同完成人体的消化功能。然而，在患病的时候，肝胆未必能够和谐工作，许教授用自己切身的体验证明了这一点。由于发生急性胆囊炎，接受十二指肠乳头切开，安放了胆道支架，采用抗生素对症治疗获得暂时缓解。然而，好景不长，随后出现难以治愈的发烧，多种检查提示右侧肝内胆管及肝总管癌栓形成。值得庆幸的是，后来经过手术的病理结果证实胆总管梗阻的原因不是肿瘤，而是炎症后胆总管内血栓形成，看来对待任何影像学检查结果一定要谨慎。在胆汁培养出粪肠球菌、屎肠球菌后，病原才得以确定，由于消化科医生对其引起的胆道感染不熟悉，所以导致治疗的针对性不强且效果不佳。为了更好地使同行们从自己血的教训中获益，许教授专门将自己疾病的诊治过程写成"疑难病例讨论"发表在《中华消化杂志》上。他提醒我们，要认真权衡乳头切开的利弊，其优点是胆总管引流通畅，也能排除泥沙样结石；缺点是可能利于肠液中的细菌逆流入胆道，造成胆道感染。而在肿瘤患者中，感染仍然是各种并发症中最难处理的事件，千万不能掉以轻心。

许教授认为，医生是一个特殊的职业，要持续学习，读书获得的知识，受益终身，而厉兵秣马是非常重要的思维方法。接受肝移植后，移植后的各种并发症会不断光顾，你得一一招架，但是对待作为一个整体的人，医生往往会顾此失彼。在他的治疗中，为了保护移植后的肝重点放在免疫治疗上，当移植后半年由于减药过快，出现了严重的急性排异。使用抗胸腺免疫球蛋白对症治疗后，虽保护了肝脏，却为肿瘤的复发创造了条件，半年后肿瘤复发的速度之快令人难以想象。他通过自己的亲身经历和血的教训提醒同道们：对待疾病不仅要通盘考虑，而且应该于细微处见精神。

对患者的现身鼓励

昨天还是名医，今天就变成身患癌症的患者。面对肝癌的诊断，许教授立即想到未来的前景，对肿瘤患者而言，最痛苦的莫过于知道了你还有多长时间活在这个世界上。许教授认为，当一个人患上重病面对生活质量和生存时间的艰难抉择时，应以保证生活质量为首选。"把肿瘤看作慢性病"是近年来治疗癌症概念的一大飞跃，主要是要使患者放下包袱，过正常人的生活，它不仅打破数百年来"谈癌色变"的恐惧心态，也为治疗肿瘤铺上一条阳关大道。作为一名军人，他指出：肿瘤的治疗犹如打仗，要攻防兼施。攻就是用手术、化疗和其他方法来杀灭癌细胞；防就是利用机体的抵抗力来消灭癌细胞，至少不能让它扩散。对实体瘤而言，手术切除并不是一了百了的事情，康复之路艰辛而漫长。对肝癌患者，康复过程中必须进行肝功能检查和保肝治疗，注意肿瘤标志物的变化，定期接受肝脏的影像学检查。坚持抗肝炎病毒治疗，这也是防止肝癌复发的重要措施。一旦肿瘤复发，再次手术仍然是首选。肝移植手术主要是等待供体问题，这是一个令人心焦的度日如年的过程。他以自己 50 年的从医经验提醒患者，千万不要相信医院外面各种各样的药品广告，如果真的那么有效，医院早就在药房中使用了。

对家属的语重心长

出于对患者的亲情，许多家属尽己所能遍访天下名医，竭尽全力探寻各种包治百病的奇花异草，这种好心难免导致巫医盛行和严重的过度治疗。许教授用朴实无华的话语提醒大家：善良的人们一定要切忌使用假的补药，不仅骗了你的钱财，还伤害了你的健康。他告诫人们：过度治疗的根本原因是"以病为本"，而不是"以人为本"。过度治疗不是积极治疗，而是一种逆向性治疗。由于对癌症的恐惧和有关医疗知识的匮乏，认为多多益善的过度治疗已经成为目前肿瘤治疗中的大害，尤其要警惕过度治疗中隐蔽的危害性。

在漫长的抗癌征途中，要树立打"持久战"的思想，要把肿瘤当成慢性病来治疗，衡量患者营养状况的好坏，最简单的办法就是能否维持体重。除此之外，战胜并发症也是成功的关键。对于患者在医院中出现的各种意想不到的并发症，应多给予理解。作为上海长海医院的顶级专家，许教授在自己的科室中接受精心治疗时也难免发生意外。10年中，他先后战胜手术后近期的急性肺水肿、术后的顽固性胸腹水和上消化道出血、危及生命的胆道感染、药物应用过程中并发的血小板减少症等一系列并发症，使得生活质量一直处于比较平稳的状态。他认为，对待肿瘤复发的正确态度就是带瘤生存，与狼共舞。

对生命的不懈追求

50年医疗实践，10年患病体验，使许教授对当下医患关系有自己独到的见解：忆当年，对医生唯一的要求就是一切为患者服务，患者的口碑就是医生医德和医术考核的标准，医患关系都是正面的，感谢、鼓励、相互关心成为主流；看如今，虽然医生的基础知识好，外文水平高，但在病床边接触患者的时间明显减少。当今有关医疗纠纷报道中，指责医生者超过80%。他以医者的良知和患者的体验呼吁：各类媒体应为医患关系的和谐加温，千万不能为了新闻的需要去煽风点火，造成医患之间更大的隔阂。

许教授一直认为：人生自古谁无死，但没有生活质量的人生是不值得留念的。据笔者所知，许教授患病以后，全国消化界的同道以各种方式表达了自己的问候。许教授在书中提及，在他患病的日子里，笔者是前往上海探望次数最多的北京人。值得欣慰的是，作为他的忘年之交，在他与疾病顽强搏斗的数载年月中，无论是在北京香山的登高望远，在圆明园的湖上荡舟，在三亚的碧波中荡漾，还是在西湖边的漫步，苏州东山的小息，笔者均有幸陪伴其左右。通过 10 年矢志抗癌的心路历程，许教授悟出自己创造生命奇迹的真谛。除了采用各种先进的诊疗手段以外，树立战胜疾病的信心最为重要，亲情的呵护和友情的关爱不可或缺，上海长海医院消化内科这支精英团队的鼎力支持和无私奉献是谱写传奇的根本保证。掩卷遐思，2012 年此时送别的场景历历在目，晚辈当时写下的挽联依旧清晰：恪尽职守、穷毕生精力助中华消化展翅高飞，矢志抗癌、历艰辛十载创医学奇迹精神永驻！

许教授，尽管一年未见，但牵挂依旧。康拉德说过："在采集记忆之果时，你就得冒着损害记忆之花的危险。"今日重读旧作，睹物思人，倍感亲切，真正体验到"人间声价是文章"。尊敬的许教授，阴阳隔界，万望珍重，蓬山此去无多路，唯托青鸟勤为探。

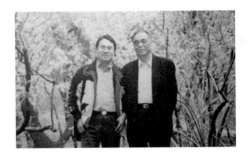

术者笔下的人生百态　患难与共的刀下人间
——《刀下人间》

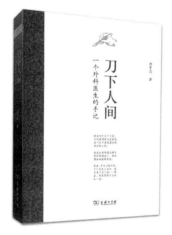

最近一段时间，国内的医患矛盾日益激化，伤医事件层出不穷，作为矛盾一方的医务工作者，我们除了义愤填膺、大声疾呼之外，面对积重难返的环境，冷静地换位思考、加强自身的修养也应该提到议事日程。恰逢此时，笔者有幸读到我国宝岛台湾医生刘育志所著的《刀下人间：一个外科医生的手记》一书，这是一本引人入胜、发人深省、笑中带泪、有助于加强医患双方沟通的书。作者在书中所描绘的医院里的人生百态，使读者透过所勾勒的各种场景，看到外科医生工作背后的血泪交汇、感动与沮丧共存的画面，让人仿佛身临其境。在这本当代散文集中，作者注入字里行间的丰富情感，不仅使我们窥见人性的幽微与丰美，发人深省的感悟更令人深深着迷。读者可以从他的文章中了解外科医师的酸甜苦辣，也希望更多人看过之后，一起为守望在这神圣岗位上的好医师加油打气。

闻名遐迩的外科医生

由于学制的漫长、积累临床经验的耗费时日，医务工作者普遍成名较晚。尤其是对以手术擅长的外科医生而言，没有在患者身上日积月累的手术实践，何以掌握娴熟的手术技巧？因此，大器晚成对于医学界而言是一般规律。然而，作为一名外科医生，并非只有靠手术成名的自古华山一条路。显而易见，少年得志而闻名遐迩的刘育志就为我们开启了另一扇成功之门。1978 年出生的刘育志，毕业于台湾成功大学后步入外科医生行列。2006 年开始发表文章，以诙谐、生动、锐利的笔调讲述一则又一则的医院故事，剖析人性的辗转层叠，刻画生命的错综轨迹，深受读者欢迎，其博客累积浏览总量超过 250 万人次，并为台湾《皇冠》杂志撰写"外科失乐园"专栏。在该书中，作者通过 4 章共 20 个故事为我们记录了他在生命的第一现场近距离观察到的人生百态：有人为了把病养大而迟迟不肯就医，有人为了领取保险金而要求医生谎报病情，有人专门制造假车祸来诈财，有人一辈子病痛缠身却毫无怨尤，有人在患难之中见证了真情……一幕幕的悲喜剧每天在诊室里不断上演，于是促成作者放下手术刀，拿起了通常用来书写病历的那支笔，记录下听诊器永远也听不到的真实。

富含深情的刀下人间

美国科学史专家莎顿在《科学的生命》中说："医学是一门人学，是关系人类幸福的事业，对人的全面关怀为医学应有之意。"可见医学不是一门纯技术，而是人类情感的延伸和人性善良的表达。悲天悯人、敬畏生命是医生必备的基本职业素养。曾有一名著名的外科医生，在手术中达到"忘我境界"，当患者生命体征已经消失殆尽之时，依然我行我素地直到手术"完美收官"。他的行为告诉我们，技术可以拯救生命，也可以亵渎生命。医生如果不是富含深情，手术刀无异于屠宰刀。我们总是期待医学可以反败为胜、逢凶化吉，但在人生的局里，胜负难卜。我们知道，医乃爱的产物，并非商业的交易物品。当我们心存感激，有太多的人要谢时，会选择谢天；当有太多无奈苦楚诉不尽时，人们只好认命。总有人说，医生不能决定生死。确实，先哲曾一语中的：生命是一种死亡率为百分之百的性传播疾病。人类太渺小，医生根本无力决定生命的何去何从，但在拯救生命的过程中，只要医患关系好，效果比任何药都好，富有同情、充满关怀必定是医者的使命所然。

出乎意料是生命常态

该书的封面设计颇具匠心，白纸上的一首短诗画龙点睛：纵使有千百个不愿，外科医师却总是被迫在刀口下看到最赤裸真实的人性；被迫去看透那光鲜华丽的装潢底下，破败腐臭残缺的骨架。原来，手术刀剖开的，不只是生人血肉，还有着不为人知——甚者，更有那浑不自知的一面。作者在自序中谈到对医学本质的逐步理解：读书的时候，以为医生的工作就是照本宣科地治疗疾病，或用手术刀循规蹈矩地切除病患而扭转命运。进入临床后才知道，治疗疾病仅为冰山一角，很多时候事情的发展远远超出想象，治愈疾病并非就一定会获得圆满结局。随着年龄与阅历的俱增，作者终于悟出：人生路上，出乎意料才是生命的常态。"无常"恰恰正是老天的强项。太多时候，"最后一刻"会猝然降临，可全然不必理会咱们同不同意，喜不喜好，准或不准。人们永远都不可能事前预料明天和意外哪一个先到。只有在与生命拔河的现场，才能见识到人生最无遮掩的百态。爱情、亲情、友情，在面临生离死别之时，会呈现出最真实的面相。锋利手术刀剖开的，不只是人的血肉，还有太多不为人知的纠葛交缠。涉及复杂的人性，事情的黑白是非往往无法泾渭分明，更会令人困惑迷茫。

笑容背后的深切领悟

在"笑容里的领悟"这个故事中，作者为我们介绍了一个看似平常可结果却出人意料的事件。王伯伯的夫人被诊断为肿瘤，他一直与医生讨论自己非常纠结的问题：期待切除肿瘤，又不愿意开刀；既希望肿瘤是良性的，却又担心白开一刀。当手术结束患者被确诊为良性疾病时，令医者匪夷所思的事情是他却希望医生能将病理诊断写成癌症，从而可以获得高额的防癌保险理赔。作者认为，近代医学是一门最切身、最贴近每个人的科学，但执行医疗时却总是困难重重。这种困难不只是医患之间认知距离的落差，更是心态上的迥然不同。每个人或其家属患病时，心理上总是会倾向去否认疾病的存在，不愿意、不相信、不接受，从而使治疗的过程倍加曲折。在笑容的背后，作者深刻地领悟到生命好像是特别的买卖。当晴天霹雳想否定疾病时，人们希冀能用钱买到希望和健康；而当接受疾病事实之后，如果能用病痛多换一点钱，又何乐而不为呢？甚至可以不择手段。为此，作者感叹道：爱，曾经那样真切地流露，却又那样容易地被遗忘，人难道总要到了生离死别，才会突然惊觉到亲情之弥足珍贵？人啊，永远摸不透表象世界底下的最真，永远猜不到的是背后真正的想要。喜怒好恶的决定，在将那深深埋藏的真相抽丝剥茧后，往往却又都牵扯金钱、物质、欲望的纠葛交缠。

舞动身躯的坚强灵魂

我们知道，遗传像是远古先知写下的剧本，人们都只得收下照着演，没得选……通过对一位 28 岁女性车祸患者的诊治，作者将亨廷顿舞蹈症的全部知识都融入一个凄婉动人的故事之中。故事主人公最初的症状是手指偶尔出现不自主运动，渐渐地，走路时双脚就像穿上魔法鞋一样地舞动，随后会不由自主地摇摆扭动身躯，好似在跳舞一般。该病发展的因素是脑部持续退化，协调动作的能力受到影响，渐渐会造成肢体不自主、不规则的运动。迄今没有任何药物或治疗方法可以阻止或改善其病程，亨廷顿舞蹈症从发病到死亡平均为 15 年。许多遗传性疾病无药可医，也无处可逃。正如医学上的许多困境，是医生无法改变的，那种在明白真相后的怅然与无奈，似乎却又比梦幻中抱有一线希望还要叫人痛心难受。但面对生命中无法回避的难题，总有人勇敢地做出回应，坚强地沿着命运之途前行。或许顶尖者杰出如霍金，又或许他们就平凡地生活在我们身边。他们的故事像是寒冬雪地里冒出来的花蕾，让人屏息赞叹，更令人动容。是他们用艰难的身躯提醒我们，原来能跨越走出的每一步都是幸福，显示的都是与命运抗争的坚强灵魂。

公众道德的无情鞭挞

在书中，作者通过诊室间发生的鲜活事例印证了当前台湾地区公众道德的滑坡。作者提醒我们，在手术台上，医生就是神，没有反省能力的人很容易自我膨胀。亲历患者手术成功对术者感恩不尽后，随之而来对手术费用的斤斤计较，使得作者大悟大彻：原来自以为"拔刀助人"的义举，摆在现实的秤上，用赤裸的金钱衡量时，竟是如此的一文不值。真可谓：手术成功顺利，结果一败涂地。如今，为了生活得更好，许多人愿意慷慨地一掷千金，但对看病救命反而觉得一切都应该免费。作者认为这种现象就是所谓公有资源的悲剧：无论什么，只要是公有的，就必然不会被珍惜和爱护。挥霍、占有、侵吞、浪费、掠夺、耗竭、破坏，肆无忌惮最终无可挽回。而这一切如今似乎成就了势不可挡的群众力量。正如 2000 多年前亚里士多德所言：那由最大人数所共享的事物，却只得到最少的照顾。为此，作者告诫我们：无须试验人性，这个自命为"万物之灵"的物种，本质上便是那样脆弱丑陋地经不起考验。"大我"与"小我"的利益永远是冲突对立的，而当冲突发生时，"大我"往往是被决定牺牲的一方。他山之石，可以攻玉，历史的殷鉴，值得借鉴。

始于善意的荒唐之举

自古以来，对典型的中国人而言，孩子就是家的中心，而且在目前"四二一"的家庭结构中，一切为了孩子的所作所为愈演愈烈，在书中，作者通过围绕对一位 5 岁患畸胎瘤女孩的诊治过程中发生的各种荒唐之举，验证了人们不愿承认的事实：想来几乎是可笑的荒唐，许许多多大人的心结冲突，竟都肇始于善意的出发点……善意是好，但善意之可怕在于它总是令人难以拒绝。"为了孩子好"成为要说服别人的开场白，也演变成由不得人拒绝的令箭。其实，正如同形形色色的信仰一样，每个人对种种好恶价值观的理解都截然不同，甚至是彻头彻尾地背道而驰。不可否认，善意都是好的，但在不知不觉中泛滥的善意，会在无形中令人难以喘息。好似那天降甘霖，可以助长一片绿意盎然，同样也可能肆虐地淹没万亩良田。因此，作者提醒人们：爱当然是好的，但一定要恰到好处，千万不要让善意泛滥横流。只有这样，才能使所有出自善良的本意，获得圆满的结局。

白色剧场的百态人生

在该章中，作者挑选了 5 个典型的故事向读者展现了在医院这个白色剧场中上演的百态人生。朝夕相处的同事之间，工作久了自然很清楚每一位医师的真实面目。真诚的、虚假的、伪善的、势利的、阴险的、会不会开刀、有没有水平，大家都瞧在眼里，心知肚明……在"生孩子的大挑战"一节中，作者以轻松的语调和诙谐的话语向读者介绍了子宫移植的现状和未来的发展前景。确实，随着社会的发展进步，在人们物质生活和精神生活水平日益高涨的同时，我们突然发现自己身边患不孕症的人数也在有增无减，生一个健康的孩子从理所当然变成了巨大挑战。这其中不仅有纯技术的因素，也包含代孕所涉及的女性物化、婴儿商品化、生命世俗化等伦理问题。牵涉到生命的议题，往往会被以高尚道德为由牵扯出无穷无尽且无解的论战。在书中，作者对生命的理解从技术水平升华到理性层面：生命的历程如同咖啡一般，没有单纯的黑或白，也无纯粹的苦或甜，是苦味酸甜混杂的交织成就了甘醇的美味。如今，科学的进步开启了前所未有的境界，却也引发了闻所未闻的争议和问题。人类自诩为智慧生物，在大脑中漫无边际地自由创造，萌发了许多的想象，却带来深深的迷茫。因此，无论是自己寻来的，或是上天赋予的，人生总有着一波又一折的困顿与冲突。人们总是希冀期盼着完美的解决方案，在跌跌撞撞中永恒地追寻……

与虎谋皮的一视同仁

崇尚公平正义的社会一向主张和推崇一视同仁，尤其是病入膏肓而病急乱投医的患者，在理论层面上常常要求医者平等对待每一位患者。然而，细心的作者发现，每每要求废除特权、大声疾呼平等的人，恰恰也是要求享有特权者。因为来到医院时，没有人喜欢被一视同仁地对待，每位患者都觉得自己的生命比他人重要，总是喜欢攀关系、拉交情，希望多少能获得一点特权的接待。作者坦言，刚参加工作时，自己也憎恨各种关系往来，总觉得不仅多余，甚至是一种侮辱，也曾经试图晓以大义，去维持心中坚持的道理与次序。然而，事与愿违的是，不仅遭到了无数言辞犀利、刻薄的批评和抱怨，而且不通情理、不近人情、无良无德，就成了自以为"公平正义"的惨烈下场。置身医院之中，关乎健康生死，在这要紧的当口，谁还会在乎什么平等、正义或公理？就个体而言，每个人都是自己的 VIP，因而插队、特权，也自然都是"理所当然"的要求，此时倡导一视同仁无异于与虎谋皮。有鉴于此，前辈语重心长地教育作者：人生中的很多时候，晓以大义，讲硬道理肯定是行不通的，真正解决问题一定要靠软办法。一视同仁要放在心中，千万别挂在嘴上。放在心中就是要时刻提醒自己，不要因为各种外因而影响对医疗决策的判断。

医者人生的儿女情长

医者并非不食人间烟火者，严肃紧张的工作之余依然拥有七情六欲，同样应享受充满爱意的儿女情长。无论你是正向往渴望的追求，或是置身甜蜜之中，又或是惶惶然地身陷其中，人人都逃不过爱情……在"婆婆、妈妈"一节中，作者通过一个感人至深的故事，在冰冷的刀下人间中与读者分享医者的人生感悟。故事中，年长的医生将自己引以为豪的儿子，推荐给因工作紧张无暇顾及终身大事的年轻女同事。在这则充满人性关怀的故事中，作者通过介绍物理学中的测不准原理，引经据典地将日常的琐事提升到理性的高度。作者认为，人们总想要去寻找所谓的"最合适的人"，其实这是异想天开。选择对象的心态就像是跷跷板的两头，总是难以处于一个平衡点上。人与人，人与环境都是在不断地相互影响着；人生也都是一条不断碰撞、反复修正后成形的轨迹路径。所谓人生的幸福快乐，绝对不会在双方的一见钟情中决定，而应该是在往后朝夕相伴的点点滴滴中累积和堆砌而成。唯有费心经营，才会让彼此逐渐成为"最合适的人"。因此，在婚姻中努力不断地寻找所谓"最对的人"，永远只会是如幻影般的奢望。正如电影《非诚勿扰2》中的戏谑：婚姻，怎么选择都是错的；长久的婚姻，就是将错就错。

千载难逢的奇闻逸事

人世间，一幕幕的悲喜剧持续上演，没有谢幕。放下手术刀，作者拿起了笔，记录下或许我们永远也听不到的真实。在该书的最后一章，作者向我们讲述了作为医者所遇见的奇闻逸事，其中有些事确实千载难逢。作为医生，我们知道无论多常见的疾病，都可能会发展到不可收拾。然而，一位驻扎在马祖的士兵，为了与心爱的人相会，故意隐瞒病情，将普通的阑尾炎"养成"穿孔和广泛性腹膜炎。我们知道，医学迷信化，让事事窒碍难行。然而，作者一位以前的同事，踏入佛门后利用迷信的科学化，成效显著地帮助医者解疑释惑，从而使得作者获得热烈的认同……通过详细叙述一位反复要求不出任何诊治误差患者的无理要求，作者告诫人们：医学上本来就有一部分属于安慰的成分，如果要粗鲁强硬地要求这些安慰成为保证，那是妄想般的苛求，有谁还敢为患者描述希望？作者也深刻分析了巫医的成功之道，无论科学如何进步，巫医长生不死的秘诀就在于他们贩卖的是希望。当今社会，巫医的不实之词，至多不过是犯了欺诈小错；而医生的言行，动辄就是加诸过失杀人的罪大恶极。出于医者的良知，作者在文章的最后针砭时弊地大声疾呼：这种情况如果得不到及时纠正，将如同温室效应一般，剧变不会在瞬间发生，但却会摧毁整个时代。

润物无声的医学科普

作者是时代的幸运儿，未及而立就已经著书立说，并且通过网络而声名鹊起。与我们印象中忙得不可开交的"五加二、白加黑"的外科医生相比，他绝对是一个另类。正是由于对医学科普的挚爱，对写作的激情，对医患之间深入沟通的责任感，使得他乐此不疲地站在生命的第一现场，亲眼见证人性的光明与黑暗、挣扎与矛盾、平等与正义、沉沦与救赎。他身披医生纯洁的白袍，目睹血淋淋的现场，一手执笔，一手执刀，游刃有余。作者通过自己冷静、自制、深思并带有温情的笔，为读者记录下普通人难以身临其境的场景。除去作者文笔流畅、讲述故事的能力超强之外，该书另一独具匠心之处在于作者润物无声地融医学科普知识于引人入胜的故事之中。在每一个故事里，不仅完整而详尽地介绍了主人公的相关疾病、各种有关的检测及必要的医学知识，还让读者在享受作者畅快淋漓笔意的同时，获得对该病全面而正确的认识。尤为重要的是，作者一针见血地指出当前医学教育中对死亡教育的欠缺。他指出，死亡不但是属于生命的必然，更是生命中不可或缺的必须。生命从出生的那天起，便充满着风险。出了娘胎，谁也别想活着回去。因为光阴有限，人才懂得珍惜。了解和认知死亡，更重要的意义在于知觉生命的短暂和可贵。作者真诚地提醒我们，不必像守财奴那样锱铢必较，分秒必争地去打拼卖命，而是应该尽可能地用每一寸光阴去陪伴生命中最深之挚爱。

人文集萃

尘封百年的辉煌史册　世纪回眸的精彩华章

——《百年魂　中国梦》

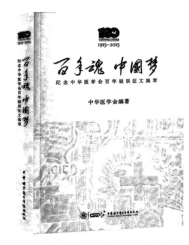

2015 年，在中华民族悠久的历史长河中，只不过是一滴水珠而已；然而，对于中华医学会而言，却是一个恰逢百年、世纪回眸的辉煌时刻。在这回顾历史、展望未来的大喜之时，为了不忘昨天、不愧今天、不负明天，中华医学会组织编写了《百年魂　中国梦：纪念中华医学会百年诞辰征文集萃》一书。在广泛征稿的基础上，经过专家组的认真评选和编辑团队的艰辛付出，最终近百位作者的佳作得以入选并结集出版。作为该书的主要责任编辑，在这医学名家齐聚、社会各界同贺的欢庆时刻，抚今追昔，感慨万千。笔者初出校门就加盟中华医学会，置身于这座红楼中逾 30 载，不仅亲历了她的发展，在此度过了美好的职业生涯，更留下难忘的记忆。尽管为编辑该书付出了自己近一年的业余时光，但在工作中获得的感动和激励久久挥之不去。在该书付梓之际，特将自己的感悟笔录于此，以飨读者。

尘封百年的辉煌史册

翻开尘封百年的史册，在中华民族近现代史上，许多重大历史时刻和转折时期，无不具有中华医学会为发展和振兴祖国医药卫生事业而始终不渝的努力轨迹，折射出中国现代医学发展的缩影和近代博学鸿儒为实现健康中国梦所付出的巨大努力。1915年2月5日，伍连德、颜福庆等21位我国现代医学的开拓者，胸怀科学强国的伟大理想聚首上海，在满目疮痍的华夏大地上正式宣告中华医学会成立。从此，中国的本土医师有了属于自己的专业学术团体，现代医学在中国发展的主动权牢牢掌握在我们自己手中。中华医学会成立之初，就在《中华医学会宣言书》中对其纲领开宗明义：巩固医家交谊、尊重医德医权、普及医学卫生、联络华洋医界。同年11月，《中华医学杂志》创刊，首任总编辑伍连德发表了题为《医学杂志之关系》的发刊词：觇国之盛衰，恒以杂志为衡量。杂志发达，国家强盛。2015年，恰逢中华医学会成立百年庆典，我们有幸共同见证了她百年辉煌的历史。列宁曾教导我们：忘记过去就意味着背叛。历史是一面镜子，只有读懂历史，才会更加珍惜今天。从初创伊始，中华医学会就一直承载着社会各界治病救人、强体兴国的厚望。回眸百年的成长历程，先辈们不仅倡导学术交流，热心公益事业，而且勇于承担自己的社会责任，使爱国精神始终在中华医学会薪火相传。不仅如此，作为中国科学技术协会麾下最大的学术团体，中华医学会不遗余力地倾心为会员和广大医务工作者搭建学术交流的舞台，为展示学术研究成果、倡导"百花齐放、百家争鸣"提供了园地，因此她不仅当之无愧地被誉为我国医学名家成长的摇篮，而且打造出了中国医学期刊的航母。

世纪回眸的精彩华章

由中华医学会第24任会长、全国人民代表大会常委会副委员长陈竺主编并亲笔题写书名和作序的《百年魂 中国梦：纪念中华医学会百年诞辰征文集萃》一书，包括学会纵横、学科发展、枝繁叶茂、杂志史话、国际交流、人物传记、学会忆旧等栏目。该书史料翔实、内容丰富，基本反映出中华医学会百年的发展概貌。这本饱含深情的史料佳作，主要介绍了百年中为医学科学创新和学会发展做出突出贡献的部分有代表性的杏林翘楚，记载了中华医学会百年历程中在学术交流与传播中承担的主要工作，回顾了中华医学会与国际社会以及我国港、澳、台地区交流合作的历史，展示了中华医学会在改革开放后承担政府委托职能所开创的新的工作领域，总结了科技社团建立和发展中的工作经验，再现了中华医学会办事机构中职工的辛勤耕耘与收获。文章作者遍布中华医学会各专科分会、地方分会、总会办事机构和各界友好人士。在这本文集的作者中，尤其值得敬佩的是中华医学会的老会长张侃，年逾 90 仍笔耕不辍，他的 2 篇入选文章《爱国、爱民、为国、为民——学会永恒的指导思想与行动准则》《学会的发展离不开党和政府的领导与支持》，表达了老会长对中华医学会的情深义重，耄耋之年的他以亲身经历总结出中华医学会得以不断发展壮大并基业长青的真谛。

彪炳千古的人中骐骥

如何打造一个现代学术团体的百年老店，其成立、巩固、不断发展壮大的秘诀何在？该书为读者揭秘释惑。这里聚集着一群誉满杏林的不世之才，他们高瞻远瞩，理想远大，痛恨旧中国的落后，希望以一己之力为同胞创造出更加美好的明天。他们成了第一块基石，为这座大厦夯实了基础。重温这些永载医学史册的经典之作，遥想筚路蓝缕的初创艰辛，回忆一个世纪的心路历程，先辈们对中华医学会的杰出贡献跃然纸上。伍连德、颜福庆、俞凤宾、牛惠霖、牛惠生、傅连暲、方石珊等会长们在百年纪念中走近了我们。每当国难当头，他们都受命于危难之际，救国人于水火之中。我们看到他们在消灭鼠疫战场上的风姿，听到他们呼吁建立中国医生自己组织的声音，体会着他们全方位、高起点地建立中国现代医学科学体系的雄心。翻阅该书，我们还看到张孝骞、翁心植、张乃峥等名震遐迩、令人肃然起敬的大师们的感人事迹；我们也难以忘怀一直与我们朝夕相处、对办刊始终身体力行且勤于笔耕的钱贻简、许国铭等教授。他们的共同之处不仅在于学识渊博、医术精湛、治学严谨、业绩卓著，而且都是提掖后学、甘为人梯、诲人不倦、恪尽职守之总编。除此之外，在中华医学会近代的发展历程中，学会专职工作人员同样功不可没，不仅涌现出张侃、翁永庆、廖有谋等为国内同行耳熟能详的管理和编辑大家，也不乏像张本、钱寿初等"只做平凡事，皆成巨丽珍"的甘于平凡的默默奉献者。"问渠那得清如许，为有源头活水来"，也许正是这些彪炳千古的人中骐骥的无私奉献，才铸就了中华医学会今日的辉煌。

成绩斐然的学会典范

中华医学会在辛亥革命的号角声中诞生，在中华人民共和国的旗帜下成长，如今终于迎来了她的百年华诞。100 年来，作为中国医学界和社团组织中一个历史悠久、会员众多、机构健全、影响广泛、享有国内外盛誉的医学学术性群众团体，经过历代先哲的不懈努力和全体会员的勠力同心，尤其是中华人民共和国成立以来，在党和政府的亲切关怀下，中华医学会不断发展壮大，已经成为中国科学技术协会中的学会之翘楚、全国医学工作者之家。作为蜚声中外的学术团体，经过一个世纪的洗礼，尤其是改革开放以来，作为党和政府联系广大医学科技工作者的桥梁和纽带，秉承对中国特色社会主义的道路自信和理论自信，中华医学会迎来了最好、最活跃的发展时期。在为国家医疗卫生事业改革、发展做出重大贡献的同时，中华医学会整体水平再上新高。地方医学会和专科分会蓬勃发展，为学会工作奠定了坚实的组织基础。学术活动进一步科学化、规范化、多样化，举办了一批国内及国际精品学术会议。通过办刊模式创新，陆续创办了一大批专科期刊，打造出我国医学领域规模最大、水平最高的期刊系列。对外交往进入稳定发展阶段，在国际上拥有更多的话语权。中华医学会组织了大量内容丰富、形式多样的继续医学教育培训和医学科普活动。积极承担政府委托职能，促进了政府医疗卫生领域决策的科学性和民主性。通过开展医疗事故技术鉴定，构建起和谐发展的医患关系。科技评审及中华医学科技奖的设立，对于促进我国医学科技资源进一步优化配置，营造自主创新的科技环境，推进国家医学科学创新体系的建立和发展，具有非常重要的意义。

不忘初心以再展宏图

在该书的编辑过程中，通过认真阅读这些饱含深情、感人至深的文章，回眸中华医学会百年的历史征程，我们欣慰地看到，中华医学会的历史，是振兴中华、心系民众，团结医界、民主办会，与国家和民族的兴衰荣辱同呼吸共命运的爱国主义历史；是尊重科学、崇尚学术，促进国际交流、培养医学人才，不遗余力地推动中国医药卫生事业创新发展的历史；是弘扬医德、维护医权，加强学风建设、促进行业规范，传承中华优秀医学人文精神的历史；是秉承社会主义核心价值理念，竭诚服务于社会、公众，服务于政府，服务于会员和广大医学科技工作者的历史。一言以蔽之，中华医学会的历史是爱国为民、崇尚学术、弘扬医德、竭诚服务的历史。该文集的出版，恰逢难得的历史契机，通过凝练推动中华医学会不断前行的核心价值观，总结中华医学会百年来在实现中华民族伟大复兴进程中所发挥的作用，展示中华医学会的历史传承，展现中华医学会的精神风貌，增强中华医学会的凝聚力和向心力。时至今日，作为中国科学技术协会麾下的领军团队，中华医学会已有会员 67.7 万人，88 个专科分会，加入了 41 个国际组织，公开发行期刊 174 种，并被国家民政部评为 5A 级社团组织。《百年魂　中国梦：纪念中华医学会百年诞辰征文集萃》一书的出版，通过引领广大会员共同回顾中华医学会百年历史，学习和传承中华医学会的优良传统，大力弘扬中华医学会的核心价值观，以更加饱满的热情和坚持不懈的努力，真正实现"秉持百年魂不懈奋斗、助力中国梦再创辉煌"的宏伟目标。

品读大医人生　弘扬杏林美德
——《寻找大医精神》

　　一段时间以来，医疗行业如陷泥潭，总是被动地与回扣、商业贿赂、被伤害等负面新闻相联系并被不断放大。尽管这些仅是个别现象，但却让一个行业背负了难以承载的负担。曾经，为追随悬壶济世理念，期望在救死扶伤中获得成就感、在呵护生命中体验崇高的医者，心中不免泛起一丝涟漪。而且，这种不断扩散的负面新闻带给整个医疗行业难以估量的伤害。为了弘扬正能量，让更多的人感受到"大医精神"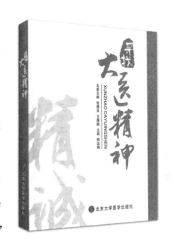的存在，让医疗行业能得到大众更多的信任与理解，中国医师协会举办了声势浩大的"寻找大医精神"活动。笔者手中这本内容感人、图文并茂、印制精美、散发着油墨清香的《寻找大医精神》一书，结集了从全国 270万名执业医师队伍中脱颖而出的、具备"大医精神"的 60 名代表人物的动人事迹，他们的故事向读者展示了穿越浩瀚中华历史，由孙思邈"大医精诚"不断演绎而来的"大医精神"，就是医者具有崇高医德、精湛技艺的精神品质。对"大医精神"代表的找寻和对他们事迹的展现，至少可以起到沟通社会、重拾行业信心之功效。入选者的专业包罗万象，学术水平参差不齐，所在单位从顶尖的三级甲等医院到贫穷落后的乡镇卫生所，从治病救人的临床医生到预防规划的公卫专家；获奖者的年龄差距更甚，从恰逢而立的青年才俊到几近期颐的不老青松。但本次入选的"大医"，确实拓宽了我们对医者的概念，淡化了成就的大小，并且消除了年龄的隔阂。他们共同的特征是胸怀大爱、对从医有深刻体会、敬重生命、对病患无私奉献。每当笔者重拾该书，通读这些动人事迹，都为他们的故事所感动、沉醉，也愈加感受到"大医精诚"所散发出的感人至深和历久弥新的顽强生命力。

悬壶济世的大医群体

所谓"大医"，孙思邈在"大医精诚"中有过这样的描述：其修养包括"精"与"诚"两个方面。"精"，要求医者要有精湛的医术，认为医道是"至精至微之事"，习医之人必须"博极医源，精勤不倦"；"诚"，要求医者要有高尚的品德修养，以"见彼苦恼，若己有之"感同身受的心，策发"大慈恻隐之心"，进而发愿立誓"普救含灵之苦"，且不得"自逞俊快，邀射名誉""恃己所长，经略财物"。时光不舍昼夜，岁月悄然流淌。自此，"大医精诚"的精神被不断演绎，故事被代代传诵，吟唱着护佑健康和生命的神圣之曲。

60 名"大医精神"的代表从全国的医师队伍中被寻找、推荐出来，他们中有全国知名的专家、学者，不乏扎根于某个专业有所建树的人，还包括在偏远乡村默默奉献的医生。笔者在中华医学会工作近 30 年，具有与医学大家亲密接触的便利条件，掐指算来，自己与超过半数的入选者有过工作上的交往，并与其中不少专家感情深厚，结成名副其实的忘年之交，其中包括年逾耄耋仍游刃肝胆写春秋的吴孟超，不惧权贵、仗义执言的医者典范钟南山，胸怀大爱、领衔健康中国的科普名家胡大一，不为名利所惑、坚守夕阳行业的外科泰斗顾玉东，特立独行、视名利淡如水事业重如山的白衣天使王海燕，高举健康管理大旗、惠及大众的管理精英白书忠，朴实无华、始终执着于当一名好医生的南国名医侯凡凡……

纵观全书，大医们感人的事迹、掷地有声的闪光话语俯拾皆是。30多年的春华秋实，丛玉隆将小检验做成了大学问。腿有残疾，靠着丈夫如大山一样坚实的脊背，村医周月华几十年如一日守护着山村百姓的健康。依靠自己的才气、霸气和义气功成名就的吴一龙坚信，一旦确定人生目标，还要敢于在巅峰舍弃，有所取舍，才能成功。信奉"善、悟、信、达"的王宁利坦言："医学手段是有限的，医生的情感是无限的，只有将情感投入医疗救治过程中，才能产生奇迹。"儿童福利院的"雷锋"刘东认为，当下中国最需要看到更多与物质无关却离心灵很近的欲望。用一生的精力奉献雪域高原37年的李素芝，在3次选择人生的道路时恪守"行医比当官更重要"。"一根肠子走到底"的黎介寿院士终身奉行良心是医德的底线，多从患者角度去想想。通过归纳和提炼，中国医师协会张雁灵会长总结出6条值得提倡的当代大医理念，分别是：敬畏生命，敢于担当，视患者高于一切的精神；生命不息，奉献不止，为患者鞠躬尽瘁的精神；精益求精，勇于开拓，勇于创新，勇攀高峰的精神；扎根基层，耐得寂寞，甘当百姓健康守护神的精神；坚持真理，求真务实，崇尚科学的精神；不顾安危，不计得失，坚守"医疗特区"，甘当普通一兵的精神。

仗义执言的医者典范

作为中华医学会的前任会长，钟南山的入选当属实至名归。他的会诊室里挂着一块"悬壶济世，福荫众生"的横匾，他说，想要悬壶济世，就得适应社会。10年前，传染性非典型性肺炎（"非典"）的凶猛来袭一度造成社会恐慌。当有关方面宣布"非典"的病原已明确为衣原体时，钟南山大胆地站出来质疑："什么叫现在已经控制？根本就没有控制！目前病原都还没搞清楚，你怎么控制它？"在那场没有硝烟的战争中，他被中国学术界和大众所熟知，被国际所认可。10年后，"GDP第一，还是健康第一？现在到了认真考虑这个问题的时候了。"在2013年的全国两会上，面对众多媒体，他毫不避讳："管你什么和谐社会，管你什么纲领的，人最关键的，一个是呼吸的空气，一个是吃的食物，一个是喝的水。这些都不安全，什么幸福感都没有。"这些振聋发聩、引发轩然大波的言论，却让他在公众心目中的地位不可撼动。仗义执言的钟南山成了家喻户晓的名人，只要他一说话，总能增强人们的安全感。他的名字也成为"真话"的代名词。

作为他的直接部下，笔者有幸在他的谆谆教诲下工作过 5 年。尽管平日相距千里而直接面谈的机会不多，但我们总是通过电话和邮件保持着密切的联系，这种传统一直保留至今。尤为令笔者感动的是他爱才、惜才的行动和为探求真理而不耻下问的精神。当他届满离任之时，心存感激之情的笔者赶去机场为他送行，这是我们相识多年里唯一的机场送别。阅读书中他的感人事迹，晚辈非常赞同王陇德院士对他的评价：在"非典"肆虐的时刻，他以科学家求真务实的天地良心和白衣天使无私无畏的奉献精神，积极与疾病抗衡，犹如一面高高飘扬的旗帜；他拥有令人景仰的高尚医德、学术风范和疾恶如仇、敢于直言的人生准则和职业操守，深入探索人体与社会顽疾，直击要害，开具良方，不愧为大医与民族的脊梁。

健康中国的领衔之师

如果问及医学科普领域知名度最高的心血管专家，窃以为非胡大一莫属。大众对健康知识的渴求曾给他带来强大震撼，所以无论工作多忙，他都要投入健康教育中去。"管住嘴、迈开腿、不吸烟、好心态"等他首创的健康语录已被老百姓传颂。作为以解除天下百姓疾苦为己任的名医，胡大一喜欢走长征路，并在途中思考人生的方向。他常常自嘲为播种机、播火机，是遍撒火种的人。他了解基层医疗的困境，把帮助基层摆脱困境当成自己义不容辞的责任。蜚声中外的长城会就是胡大一发起并召开的心血管领域最有影响力的会议。在健康中国的长征路上，很难统计出他领衔攻克了多少堡垒：循证医学、推广射频消融治疗心律失常、推广绿色通道、倡导肺栓塞的识别和救治、举办中国胆固醇教育计划、戒烟、多学科共同管理动脉粥样硬化疾病、双心医学、康复医学、健康从心做起……

出生于医学世家的胡大一牢记母亲的教诲：让民众能够少花钱、看好病。他母亲胡佩兰 70 岁退休后仍坚持坐诊 27 年，是一位近期颐之年"用便宜药治大病"的"良心医生"，并成为"感动中国"2013 年度人物。这种简单而笃定的信念能够在母子的坚持中传承，令人敬佩，值得赞叹。他始终认为，作为医生，一定要以患者的利益和公众的健康为己任。他旗帜鲜明地反对过度医疗，曾坦言："滥用支架，看起来受伤的是患者，最终最大的受害者还是医生，因为这样人们会失去对医生的信任。"尽管年逾花甲，但他仍然身体力行自己所宣扬的理念：走路是最好的锻炼方式。无论环境多么险恶，矢志不渝的他都能不畏艰难险阻，仍旧领衔走在健康中国的长征路上。北京大学人民医院王杉院长的点评是对他最好的褒奖：胡大一教授不断引领学科和挑战自我，在心内科界，他的各种理念，总能让人耳目一新或振聋发聩。无论是提倡"三个回归"、高举"四面旗帜"，还是对滥放支架等业内弊病的直言不讳，都有点"精神领袖"的味道。

夕阳行业的外科泰斗

10 岁那年的一场大病和目睹医者对自己的舍身抢救，在顾玉东的脑海里"种"下了一位"好医生"的形象，也成为他学医的起点。日月更替中，怀揣梦想的他不仅如愿以偿践行医疗，并逐步成为中华医学会副会长和手外科的世界名家，带领着中国的手外科走向世界。在医疗实践中，顾玉东院士一直告诫年轻医生：我们的成长和荣誉都是用患者的痛苦、鲜血和生命换来的。医生这个职业不能拿百分比来算，即便失败 1%，对个体健康而言也等同于 100% 的失败。作为一名严谨的外科医生，顾玉东常说："对每一位患者医生都要做加法，每一次手术都要让患者有所得。"他坚信，创新的关键不单纯是重复，任何只知道机械性重复的工作者都不可能会有创新发现。50 年来，他为每一名经手的患者建一张卡片，把每一个值得深究的细节记录在一张张小卡片上。

笔者与他的多次交谈中，顾院士一直为我国手外科的前景担忧。由于手外科主要靠医生精湛的技艺，在经济大潮的冲击下，这个既无昂贵的设备又不使用获取暴利药品的行业，后继乏人的状况日趋明显，昔日的辉煌难以再现。就是在这样的困境中，这位外科泰斗依然为自己的梦想而坚守着。他始终站在治病救人的床边，用一颗赤子之心、50载励学修术和几千张手写病例卡，追求每个手术"零"的失败率。"零"是一个目标，成功在彼岸，他还在此岸。他守在专业领域的第一线，尽管荣誉等身、功成名就，但他依旧淡泊如水、率真超然，不断探寻下一个"零"的突破。高山景行行无止，了解顾玉东院士的志向与追求，才能更体会他身为大医的高度。

特异独行的白衣天使

在所有入选者中，与笔者共事时间最长的是王海燕教授，我们在办刊中相识超过20年，其中她主政《中华内科杂志》就长达12年，她的特立独行、不为世风所左右，尤为值得今日的学术界称道。作为首位获得国际肾脏病学会先驱者奖和Roscoe R. Robinson奖的中国人，她是我国肾脏病研究领域独树一帜的拓荒者。在《中华内科杂志》编委会中，我们这对忘年之交的密切合作超过10年。作为杰出的内科学专家，她不仅对自己的专业了如指掌，而且经常触类旁通和不耻下问，对如何办好高水平的医学期刊提出自己独到的见地。在办刊的过程中，她留给笔者印象最深的就是无为而治，充分信任和依靠专业的编辑团队是她办刊成功的秘籍。在恭祝《中华内科杂志》创刊60周年之际，当人们向她表示祝贺时，她却说自己对办刊是外行，这些成绩的取得完全应该归功于历代志同道合者的奉献和传承，也是今日全体办刊人勠力同心的结果。这种功成而不居的大家风范是无为而治的典型表现。

作为中华医学会原副会长，她有着高度的社会责任感，以祖国和人民的需要作为其学术发展的方向，以她的学术专长报效祖国。她时常感叹：光阴似箭，日月如梭；尽管自己廉颇老矣，但尚尽可能为国家效力。四川汶川地震后，她临危受命，虽已年逾古稀，但作为专家组组长的她不负重托，不辱使命，亲赴抢救第一线，出色地完成了任务。享有"中国肾脏病学之母"声誉的王海燕教授，在其近60年的从医生涯中始终秉承"名利淡如水，事业重如山"的信念，坚持"人家觉得我有用，我就会觉得很幸福"的人生信条，在肾脏疾病的临床诊断与科学研究上取得了多项重大突破，影响并带动了中国肾脏病学界，促进了整个学科建设水平的提升，更在国际舞台上发挥了中国人在肾脏病研究领域的开拓与引领作用。

惠及大众的管理精英

和蔼可亲、平易近人，举手投足间带有明显的军人印记，飒爽、坚毅，难以想象的是他已年近古稀。他就是白书忠，中国人民解放军总后勤部卫生部原部长、中华医学会原副会长、中国健康促进基金会现任理事长。他是我国健康管理及相关产业的主要创始人及领军人物。在近半个世纪的职业生涯中，始终心系军民健康，致力于健康医学的理论创新和实践探索。花甲之年，他毅然高举健康管理大旗，率队驰骋在没有硝烟的"上医治未病"战场。为加快创建新学科与健康产业发展的步伐，他以海纳百川之气度、外柔内刚之风范，身体力行与百折不挠之精神，凝聚正能量，开拓新天地，收获新硕果。在他看来，健康管理是他毕生的事业。他认为，保健不应是在得病后给予治疗，而是要少得病、晚得病甚至不得病，这才是高层次的保健。在军民携手抗击"非典"取得胜利后，他先后访问了美国、欧洲、古巴、日本等国家和地区，并着手开始实施健康管理的"三步走"战略：经多方游说，最终创建中华医学会健康管理学分会；为搭建学术交流平台，创办《中华健康管理学杂志》；借助社会力量，成立中国健康促进基金会。

时至今日，中国健康促进基金会已组建38个专项基金，组织了7届中国健康产业论坛和4次中华健康管理学年会。在他的倡导和努力下，中华医学会健康大讲堂已进入第7个年头，包括多位院士在内的数十位专家进行了 40 场精彩的公开演讲，内容基本涵盖了当前公众最为关心的健康问题。他是一位将军，始终高举着中国健康管理的大旗驰骋在保卫国人健康的疆场；他又是一名儒将，拥有以柔克刚的力度和海纳百川的胸怀。白书忠常说，健康看似是个人的事，实则不然，它是每个人的社会责任。医者的职责并不应该仅仅停留在治病救人上，更有责让大家更健康地生活。"修身岂为留名，做事唯有敬天爱人。"这是他的座右铭。

在笔者的人生道路上，从中华医学会的一名业务尖子成长为管理骨干，他的教诲功不可没。整整 5 年的时光中，他一直作为主管领导分管杂志社，笔者有幸在他的指导下带领杂志社展翅高飞。精湛的管理技巧，悉心的专业指导，忘年之交的友情，加上 5 年的言传身教，使得我们在融洽的工作氛围中将杂志社打造成中国科技期刊名副其实的航母。在白书忠副会长荣归故里之际，笔者用一副对联表达了我们的感激之情：受益五载诸多事，铭记终生恩师情。

朴实无华的"南国"名医

在医患关系紧张的当下，从战士到院士的她用不懈的努力不断演绎着人生的精彩，以 40 余年的医者仁心谱写着动人的医患和谐之曲。在侯凡凡看来，做一名好医生，最重要的是把患者的利益放在首位。作为科主任，她给科室人员拟定了两条铁律：一是对患者态度好，绝不允许对患者发脾气；二是绝不能为牟利而开"大处方"，不该用的药绝不能用。1989 年至今，南方医院肾内科没有一起医疗纠纷，保持着多年"零投诉"的纪录。面对各种荣誉，朴实无华的她只淡然地说："我还是要当好一名医生。"

侯凡凡十年一跃的生命轨迹，有两个重要的人生拐点。1990 年，已过不惑之年的她考取中山医科大学的博士研究生。45 岁时，她远渡重洋，留学哈佛大学医学院，这是她人生的又一重要拐点。临近回国时，面对"年薪 10 万美金，有房有车"的许诺，她不为所动，婉谢导师的美意，带着她自费从国外购买的研究试剂回到祖国。严格，是侯凡凡给学生最深刻的印象。跟着她，你可能得不到别的好处，可你能学到真东西。侯凡凡对学生的指导既有高屋建瓴的一面，也不乏细节上的亲力亲为。"拼命三郎"是业内对这位已年过六旬工作狂的真实评价。面对时下学术界的浮躁氛围，侯凡凡坚信，用 5 年、10 年时间做一项对临床有价值的研究，远远比写 20 篇只为发表的论文有用得多。

粗粗算来，笔者与她相识相知已逾 20 载，她的几篇重要研究成果也经笔者编辑发表在中华医学会系列杂志上。无论笔者是作为助理编辑还是杂志社的总编辑，无论她是普通作者还是中国科学院院士，我们多年的交往始终保持着君子之交淡如水的风格，"奇文共欣赏，疑义相与析"是彼此互通邮件的目的。每到新年，笔者邮箱中总能收到一张她风采依旧的生活照，一成不变的标题为：给苏宁拜年。

掩卷遐思，侯凡凡以她惯有的严谨，把敬畏生命放在首位；她带领团队，严格执行医疗规范，才取得了患者的信任，保障了患者的生命安全。她为患者量身定做治疗方案，只为解决患者的问题而作科研。凡此种种，她以自己的实际行动践行了党和国家的卓越领导人董必武对雷锋的赞誉：只做平凡事，皆成巨丽珍。

淡泊明志的编者　博古通今的杂家

——《编边草》

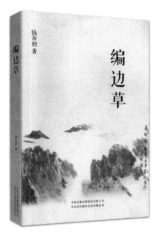

　　盛夏出差归来，发现自己的书桌上放着一本封面清新淡雅、装帧别具一格的新书，使炎热的夏天顿生几分惬意，扉页上"苏宁兄雅正，寿初敬赠"的题字令晚辈受之有愧。这就是钱寿初先生著、中国对外翻译出版有限公司出版的新书《编边草》。在中国编辑出版界，钱先生也许并非闻名遐迩，但他在全球医学期刊编辑领域却声名远扬，不仅是国际生物医学编辑学会理事，也是国际审稿和生物医学出版大会顾问，他以自己精通的中文和娴熟的英文为中国医学研究成果和医学期刊走向世界贡献卓著。在中华医学会系列杂志近代的发展历程中，不仅涌现出以翁永庆、廖有谋、张本等为国内同行耳熟能详的编辑大家，也不乏像钱先生这样"只做平凡事，皆成巨丽珍"的默默奉献者。他迄今连任《编辑学报》编委十几年。作为一位坚守出版阵地、勤奋工作、为推动社会和行业发展做出突出贡献、赢得了行业尊敬的普通编辑，2009 年他实至名归地荣获中国出版荣誉纪念章。

钱先生 1969 年毕业于北京第二外国语学院英语系，20 世纪 70 年代初被分配到中华医学会编辑《中华医学杂志（英文版）》。1986 年作为访问学者赴美进修，加入中华医学会杂志社从编逾 40 载，其中绝大部分时间在《中华医学杂志（英文版）》工作。笔者有如钱先生同样的经历，大学毕业后即加盟中华医学会杂志社，作为他的学生和挚友相处近 30 年，不仅对先生的学识敬佩有加，而且在耳濡目染中也获益匪浅。当自己主政杂志社后，为了加强百余种中华医学会系列杂志的联系和信息沟通，并为业内同道搭建一个相互交流的专业平台，创办了《杂志工作通讯》。为了增加这本内部刊物的可读性和趣味性，诚邀年近花甲的钱先生设立一个"寿初絮语"的专栏。承蒙先生不弃，闲暇之余笔耕不辍，恪守其责，按月赐予。由于其文章涉猎甚广，内容颇丰，加之文采飞扬，一时间"洛阳纸贵"。5 年来，其主持的"道场"不仅信众与日俱增，而且使《杂志工作通讯》声名鹊起。难辞业内同道和多位医学名家的盛情，钱先生将近年在《杂志工作通讯》发表的文章精选 66 篇汇成一束出版，分成忆旧、说刊、编艺、感兴 4 部分。至于《编边草》的由来，先生在自序中明示：世人称编辑为末技，所以书中的文字就带有"边边草"之意，名实相符。作为《杂志工作通讯》的编者之一，因近水楼台之便，每每在校样阶段就对其大作先睹为快，如今再次研读，窃以为该书其实是一本充满生活情趣的杂文汇编。在科技期刊编辑日复一日地修改枯燥乏味的八股文之余，如能偶尔翻阅，定会爱不释手，重新品味生活。

史料翔实的活字典

钱先生在本书的开篇，就以"忆旧"为题，通过略带伤感的文字将笔者带回与其共度的美好时光。他认为：几十年的烟云，物是人非，如果不是一时的"失忆"，昔日的印记也多消磨殆尽，或渐渐淡去。尽管先生谦虚地说自己的记忆只是一些"雪泥鸿爪"，但对我们而言，那是他付出青春和实现理想的地方，是难以割舍、永志不忘的岁月。

在中国医学期刊史上，伍连德是一个里程碑式的人物。他是中华医学会的创办者之一，是近代中国真正意义上的第一本医学杂志《中华医学杂志》的首任主编。钱先生在书中对伍连德其人及其与《中华医学杂志》的创刊等史料有详细的介绍。中华医学会成立于 1915 年 2 月，《中华医学杂志》创刊于 1915 年 11 月。在创刊号中，伍连德博士发表了题为《医学杂志之关系》的发刊词：觇国之盛衰，恒以杂志为衡量。杂志发达，国家强盛。何则杂志之目的？原在灌输知识，养成人民高尚之程度，以共图国事。近百年前，在"满目疮痍，尽人慨叹"的混乱时代，这位中华医学会的创立者，有何等的襟怀、情感、期待。今年 7 月，笔者去芝加哥参加美国医学会的年会，友人曾问及一些史料，当时难以确切回复，现从先生书中得以确认：1981 年 9 月 18 日，中美在北京签署协议书，由中华医学会编译出版《美国医学会杂志中文版》，1982 年 2 月 27 日，《美国医学会杂志中文版》创刊。

历数家珍的见证人

随着岁月的流逝，许多当年在办公室与我们朝夕相伴的东西早已无影无踪，如先生书中提及的铅版、锌版、铜版，英文版的长条校样、铸字机、铅字架、装订机等，它们不仅是期刊出版的真实痕迹，更重要的是文化和历史。他感慨道，我们已经失去了太多的医学期刊史料，尤其是人文资料，历史的缺口是许多实物或人文资料的丢失而造成的。书中专门有一篇文章是为中华医学会杂志社和中国科学技术期刊编辑学会创始人翁永庆先生 90 大寿而作，先生以《天意怜幽草 人间重晚晴》为题，讲述了翁老 1955 年从《中华内科杂志》学徒开始，到 1984 年退居二线，以及为继任者出谋划策、开辟新天地的编辑生涯。在翁老的带领下，《编辑学报》在没有编制、毫无经费的条件下起步。创刊之际，编辑部没有固定的工作场所，有时暂时聚集在中华医学会大楼 5 楼东侧一间小室里。翁老亲自设计封面，在杂志的版面安排、组稿、撰稿、改稿、读校样等各方面，他事必躬亲，亲力亲为，全身心投入而不取分文报酬。在担任《编辑学报》主编和特邀顾问的 12 年间,《编辑学报》成为我国科技期刊编辑实践和理论研究的重要阵地。可以说,5 楼的小室和后来的 507 办公室成了中国科技期刊学的一处特殊的发祥地。对这一段历史,笔者不仅是见证者,也是获益者。就是在翁老等前辈的教诲下,自己不仅在《编辑学报》发表了从编近 30 年来的处女作,而且成为该刊的核心作者和副主编。为了忘却的纪念,恰逢翁老 90 寿辰之际,笔者也在《编辑学报》发表了《逾耄耋成就大家风范 近期颐恪守谦逊美德》一文。

国际交流的亲历者

拥有英语专业科班出身的背景,加之对英语的刻苦钻研,中华医学会杂志社的对外交流一直仰仗钱先生,大到国际医学期刊会议的策划组织、世界编辑大家讲座的翻译,小到系列杂志英文目次页上版权及栏目词的使用,事无巨细均归他定夺。多年来,晚辈们翻译并在《编辑学报》上发表的国际生物医学期刊编辑委员会的各种文件,每一份文件中文版的刊出都离不开先生默默无闻地奉献。

钱先生是中外期刊交流的积极参与者和见证者,通过他的介绍,《英国医学杂志》总编辑理查德·史密斯在自己的期刊上向世界介绍了我国期刊编辑学研究的历史和现状:中国科学技术期刊编辑学会成立于 1987 年,《编辑学报》创刊于 1989 年。2009 年,第 6 届国际生物医学期刊同行评议和出版大会在加拿大召开,中华医学会杂志社派出 18 位编辑组成有史以来最大的代表团出席会议,不仅有大会报告,壁报展示,还与《美国医学会杂志》前总编乔治·伦德伯格等大会主席团成员共叙了友情。

勾起回忆的旧照片

该书尤为具有史料价值的是书中所附的 18 幅珍贵的照片。钱先生来中华医学会的第一帧照片拍摄的是学会院中的小园,但那寄托先生无限情思的小园早已踪迹全无。在《小园祭》中,先生感慨道:小园永远不会再现昔日的模样，不会有那雨后绿油油的、嫩嫩的树叶和花草散发的沁人心脾的清幽之气。人生驹过隙，编辑当自娱。书中刊登的许多旧照片再现了中华医学会杂志社的国际化发展之路。当年破旧的小红楼里，接待过名声显赫的世界期刊编辑学大师；简朴的会议室中，留下全球顶级医学期刊总编们的身影。《图书馆忆旧》一文中所配发的照片尤其令笔者感动，廖有谋等前辈们的英姿又一次勾起自己在这个集体中茁壮成长的美好回忆。书中所附先生1997年在布拉格小镇上的照片，令笔者回忆起中华医学会杂志社第一次组团参加国际编辑学术大会的情景。那是我们第一次在国际会议上报告自己的研究成果，也是首次意识到自己外语水平的不足以及学好英文对国际交流的重要，更是庆幸有钱先生的一路教诲和关键时刻的挺身而出，才使得我们获益良多并顺利地完成了任务。

世界上的医学杂志，以封面胜出者不多，先生力荐出类拔萃的《美国医学会杂志》，该刊自1964年开始，每期封面上刊出传世的美术作品，并配以简短优美的文字介绍，这些文字给予读者以艺术、历史及哲学的启迪，赋予生命特殊的爱。忆当年，每当新一期的《美国医学会杂志》出版后，自己都要去图书馆作为艺术欣赏其封面。时至今日，半个世纪过去，尽管模仿者众多，但尚无可以与之比肩者。

乐于奉献的编辑匠

先生在书中回忆道：曾几何时，医学刊物稀少，读者求知若渴，医者长途跋涉骑车去订杂志；当时中华医学会20多种刊物独步天下，每种刊物订户过万不足为奇。早期为中华医学会系列杂志做事是不讲报酬的，清茶一杯而已。编辑头脑中也没有给车马费、劳务费、报酬等概念，专家也是如此，大家都是为了医学会的杂志，杂志的地位在他们的心目里是至高无上的。当编辑人手紧张时，许多医学大家经常光顾编辑部"救火"。时至今日，表面上医学杂志众多，热闹非凡，但有的是写者功利，编者怨怼，读者茫然。

先生以为，编辑的水平与专业知识和文字功力有关，文字水平也可以说与审美相关，是一种基于审美的语言能力。所谓文采，贵在恰到好处，如著名作家所言：恰当的字安于恰当的地方谓之文采。先生坦言：好文章是改出来的，少不了编辑的心血，怕闷怕苦怕失败的人，最好不要来干编辑之类偏门的手艺活。编辑既要尊重作者的风格，又要兼顾医学论文准确、简洁的格式，但二者达到契合并非易事。他不仅在日常工作中精益求精，而且多年来笔耕不辍，及时将自己的经验总结出来以飨读者。他认为，写文章是成功的医学科学工作者必备的 4 大功能之一，医疗、科研、教学、写作缺一不可。科学家必须既"做"科学又"写"科学。糟糕的作品常常阻碍、耽误好科研成果的发表。遗憾的是，科学家所受的教育大多集中在科技方面，忽略了传播的艺术。为了更好地惠及科技工作者，在完成本职工作之余，先生不遗余力地为国内多种英文医学期刊的创办和发展添砖加瓦。先生不仅将自己各种涉猎广泛的杂文发表于报端，而且编辑专业著作颇丰，代表作包括《英文医学论文写作方法》《英语国际科技交流手册》《医学英语写作技巧和词汇辨析》等。钱先生说："我同情、钦佩锲而不舍坚守岗位的同道，为传统医学期刊出版守望那一片田野。"其实，在晚辈的心中，先生择良而栖四十载，在为人作嫁不归路上取得的骄人业绩，令学生难以望其项背。

咬文嚼字的求真者

钱先生非常推崇国外编辑名家的理念：编辑明显属于保守的群体，医学编辑是一门因袭手艺，难以创新。先生在《此君不可无》一文中极力推崇《美国医学会编辑手册》，通过其历史的演变可以得知，经过美国同行几十年前赴后继的不懈努力，聚沙成塔，使得该手册成为医学期刊编辑界最可炫耀的一项成就。其扉页上赫然印着"刻意细节，祸福所依"，说明编辑工作的特性是要注意细节，百密一疏。笔者认为这就是业内常说的编辑工作是一项永远遗憾的艺术。该手册不仅使医学编辑工作有章可循，而且使作者受益匪浅，正如其副标题所言：一本作者和编辑的指南。该书编者贯穿始终的思想是不让这本手册成为"讲规则的书"，而意在帮助作者"清晰地传播信息"。要突出不断变化的内容，规则并非不可动摇。在国人学习外语趋之若鹜、而中文学习班门可罗雀的今日，先生认为语言文字就是交流的工具，知识的载体，用不着杞人忧天，汉语的吸收、使用、同化语言的能力很强。如今在所谓国际化的进程中，许多科技工作者及期刊编辑由于急功近利地热衷于外语的提高，反而明显忘却了中文在传承民族文化中的价值，邯郸学步的现象屡见不鲜。先生认为，过多考虑作者的感受却忽略读者的口味已经成为国内医学期刊的痼疾。

在《"随便翻翻"字典如何》一文中，先生通过看似轻描淡写的描述，表达了自己在编辑工作中对各种字典的挚爱。他最早拥有的字典为线装本的《说文解字》，先生一直以为，编辑不能想当然或自以为是；凭记忆和经验往往不靠谱，这种差错在刊物中不胜枚举。为了苦练基本功，他时常将《辞海》《辞源》《英语大辞典》当闲书来翻读，不仅不觉枯燥乏味，而且自觉读起来有益、怡情、养心、放松，无所谓功利，这是何等的境界，窃以为先生治学严谨之作风不仅令人敬佩，而且使我辈望尘莫及。正是这种悦读的精神铸就了先生"胸藏万卷凭吞吐，腹有诗书气自华"的人格魅力。

严谨求实的编辑家

钱先生在书中介绍了许多与他一起共事的编辑大家的思想，如国际科学编辑学会秘书长奥康诺的观点：在科技论文的写作中，有价值材料的逻辑思考与整理比华丽的文字重要。先生赞同《英国医学杂志》前总编辑理查德·史密斯的观点：科学杂志不科学。科学、学术遇到市场和利益是一对矛盾，纯科学、纯学术有时要受利益和市场的制约。笔者以为，尽管这种说法可能太绝对，但在大多数情况下也许是恰如其分。作为编辑，我们知道世界上没有一本完全"科学"的杂志，任何一本期刊已经发表的文章中90%都是可发可不发。过去 30 年中，医学期刊发表的文章中，大概只有 1%的论著对临床医生产生了作用。国际著名的医学统计学家乔治·伦德伯格曾说过:"医学文献中的研究大多存在方法使用错误,或准确的方法误用,结果解释错误,有选择地报道结果和引用文献,轻易下结论的问题。"在该文集中,先生专门撰文谈及医学期刊背后的"幽灵",他们经常出没于各类论文中,尤其以为医药公司撰写临床药物试验报告者最为风光。第 6 届国际生物医学期刊同行评议和出版大会上,《美国医学会杂志》的报告显示:对 6 种国际顶级科技期刊的 900 篇论文作者进行了调查,其中 630 位作者回复了问卷,结果表明在这些期刊上已经发表的论文中,7.8%出自"捉刀人"之手,尤其以《新英格兰医学杂志》的比例最高,达到 11.2%。笔者认为,我国科技期刊中的现实情况比这有过之而无不及,值得同道们深思。

人文精神的倡导者

1823 年,《柳叶刀》的创刊人为期刊定下的宗旨是报道、改革、娱乐。近 200 年来,大部分期刊只做到了报道,改革者不多,真正给读者带来娱乐者鲜见。在中国的科技期刊界,钱先生不仅是人文精神的倡导者,而且一直在自己的日常工作中实践之。先生认为,医学期刊与其他期刊不同,既有科学的属性又有高度的人文道德内涵。当科学与道德发生有悖情理的关系,科学就不成为科学,甚至危及大众健康和生命,道德也就成不道德了。先生认为:尽管国内科技期刊数量日益增长,但由于人文精神的匮乏,无论是学术水平还是编辑质量仍是面孔古板,良莠杂陈;老牌的期刊如"中华系列"杂志依然故我,更显老态龙钟。就一本科技期刊而言,倡导并发表与人文有关的文章难免断送主编的大好前程。当期刊拥有者的意志受到挑战时,主编的命运就可想而知;在号称民主程度最高的美国,仅《美国医学会杂志》就有 14 位主编为此而被罢免。

2011 年,11 种国际著名生物医学期刊的主编联席会上,专门谈到中国投向他们期刊的文章中存在伦理、造假、抄袭、一稿多投等问题,许多国内大家对此颇有微词，先生却不以为然。他觉得外国人的讨论没有什么不妥，不正常的是我们的作者和编者如何与别国的期刊进行有效的沟通和交流，进而提高稿件的质量，避免类似事件的发生。究其根源，舆论归因于当今学术界"礼崩乐坏"、传统伦理道德已趋淡薄，先生却认为其症结是多年来人文教育的缺失，学术成果评定体制导致，论文发表已为功利所累，便有"逐利"之剧，几乎"正不祛邪"。对先生之高论，晚辈深有同感，受其启迪，笔者已经在《中华医学信息导报》开辟个人的人文专栏，以步先生后尘，力争尽微薄之力传承先生倡导的人文精神。

博古通今的门外汉

钱先生并非学医出身，编辑也属半路出家，但他热衷于诗、文、书、画、印，不仅博闻强记，纵览群书，而且对医学和期刊的理解、领悟令科班出身的晚辈折服。从书中学习到，为何世界著名的《新英格兰医学杂志》和《柳叶刀》一贯秉承白色封面刊载目次的风格，1 个多世纪，整洁、清新、淡雅，象征医学事业的圣洁。改版前《英国医学杂志》的蓝色封面意喻生命的珍贵。白色与蓝色、绿色，给人们的印象是生命永恒、庄严、伟大。

纵览全书，先生学识的渊博和对生活的热爱随处可见。国事、家事、天下事，春夏秋冬，酸甜苦辣，世相百态，均可信手拈来。尤其《墨池荡波》一文集中体现了先生痴心于祖国传统文化，从文中可见，他对旧体诗词、书法、篆刻无一不通。从编 30 年来，笔者也曾浪迹天涯，阅人无数，依晚辈愚见，在我国医学期刊编辑中精通专业，擅长书画，并对中外文学名著及古典诗词烂熟于心者，难以有出钱先生之右者。

童心未泯的追梦人

罗曼·罗兰曾经说过：要散布阳光到别人心里，先得自己心里有阳光。而心中的阳光来自知识的积累，来自先贤留给我们的精神财富——书籍。钱先生赞同先哲的人生态度：生命的意义不在于奉献和占有，在于创造。

创造是真性情的展现，是真实自我的实现。我们知道，文章风格可以展现人的性格，是透入骨子里的。先生坦言："骨子里，我的处世是不求自我，唯求自在。"尽管先生早已淡出江湖而置身山水之间，但对期刊的挚爱使其难舍其旧。对中国期刊的未来，先生坦言：要在中国出一本品质像《美国医学会杂志》那样的世界医学名刊，50年内渺茫乎，或许专科英文期刊之中尚有希望。在此，所谓言为心声正是先生内心的真实写照。先生赞同笔者的观点，中国科技期刊今日的现状，不仅与我国整体的科学水平有关，而且语言也是难以逾越的障碍。

康拉德说过："在采集记忆之果时，你就得冒着损害记忆之花的危险。"先生在书中感叹：昔长者皆垂垂老矣，颐享天年，当年的小辈已属归隐之列；来者长江后浪，不尽其舍，此天地万物之规律。随着时间的推移，我们都将逝去，但留给后人的财富千差万别。在笔者的办公室里，一直挂着10年前钱先生馈赠的笔墨丹青"论道图"，而在这本《编边草》的封面上，印着与书名相映生辉的先生大作"高秋图"，这也许就是一位博古通今而淡泊明志的编者留给我们的精神财富，正如刘禹锡的诗句所言：世上功名兼将相，人间声价是文章。

砥砺前行的心路历程　屹立华夏的凌锋之梦

——《CHINA-INI 梦想成真》

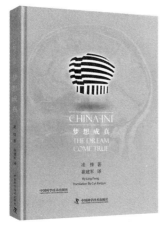

作为一位内科出身者，尽管已在中华医学会工作逾 30 载，与众多的内科学大家接触频繁，了解甚多。但平心而论，拘于内外有别的传统，笔者与我国外科领域的人中骐骥们交流有限，对他们的工作和生活所知甚少。一次偶然的聚会，接触到北京宣武医院神经外科的凌锋教授，言谈举止间，她那救济苍生的侠女风范和无国界医生的理想主义情怀给笔者留下深刻印象。最近有幸收到她馈赠的新书《CHINA-INI 梦想成真》，阅读后感触良多。作为中国国际神经科学研究所（CHINA-INI）的创始人，她有感于筚路蓝缕的初创艰辛及宣武医院神经外科的发展，将 2004～2015 年的人生感悟用心总结后结集出版，与读者分享了一位杏林翘楚的强国之梦。潜心阅读，不仅对她为了坚持梦想的心路历程感同身受，而且重温了她十年磨一剑为国争光的造梦实践，更是从充满激情的字里行间，体会到一位医学大家通过确保全民健康来助力全面小康的不释情怀。掩卷遐思，在医疗任务繁重、医患矛盾紧张的当下，这位女中豪杰始于千禧的心愿、恪守初心的坚持、砥砺前行的努力、梦想成真的巅峰，不仅有助于我们的人生思考，更是一位有志者事竟成的楷模。笔者坚信，阅读这本中英文对照且图文并茂的佳作，不仅会了解 CHINA-INI 的发展历程，更能体会到一位杏林大家充满理想主义的家国情怀。

始于千禧的宏伟蓝图

凌锋，北京宣武医院神经外科首席专家，首都医科大学脑血管病研究所所长，CHINA-INI 执行副所长，中国医师协会副会长、中国医师协会神经外科医师分会会长。从迈入医学院校大门算起，2018 年恰逢她与医学结缘 50 载。作为一位"学霸"型的人才，她是罕见的读书高手，无论是国内的博士还是国外的博士后，她早就将学位尽收囊中，"求知欲、持久性、计划性"是她自我完善的三要素。她坚信，一名好的外科医生应该是手术精益求精，思考深邃广阔，并具有极高的人文修养。在近半个世纪的医学生涯中，凌锋在每天与生死打交道、与死神拔河的过程中，经历了 3 次迁徙，3 次创业。她成长于中国人民解放军总医院，13 年的军旅锤炼使她从初出茅庐到展翅飞翔；成熟于北京医院，10 年的艰辛使她能独当一面；宣武医院是她放飞梦想的福地，14 年的殚精竭虑促成她美梦成真，并为自己的学术生涯画上圆满的句号。该书的主要内容是凌锋多年所写卷首语的结集，这些文采飞扬的篇章都是对 CHINA-INI 建设的所思所想：快乐神经外科；相互欣赏；集体荣耀；敬畏生命；人文医学；千风之歌的回想；帮助你，就是我存在的意义等，每一篇都是饱含深情的美文，有思想，有境界，有感悟，有温度，有鞭策，更凸显出她巾帼不让须眉的担当。如今，年逾花甲的凌锋童心未泯，从医 50 载的她依旧恪守初心：做最好的医生，建设一流的学科队伍。其座右铭为：患者的命有多重，你的命就有多重；怀大爱心，做小事情。该书的出版，既是对逝去光阴的追忆，也是对美好未来的期许。她正是通过矢志不渝的坚持和皓首穷经的努力，最终完成了始于千禧年的事业梦想。

筚路蓝缕的造梦实践

宣武医院是中国第一个神经外科的诞生地，很早就在国内秀出班行。凌锋的到来为其注入新的活力，建立了宣武医院各学科紧密协作的新模式，使这个传统的优势学科如虎添翼。她在全科倡导的核心价值观是"珍爱生命，担当责任"，科室的座右铭为"如履薄冰，如临深渊，全力以赴，尽善尽美"。她倡导并贯彻"整体自洽"的哲学理念，从多学科的融会贯通出发，培养全能型医生。她坦言，当一个大厦已经支起大梁与框架后，大厦的砖瓦就是关键因素，我们必须有成千上万块实实在在的"金砖"，才能使得这座宏伟的大厦永远屹立、永不倒塌，因此专家的"功底"就是至关重要、长治久安的基础。她倡导并带头践行的"快乐神经外科"的精神包括：在探索中经历痛苦，在发现中回味快乐；在救治中承受压力，在康复中享受快乐；在合作中克服狭义，在理解中品尝快乐；在研究中耐受寂寞，在成就中升华快乐。正是她的为人师表和身先士卒，使得科里充满了相互欣赏的氛围：对人品的肯定，对民主的发扬，对真理的崇拜，出自欣赏的尊重，这一切都源于发自内心的奉献。除了学习医学专业知识以外，科里每个季度还组织一次医学人文沙龙，用人文精神凝聚队伍。她坦言，决定医生高下的不仅仅是医术，还有操守。一旦人文精神缺失，科技就会变成纯粹的工具，人就会异化成服从工具的冰冷机器。医生如果能通过叙事，入情入理地与患者交流，将心比心地换位思考，设身处地地为患者解除痛苦，医患之间还会有仇吗？CHINA-INI 还成立了哲学小组，架起从理性到人文的桥梁，并将他们自己的研究成果结集出版，他们出版的第一本书是《现代医学的困惑：系统医学理念的探讨》。凌锋不仅全力关注医生的成才，其对护士的呵护与认可也令人敬佩，她强调精心的护理是医疗工作的重要组成部分，并将美丽、温柔、智慧、娴熟作为天使护士的标准。在她的领导下，经过 14 年的不懈努力，宣武医院神经外科于 2012 年成为全国首批重点临床学科。

屹立华夏的凌锋之梦

CHINA-INI 于 2004 年 11 月 25 日在北京成立，它是由首都医科大学宣武医院和德国汉诺威神经外科研究所合作建立的。从 2004 年启动至 2016 年 12 年中，CHINA-INI 历尽艰辛，但依然砥砺前行。如今，这个晶莹剔透的大脑形建筑，终于屹立在宣武医院南侧，成为中国神经外科的巅峰之作。凌锋一向认为，一个科室，要想达到长治久安的稳定发展，必须铸就强大的凝聚力，这是一种向心力，一种相同的核心价值观，一种对历史和他人的责任感，一种公正宽容的氛围，一个相亲相爱的集体，一群身怀绝技而又和衷共济的专家，一个能给每个人提供发展空间的平台。最终要通过理想和信念，用事业和成就形成一种精神：让中国的神经外科坚强地屹立于世界民族之林。为了与国际接轨，让世界更好地了解中国，CHINA-INI 以开放的姿态和宽广的胸怀，吸纳并组成了一支国际化的顶尖人才队伍。在凌锋的团队中，国际大师云集，神经外科群星璀璨。尤为值得骄傲的是，其中有 2 位全球著名的外籍教授分别获得 2007 年和 2010 年的中国政府友谊奖。凌锋坦言，教学是我的最爱，建立培训基地一直是我的梦想之一。为了加强学术交流，她还于 2004 年创办了中国第一本针对脑血管病的专科期刊《中国脑血管病杂志》。如今，CHINA-INI 的大楼已经落成，志存高远的凌锋要将它建成全国最好的科室，并将其打造成世界一流的神经科学中心。正是她永不言弃的追求导致梦想成真。这个屹立华夏的凌锋之梦包括：搭建中国与世界交流的平台，构建神经科学的艺术中心，成为全国最好的、充满人文精神的服务中心，搭建为患者服务的最佳国际平台，成为国内外最好的专科医师培训中心和全球发展中国家专科医师培训中心，成为公立医院体制改革的楷模，为医务人员创造一个有尊严的实现梦想的场所。时至今日，未来已来，科学探究的巨大推动力将会使人类永不停步，CHINA-INI 能否百尺竿头更进一步，我们满怀期待。

珠联璧合的伉俪佳作

该书不仅是一本内容翔实、充满激情的记载 CHINA-INI 发展艰辛历程的史料，更是一部中英文对照、图文并茂且珠联璧合的伉俪佳作。该书的译者崔建军不仅是我国著名的翻译家，而且是与凌锋相濡以沫 40 载的情深伉俪。正是崔先生的一路陪伴，才让凌锋远离孤独、摆脱消沉，始终光彩照人、精力充沛地投入工作。除了正文内容外，书中的精彩图片也具有很强的史料价值，不仅展示了 2007 年凌锋主持召开的第九届世界介入神经放射学大会中数千名代表参加在长城上开幕式的盛况，也有她参加 2004 年雅典奥运会北京火炬接力的倩影，还有科内的护士啦啦队为医生足球赛助威的合影。四川汶川大地震后救治伤员的队伍中、奥运会上优秀志愿者的行列中都不乏凌锋团队的身影，令人感动的还有一位四肢截瘫 8 年后康复的患者亲手绣给她的精美鞋垫的彩色照片。在科内的亲情照片墙上，贴着每位医护人员心中最惦记者的照片和每年职工孩子们的合影，让人深切感受到团队中相亲相爱的家庭氛围。除了业务的精进外，凌锋无疑也是充满生活情趣的摄影高手，希腊的爱琴海、雅典的卫城、南极晶莹剔透的浮冰、屹立不倒的狮身人面像等的拍摄极具专业水准。正是这些照片将凌锋团队生动活泼的工作、学习及生活场景记录下来，使每一个难以忘却的精彩瞬间变成记忆中的永恒，并使得他们充满大爱的理想主义情怀跃然纸上。

胸怀大爱的医患之友　笔锋犀利的无冕之王
——《中国式医患关系》

如今，在文化强国的出版"大跃进"中，我国每年出版的新书数以十万计，新华书店可谓汗牛充栋。就在网络化、碎片化阅读大行其道，人们对新书都无暇以顾的浮躁大环境中，笔者偶遇老朋友3年前的馈赠之作，这就是人民日报记者白剑峰所著的《中国式医患关系》。他长期从事与医学相关的新闻报道与评论，关注中国的医改和医患关系，能够统领全局观察和思考问题，具有广泛的社会影响力。作者不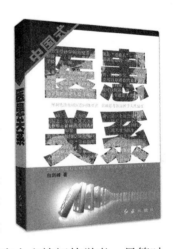仅是具有高度社会责任感的记者，也是一位富有人文情怀的学者。尽管时光飞逝，但研读老友的旧作，更钦佩贤弟之远见。该书非但毫无落伍之虞，早有先见之明的结集出版恰为针砭时事之力作。正可谓：犀利笔锋直切医患关系要害，真诚思考体察医学人性温度。该书共分为医者的尊严、患者的权利、医改的博弈、医学的温度及中医的忧思5章。在国内医患关系日趋紧张的大环境中，作者以鲜见的深度和广度为读者呈现中国目前所有的医患纠结，从小处方到天价药，从医疗纠纷到医改，从生死急救到血溅白衣。他以客观公正的第三方视角，揭示了转型期中国医患关系的特点，剖析了医患关系紧张的根源，并提出用新思维解决医患矛盾的对策。在书中，作者忠实地记录了近年来医疗卫生领域发生的诸多热点事件，并对其进行了不失声、不缺位、不偏颇的剖析，观点鲜明，文笔犀利。作者拒绝一切说教，激情思辨直击一件件带血的医患个案，让人警醒，给人启示。通过鲜活的事例深度剖析中国的医患关系，发出振聋发聩的声音，再度以犀利笔锋拷问医患关系的人性温度。该书的独特之处在于精选多幅与文字相得益彰的漫画插图，旨在吸引目光，延伸思考，对于减少医患双方的误解、增进相互的信任具有重要的参考价值，对我国医务工作者来说，该书是不容错过的力作。

医患矛盾的追根溯源

医学是一门存在技术缺陷的探索性学科，虽然现代医学飞速发展，但仍有很多疾病无法治愈。由于医学的局限性，任何治疗方案总是各有利弊，难以尽善尽美。因此，"两害相权取其轻"是医疗行业遵循的基本原则。尤其是面对危重患者，为了抢救生命，医生必须冒险。但是，冒险有两种可能性：一种是病情好转后柳暗花明，一种是病情恶化后险象丛生；而现代医学就是在一次次冒险中日臻完善的。从长远看，医生越是勇于冒险，患者越是受益。但是，医生的勇气在很大程度上取决于患者的态度。忆往昔，在危重患者面前，只要有 1% 的希望，医生定会尽 100% 的努力。看今朝，即便患者有 90% 的希望，有的医生也会犹豫不决。因为在不良的就医环境中，有的患者不理解医学的特殊性，动辄闹医院、告医生、要赔偿。一些患者认为，既然花了钱，就应该治好病；如果治不好，就是医生有问题。还有一些患者在术前通情达理，也明白手术的风险性，但一有意外，立刻就翻脸不认人。在经历了无数次的伤害之后，医生被迫学会了自我保护。面对患者，医生不仅要顾及技术上的风险，还要考虑法律上的风险。有时，他们宁可无所作为，也不愿官司缠身，"过度防卫"成为普遍现象。然而，如果医生都明哲保身，谁来保护患者呢？当前，我国正处于社会转型和矛盾凸显期，医患纠纷的原因错综复杂，主要为我国的医疗保障水平仍较低、医疗机构服务水平不高、医患之间沟通不畅、舆论宣传导向失之偏颇等。此外，医疗卫生资源短缺和配置不均衡也难辞其咎。我们常常引以为豪的"用全球2%的医疗卫生资源服务了20%的世界人口"就是典型例证。一些患者把疾病的痛苦，经济压力、社会不公带来的不良情绪，统统转嫁到医生身上。由此可见，医患矛盾的根源并不完全在于医患本身，还在于医疗体制不完善。只有建立覆盖全民的医疗保障制度，让更多的家庭摆脱灾难性医疗支出，才能从根本上减少医患冲突。

暴力维权的深度剖析

生活经验告诉我们，越是亲密的关系，越容易受伤，医患关系尤其如此。当前，维权渠道不畅、维权成本过高是医患矛盾升级的重要原因。不久前，医疗卫生界刚为温岭杀医案凶手被严惩的消息拍手称快。我们天真地以为，在法律的震慑下，一些极端的患者将会变得理智，暴力伤医事件将会减少，血溅白衣的悲剧将会逐渐消失。但最近一连串伤医悲剧的不断暴发，凶残的屠刀下，淋漓的鲜血喷溅在圣洁的白衣上，令人不寒而栗！究其缘由，对医学的局限性和风险性认识不足是导致患者心理失衡的重要原因，缺乏人文关怀、忽视沟通解释是医者激化矛盾中应反思之处。如今，医生的血和泪已经流得太多了，多到患者已经麻木，医生难以愤怒，只剩下了绝望和无奈。医生被暴力伤害并不可怕，而一再遭遇暴力伤害后，作为受害者的医生，却被媒体指责，被患者恶语相加，被65%的网民"喝倒彩"，这才真的可怕。在倡导社会和谐、共筑中国梦的大环境中，法律保护的不是真理，而是懂法律的人。令人鼓舞的是，国家卫生和计划生育委员会主任李斌表示，暴力伤医事件是严重的违法犯罪行为，不可容忍，必须严惩。严惩凶手、严肃医院秩序、构建安全有效的保护医生机制不再是我们孤独的呐喊。我们绝不能让戾气主导大众的情绪，也不能放任伤医的暴行在救死扶伤的医院中蔓延。否则，不仅是医生，任何人都可能被殃及。

当然，对医者而言，应以人性化服务增强医患之间的互信，畅通医患诉求表达和权益保障渠道。不仅要给患者更多的维权渠道和发言机会，也要给患者更有效的心理疏通及情感慰藉；对那些欺侮医生、肆意妄为的施暴者，则须给他们套上法律的紧箍咒，让他们痛彻体会到，任何不满都不是他们可以对医生随意挥洒戾气的借口。总而言之，推进医改是标本兼治的根本方式，公平合理有效的制度设计能够最大限度地保证群众的就医需求，同时也能够给予医院及医务人员应有的地位和尊严。

两败俱伤的残酷现实

我国每年的门急诊量达 60 亿人次，相当于每人平均看 5 次病，正可谓生老病死，每个人概莫能外。在人们的常识中，一直有这样的认识：只要医患关系好，效果比任何药都好。医患冲突，是一场没有赢家的对抗。令人遗憾的是，近年来医患暴力冲突呈井喷式爆发，医患关系已经完全变味，成为最暴力、最血腥的关系。究其缘由，90%以上都是医患沟通不畅造成的。希波克拉底曾言：医生有语言、药物及手术刀 3 件法宝。对于语言的作用，很多医生不屑一顾，这是医学人文素养缺乏的表现。由于沟通障碍，患者用怀疑的眼光看医生，医生用防范的心理对患者，以怨报怨，两败俱伤。有人对当今典型的中国式医患关系进行了精辟总结：①没病+没做检查=会不会看病，怎么可能没病？②有病+没做检查=不做检查就说有病，你才有病！③没病+做了检查=医生就是骗钱的！④有病+做了检查+确诊了=救救我吧！⑤有病+检查+确诊+治愈=花很多钱尽做些无关的检查。⑥有病+检查+确诊+未治愈=医德败坏，谋财害命！目前，我国的药品价格畸高，而医疗服务价格极低。"看病的不如算命的""拿手术刀的不如拿剃头刀的""扎针的不如扎鞋的"就是最形象的注解。为了寻找真实可信的参照，作者在书中将医生和飞行员进行了对比。客观地说，医生的培养难度远远超过飞行员，职业风险和工作强度也不可同日而语。然而，航空公司之所以给飞行员高薪，主要是为了乘客安全，让飞行员专注飞行。同理，国家之所以应该给医生高薪，也是为了让他们专心看病，而不要考虑如何赚钱养家。而当下的事实是，由于医生的付出长期得不到等值回报，必然导致整个医疗行业的价值被低估。让医生有尊严地拿到合理合法的高薪，表面上是增加了人力成本，实际上是变"以药养医"为"以技养医"，最终有助于减少不合理的医药费用支出，真正惠及患者。

医者尊严的日趋消逝

2011 年年初，《瞭望》周刊的民意调查显示，在受访者认为最不诚信的五大行业中，医疗卫生名列榜首，说明医生的公信力严重滑坡。医生得不到社会的认可，必然缺乏尊严，更无幸福感可言。著名经济学家亚当·斯密曾说，在一个社会中，医生和律师的劳动报酬应该比较高，因为我们把健康委托于医生，而把财产甚至是名誉委托于律师。在世界范围内，医生都是令人羡慕的职业，因为医生既有丰厚的经济收入，又有较高的社会地位。而在我国，医生的职业光环日渐消逝。中国医师协会曾就医生对子女学医的态度进行调查，结果显示，医生不希望子承父业的比例逐年上升：2002 年为 53%，2004 年为 63%，2011 年为 78%。究其缘由，不外乎学医投入高、风险大、压力大、收入低。事实上，一旦选择了当医生，往往意味着毕生的付出与牺牲。医学生在完成漫长的学历教育后，还要经过大量的临床实践，方可成为医生。由于医学技术日新月异，医生必须不断学习，才能跟上潮流而不被淘汰。其中辛苦，自不待言。学医的人少，毕业后当医生的人更少，退休后的体制保障遥遥无期。作者在书中介绍了令人心中颇感酸楚的真实报道：我国著名麻醉科专家、北京协和医院罗爱伦教授退休后，每月工资加补贴不足 4000 元；而感染内科老主任的夫人住院，因为没有医保，居然连住院费也交不起，最后还是同事们帮助拼凑的。更重要的是，医生是一个高强度、高风险的职业。面对大量的患者，不仅需要超负荷工作，还不能有任何差错。因此，医生每天都是"如临深渊，如履薄冰"，精神长期处于高度紧张状态。不仅如此，医生还要随时准备应付各种医疗纠纷，在就医环境急剧恶化的当下，有的甚至在工作岗位上献出自己宝贵的生命。最近国内的调查显示：超过97%的医生带病上班为常态，80%的医生每天工作8～12小时，工作中几乎没有时间喝水，82%的医生对自己的收入不满意。要想让医生成为一个有魅力的职业，不仅需要在收入上尊重医生，还需要在人格上尊重医生。眼下，老百姓对看病难、看病贵反映强烈，医患纠纷时有发生。其实，很多问题的根源不在医生，而源于不合理的医疗体制。因此，只有加快推进医改，解决影响医患和谐的体制问题，为医生创造良好的执业环境，才能重塑医生的职业尊严。让最优秀的人呵护生命，是一个社会回归理性的标志。

新闻媒体的社会责任

作为新闻工作者，其职责是真实记录新闻事件的全过程。但是，他首先是一个人，要具备做人起码的基本准则，要有正义感和社会良知。当今社会，新闻媒体的重要作用日益凸显，已经成为影响公众生活和情绪、左右社会舆论的关键载体。特别是在网络时代，新闻媒体成为人们生活中不可分割的组成部分。正如对医者"救死扶伤"的要求一样，行业的社会责任要求新闻媒体应珍惜自己的形象和声誉，自律、自尊、自爱、自责，表现出应有的责任感和使命感。然而，令人悲哀的是，部分大众媒体丧失了自己的社会责任，信奉"最好的广告宣传是新闻，新闻是需要策划的"，记者不再凭事实而是依靠情绪引导公众，媒体不再忠于事实真相而是忠于公众的情绪。漠视新闻传播内容对社会造成的不良后果，在传播暴力伤医戾气、妖魔化医务人员等方面可谓"不遗余力"。"八毛门""缝肛门""茶水发炎""烤箱烤死新生儿""阑尾炎手术误切子宫"等扭曲事实、耸人听闻的报道层出不穷。在这种畸形的舆论环境影响下，公众在宣泄中得到满足，媒体在娱乐中赚足眼球，谁也不再追问事实真相，医生成为"沉默的羔羊"。在对此类不良媒体屡次制裁不力的状况下，血溅白衣的悲剧怎能不愈演愈烈？然而，令笔者佩服的是，白剑峰作为党报的记者，不仅刚正不阿地恪守新闻工作者的职业道德底线：出于公心、良心、善意及诚意，而且能够对当今国内新闻报道中的种种不实进行无情地鞭挞，犀利笔锋中透出的仗义执言令医生受到鼓舞，为患者解惑释疑，有效地缓解了医患矛盾，为构建和谐社会增光添彩，成为名副其实的医患之友。他的言行一如陈竺副委员长的评价："他的医学评论，既冷静客观，又充满激情；既藏有锋芒，又留有余地；既维护医者的尊严，又维护患者的权益。字里行间，体现了一位党报记者的智慧、胆识和良知。"

永恒话题的现实意义

人生是短暂的。每个人的生命都是从自己的哭声中开始，又在别人的哭声中结束。人的一生，从摇篮到坟墓，谁也离不开医生。在人类的历史长河中，医患关系无疑是一类重要的社会关系，甚至可以从一个角度反映、折射社会矛盾。迄今人们达成的共识是，医患关系的实质是利益的共同体，对抗疾病是双方共同的责任，只有团结一心、同仇敌忾，才能最终战胜疾病。作者认为，中国式医患关系应是信托关系：信任在先，托付在后。我们知道，生命是一种死亡率为百分之百的性传播疾病。医学的最高境界不是阻止和延缓死亡，而是给死亡以宁静和尊严。最近的调查显示，医生最看重患者发自内心的敬意，63%的医生表示让他们最快乐的事情是治愈患者疾病，获得信任。作者在书中通过各种典型案例罗列了林林总总的医患矛盾，分析了多个层面的医患冲突，对真实的中国式医患关系进行深入剖析，认为不应简单地将医患矛盾归结于医生或患者人性的缺失，也绝对不是医患之间简单的利益冲突，而是医疗制度上的弊端，乃至更深层次的社会根源。作者将有关矛盾归纳如下：①医疗服务提供能力与人民群众日益增长的健康需要之间的矛盾；②医疗机构的公益性要求与管理体制和运行机制之间的矛盾；③医疗保障制度的发展与人民群众的经济承受力之间的矛盾；④医学技术发展的有限性与患者期望值的无限性之间的矛盾；⑤医疗行业的高风险性与缺乏有效的医疗风险分担机制之间的矛盾；⑥医疗纠纷处理机制的不完善与人民群众的诉求需求之间的矛盾。作者认为最根本的一条，是在这个社会变革的时代，我们丢失了最基本的拥有大爱的仁、伸手相助的义、示人以曲的礼、明辨是非的智、一诺千金的信。针对以上矛盾，作者还独具慧眼地给出了切实的解决之道。作者坚信，只有深化医药卫生体制改革，建立中国特色的基本医疗卫生制度，保证城乡居民公平享有安全、有效、方便、价廉的基本医疗卫生服务，才是解决当前医患矛盾的治本之策、久安之道。

医患双赢的美好未来

作者认为，医学的本质是人学，它是一种善良人性和友爱情感的表达。科学求真，艺术求美，医学求善。医学的结构恰如一个"人"字，一撇是技术，一捺是人文。没有技术，医学是脆弱的；缺乏爱心，医学是苍白的。只有技术与人文相协调，才能写出最美的"人"字。"现代医学之父"奥斯勒说过：行医是一种艺术而非交易，是一种使命而非行业。全球公认的好医生标准就是为患者谋幸福。1910年，美国的梅奥医生就宣称：一个民族最伟大的财富是其人民的健康，医疗智慧的协同合作和力量联盟是为患者提供服务的最好方式。在中国医改攻坚克难的今日，这一理念愈发历久弥新。作者指出，一座楼盖错了可以拆，一本书印错了可以毁，但是，唯独生命不可重来。一台手术做错了，往往永远无法挽回。因此，敬畏生命，精益求精，应当成为所有从医者的"圣经"。在为该书所做的序中，陈竺副委员长讲述了引人深思的小故事：孙思邈外出采药，遇一只母虎张口拦路，随从以为虎欲噬人而逃，孙思邈却看出虎有难言之疾。原来这只母虎被一长骨卡住了喉咙，是来拦路求医的。孙思邈为其将异物取出，虎欣然离去。数日后孙思邈在返程中途经此地，那虎偕其崽恭候路旁向他致意。这个故事起码说明了两个道理：第一，即使是吃人的猛虎患病，医生也应本着仁义之心为它治疗，何况生了病的人；第二，即使是吃人的猛虎对于为它解除病痛的医生也怀有感恩之心，有礼貌地回应。从某种意义上说，医患关系的实质是利益共同体。因为双方有着战胜病魔、早日康复的共同目标，而战胜病魔既要靠医生精湛的医术，又要靠患者战胜疾病的信心和积极配合。相互尊重、相互配合、相互依存正是医患关系的最基本特点。医患之间，只有彼此珍重，携手同心，才能实现共赢，共赴美好的未来。

心系普罗大众的白衣天使　饱含人文情怀的杏林翘楚

——《灯火阑珊处的精彩》

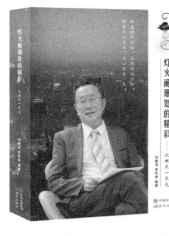

笔者撰写的各种书评多为新书面世以后自己的读书心得。但《灯火阑珊处的精彩——记胡大一大夫》一书，笔者却有幸在付梓之前率先拜读。笔者与该书作者之一刘振茂虽同居京城，但却咫尺天涯，素昧平生，从未谋面。查阅资料才得知作者是一位为我国的国防事业奉献了毕生精力的高级工程师，并已步入耄耋之年。作者并非医学科班出身，更不是专业的作家，仅为多年前聆听过胡大一教授健康讲座后对其倡导的健康理念的矢志追随者，是一位对胡大一教授推崇备至的铁杆"粉丝"。该书在构思和编排上独具匠心，作者不仅对胡大一教授的精彩人生进行了系统回顾，而且对其主要人文思想和近期论文进行了收集整理，其中不仅有真知灼见的医学评论，也不乏充满人性关怀的人文教育之作，刊登的不少史料照片更显弥足珍贵，是一份不可多得的全面认识这一医学大家的完备资料。作为一位才疏学浅的晚生，应邀为这本前辈的呕心沥血之文集作序，尽管有先睹为快之窃喜，但心中不胜惶恐。然而，作为学生和小辈，师命难违，只好恭敬不如从命，斗胆妄言之，将自己的学习心得笔录于此，希冀以不才之管见达到抛砖引玉之功效。

精彩人生的全面回顾

笔者在中华医学会工作逾 30 年，具有与胡教授密切接触的便利条件。虽说身为晚辈，但共同的兴趣爱好和对办好中华医学会系列杂志的不释情怀使得我们成为名副其实的忘年之交。尽管如此，除交流学术之外，笔者对胡教授的精彩人生仍所知甚少。通过潜心阅读该书，一位出身医学世家、年近古稀且誉满杏林的大医形象跃然纸上。胡教授的父亲李公恕为眼科医生，毕业后走上医疗管理岗位，成为武昌铁路医院首任院长。母亲胡佩兰是一位名闻遐迩的妇产科医生，70 岁退休后仍坚持坐诊 27 年，是一位"用便宜药治大病"的良心医生。正是源于她逾耄耋矢志不渝、近期颐行医不止的动人事迹，她实至名归地获得"感动中国"2013 年度人物。父母的言传身教，加上儿时的耳濡目染，胡大一立志学医报国。他于 1965 年考入北京医科大学，毕业后分别在北京多家医院工作，并参加数个支边医疗队赴新疆阿里等地送医送药。职业生涯伊始，他就立下鸿鹄之志：学习父母，做一名热爱职业、热爱临床工作、有良知的医生。他时刻牢记父母的教诲：事不在大小，人活着要对别人有用；医生是一个责任活，做医生要担得起责任，对得起患者的信任，为患者争取生存的机会，让民众能够少花钱、看好病。在书中，通过胡大一的故事向读者展示了穿越浩瀚中华历史，由孙思邈"大医精诚"不断演绎而来的"大医精神"，就是杏林翘楚所具有的崇高医德、精湛技艺的精神品质。作者对他事迹的展现，不仅使读者了解到出生于医学世家的一代名医的成长历程，还起到沟通社会、重拾行业信心之功效。笔者以为，尽管所处的时代不同，但在这个杏林之家中所体现出的大医精神却一脉相承。"看的是病，救的是心；开的是药，给的是情"，父母朴实无华的教诲凸显出这个医学世家中薪火相传的医者仁心。

医者良师与患者挚友

一段时间以来，医疗行业如陷泥潭，总是被动地与接受回扣、商业贿赂、被伤害等负面新闻相关并被不断放大。尽管这些仅为个别现象，但却让一个行业背负了难以承载的重负，不仅伤害了从医人员的积极性，也使那些曾经为追随悬壶济世理念、期望在救死扶伤中获得成就感、在呵护生命中体验崇高的医者，心中充满不被理解的悲愤。然而，作为一位誉满杏林的医者良师，胡教授以自己毕生的医疗实践经验启迪后人。他始终认为，作为医生一定要以患者和公众健康的利益为己任，成为名医的共同特征是胸怀大爱、对从医有深刻体会、敬重生命、对病患无私奉献。他旗帜鲜明地反对过度医疗，曾坦言："过度医疗不仅伤害患者的健康甚至生命，也使医者失去应有的社会尊重和职业尊严。"他坚信医学是充满人文内涵、以人为本的科学。作为医者，人文素养最重要的体现为：富有同情心，尊重患者的感受；富有责任感，维护和促进人类的健康。在临床诊疗中他体会到，许多患者可以忍受病痛，但难以面对冷漠，没有服务与关爱，只有药片、支架与手术的医学是"冰冷"的医学。他以自己的切身经历告诉我们：只有在患者床边度过足够多的不眠之夜，才能成长为一位合格的临床医生。如果问及医学科普领域知名度最高的心血管专家，窃以为非胡大一莫属。大众对健康知识的渴求曾给他带来强大震撼，所以无论工作多忙，他都要投入健康教育中去。作为胸怀大爱、领衔健康中国的科普名家，胡教授不仅在保持健康上身体力行率先垂范，而且总结出许多通俗易懂、令人过目难忘的健康名言。该书中作者收集到胡教授首创的健康名言俯拾皆是，如"管住嘴、迈开腿、不吸烟、好心态"等健康语录早已被老百姓广为传颂。

矢志创新已独步天下

胡大一认为，健康包括全面的身心健康和良好的适应能力，绝不等于仅仅无病和衰落；健康是个人最大的资源，是尊严和幸福的基础；维护健康需要智慧、能力和责任。他不断引领学科发展和挑战自我，在中国的医学界，他提出的各种创新的理念，总能让人耳目一新或振聋发聩。他认为，当今的医学问题出在目的上，症结在于医学教育和医疗服务机制及模式出现了根本性问题，目的出现了迷失，价值体系发生了混乱，错误的目的必然导致医学知识和技术的误用。作为有着理想主义情怀和以治病救人为己任的一代名医，胡大一喜欢走长征路，并在途中思考人生的方向。他常常自嘲为播种机、播火机，是遍撒火种的人。身为蜚声中外的杏林巨擘，他不仅学识渊博、医术精湛，而且深悟基层医疗的困境，立志将提升基层医院水平当成自己义不容辞的责任。作为相识 30 载的忘年之交，笔者以为，25 年始终如一地举办长城会，是胡大一对中国医学交流的巨大贡献，迄今难见出其右者。会议创办伊始，他就为长城会确定了永恒的使命：办抗大，铸长城。通过推广和普及新技术、讲健康、重预防，构筑我国心血管预防的万里长城。不仅如此，他始终坚持长城会的宗旨，倡导并身体力行地举办风清气正的学术会议。当目睹一代新人茁壮成长后脱颖而出时，烈士暮年的胡大一毅然卸任长城会主席。在交班的时刻，他衷心希望继任者能够薪火相传，继续担负好"引领"和"服务"使命，真正将长城会办成公益性、学术性、创新性、系统性都强的"四强"学术大会，从而使我们的医学实现穿中国鞋，走中国路，圆中国健康梦。

烈士暮年亦壮心不已

"功盖射频消融，名成慢病防控，踏遍千山万水，为心奔走一生。"这是作者对胡大一教授为心奋斗三十载、心系病患一辈子的高度概括。作为与他相识、相知且志趣相投的晚辈，窃以为胡教授对中国医学界身先士卒、单打独斗的贡献无异于是当代的堂吉诃德。在学术研究氛围浮躁、大多数学者都在维系自己"不说"的权利之时，胡大一教授则通过针砭时弊地仗义执言来勇敢捍卫自己"说不"的自由。他坦言：从医有价值，但不能被价格化，医疗不能太产业化和商业化。不能让商业利益影响医生的用药，以免增加医疗成本和药物不良反应的风险。作为以救死扶伤为己任的医生，保护患者与公众健康利益不容忽视。因此，他不愧为捍卫真理的学术权威、同行中望尘莫及的人中骐骥。由于医者和大众对健康的认识存在偏差，我国心血管疾病的防治现状呈现"四高四低"的特征：高发病率、高复发率、高病死率、高医疗费用；低知晓率、低治疗率、低达标率、预防药物使用率低。针对这一现状，他形象地指出，如果把大型公立医院做支架与搭桥视为"卖汽车"，那么推动心脏康复事业就是大办"4S"店，传统的医学服务机制和医疗模式是"只卖汽车不建 4S 店"。试想一下，如果没有后续管理和服务，患者就不可能满意，医患关系就难以从根本上改变。只有在规范使用药品和器械的同时，为患者提供综合与全程的服务与关爱，医学才能变得很温暖，医患关系才可能从根本上达到和谐。尽管已年近古稀，但他仍然乐此不疲地践行自己所宣扬的理念：走路是最好的锻炼方式。在健康中国的长征路上，他一直倡导高举公益、预防、规范、创新四面旗帜，从而推动医学回归人文、回归临床和归回基本功。时至今日，无论环境多么险恶，痴心不改的他都能不畏艰难险阻，在自己选定的康庄大道上领衔阔步向前。

探访同行之心　借鉴他山之石

——《阿图医生·第1季》

2015 年元旦的北京，远离雾霾后阳光明媚，又是一个适合读书的假日，笔者重温了美国医生阿图·葛文德所著的《阿图医生·第 1 季》。作为医者，无论中外，职业生涯中共同的理念都是"成功是常态，失败就是一条人命"。但是美国同行与我们在哪些方面有所不同，什么是值得借鉴的他山之石，现将自己读后的浅见笔录于此，以期起到抛砖引玉之效。

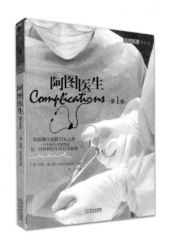

医学进步的惨痛代价

当人们谈论医学及其卓越非凡的神奇法力时，首先映入我们大脑的就是科学以及战胜脆弱和神秘的勇气。作者认为，医学并不是一门完美的科学，而是一个时刻变幻、难以琢磨的知识系统。人们期待着医疗过程能够有条不紊、井然有序，然而，科学和人类技术是有限的，事实并非如我们所愿。伦敦一家著名的儿童医院于 2000 年报道了他们在 1978～1998 年用不同方法为 325 例大动脉错位的婴儿进行手术的情况，其研究显示，血管置换术对患儿更为有效，病死率不到以往手术的 1/4，患者的平均寿命也由 47 岁延长到 63 岁。但是学习的代价非常沉重：前 70 例接受新术式的婴儿中，25%术后不治身亡；而采用当时成熟术式的病死率仅为 6%。有关研究显示，接受子宫切除者的 1/4、接受耳膜穿孔修复术儿童的 1/3 和植入心脏起搏器者的 1/3，手术对他们几乎没有任何帮助。每一位患者都希望技术日趋进步和成熟，但是无人想要面对技术进步的前期代价。对于医学过失，存在一种悖论：一般而言，当一切都井井有条地准备好以后，不可能切掉胆总管。但研究显示，即使是经验极其丰富的外科医生，在做腹腔镜胆囊切除时，切断胆总管的重大过失比例为 1/200。因此，无论设想得多么万无一失，医生还是难免会犯各种错误。要求我们做到完美实在不合情理，然而，我们自己千万不能放弃对完美的追求。

基于生命的经验积累

作者认为，医生是一种终身学习的职业，其学习过程的漫长远远超出人们的想象。每当工作一段时间后，医者都会发现自己所学的知识与现实中所要求掌握的技能之间差距很大，从而会激励我们不懈地探索和学习，这也代表着医生对探索医学不确定性和难题的渴望。医疗技术的日新月异，迫使医生不断尝试、学习新事物。不能适应新技术也就意味着降低患者治愈的概率，使他们无法享受到现代医学进步的好处。长期以来，教学医院都在给患者最好的照顾和为新人增加实习机会之间纠结。住院医生在患者身上练习和实践，无论是传统观念还是社会舆论都不赞同，人们都认为患者有权得到最好的医疗照顾。作者坦言，外科手术像其他事情一样，技巧和信心是从经验中积累而来的，医生的与众不同在于我们是用人练习，这也使医者内心一直受到道德观的谴责。作者的经历显示，住院医生只有使用托词，才能获得患者的信任，将身体交给自己，才可能有学习的机会。尽管世人对这种医院中屡见不鲜的做法颇有微词，但作者指出了无法回避的事实：没有接受过训练的医生，对每个人都是伤害。这种冷血机制的好处不只是为新手提供学习的机会，同时也保证了公平。如果在学习中一定会造成伤害，那么每个人的概率相同。然而，医学并无一定之规，即使针对同一疾病，医生所做出的决定也差异巨大。同样是胆囊问题，医者选择是否手术的差异指数可达270%，装置人工髋关节的差异有450%，而在患者临终时是否送入特护病房的差异性高达880%。人类最美好的愿望是，为了保证患者的安全，应该尽可能消灭学习的过程。理想主义者认为，大多数人会理解医生的苦衷，只要我们对患者说出实情，患者肯定愿意为医学的进步做出贡献，但在现实中这种一厢情愿的想法必定是异想天开。正如韩启德院士所言："我们对科学要有正确的理解，不要把科学跟绝对正确联系起来。在宗教强盛科学幼弱的时代，人们把魔法信为科学；在科学强盛宗教衰弱的今天，人们把医学误作魔法。"

庖丁解牛的术业专攻

西方医学一直将"像机器一样完美"作为目标，而在手术中要达到完美的关键必须在患者身上勤学苦练。作者给出一个术业有专攻的典型例子。我们知道，无论哪家医院，10%～15%的疝气手术都会失败，需要重新修补。而在加拿大多伦多郊外有一家名不见经传的小医院——肖尔代斯医院，疝气修补手术失败后需要重做的比例低于1%。经过作者的深入探究，发现他们成功的秘籍是，该院有12位医生只做疝气修补术，每位医生每年要做600～800例这样的手术，比大多数其他医院的医生一辈子做的还要多。由于熟能生巧，他们比其他人经验更丰富、训练更精良。不仅如此，他们分析了手术中所有可能的变化，设计出一切补救措施，通过成年累月的不断练习，使得许多问题迎刃而解，从而在疝气修补这一领域完全具备了炉火纯青的庖丁解牛之术。因此，如果一位外科医生具备了应对问题的自动模式，就表明他离"像机器一样完美"不远了。细心的作者发现，肖尔代斯医院不仅医生的手术无懈可击，而且建筑也是专门为疝气患者独具匠心设计的，病房中没有电话、电视，如果要吃饭必须下楼去餐厅。结果是患者别无选择，必须自己来回走动，从而可以避免患者因为运动不足患肺炎或出现腿部静脉栓塞等并发症。总而言之，这种超级专业化不仅带来极高的手术成功率，也带给我们更深的思考：同样是术业有专攻，医生是否必须接受完整的训练后，才能提供最好的医疗服务？

以己度人的换位思考

作者坦言：从某些层面来说，人类永远是神秘的；但从另一个层面看，如果有足够的知识，经过细心的探索，人类完全可以被解读，说我们一无所知或完美无缺均是愚蠢的。每天我们要面对变化莫测的情况：信息不充分，科学理论含糊不清，一个人的知识和能力永远不可能完美。置身于临床之中，通过直接接触患者，你就会发现医疗诊断中存在太多的未知，医学有大片的灰色地带，我们每天都会徘徊其中。作者发现，医学非常奇妙，在很多方面难以解释。风险那么高，患者却信任我们，将最宝贵的生命托付给医生，让我们自由发挥。因此，我们必须时刻牢记"以人为本"的责任，依靠对医学技术恒久不变的信心来治病救人。公众认为，医疗过失是由于某些医生不称职造成的，其实并非如此，医疗过失经常发生，而且每位医生都可能遇到。权威数据显示：美国每年至少有 4.4 万名患者死于医疗过失，将近 4% 的住院患者因为并发症而导致住院时间延长、残疾，甚至死亡，其中 2/3 是由于后期护理不当引起的，1/4 则确定是由于医疗过失所致。医疗决定牵涉的不只是技术层面，还有患者的个人因素。现代医学中决定权已经由医生转移到患者手中，这就要求医生重视患者的自主权，密切配合他们的要求。但作者认为，患者最希望从医生处获得的并非自主权，而是希望能够看到医生的能力，并感受到亲切的态度，同时在患者不想做决定或误入歧途的时候，医生能义无反顾地承担这一重任。当患者的决定与良好愿望相悖的时候，一名好的医生绝不会袖手旁观。总而言之，医生在救治病人时内心都秉持一种真正的信念——无论做什么都是为患者好。

学术会议的独特视角

由于平时繁重的门诊和查房工作，与其他行业非常不同的是，医学的学术交流会议基本上都安排在周末和节假日。对于这种独特的周末聚会，我们常常戏称：苦不苦，想想红军二万五；累不累，想想周末开的这些会。作者在书中将美国的学术年会称为"医学嘉年华"，赞许它是一个令人大开眼界的场所，也是商业展示和交流心得的好地方，并以独特的视角分析了其利弊。医生属于一个孤立的世界，一个不断流血、不断试验、不断探究人体的世界，是活在患者群中的少数健康人。因此很容易被孤立，就连家人也很难了解我们的处境，我们渴望与人接触，也希望找到一种归属感。医生们经常争取了每一分钟的忙碌，却错过一生的风景。通过会议进行学术交流是医生提高水平的必由之路，这里展示了最新、最好的医疗技术，播放了很多精彩绝伦的手术录像，与会者可以学到接近完美的东西。年会是学术活动，同样也是商业活动。美国的一次外科年会共有1200家赞助厂商，出动了5300位业务代表，平均不到2位医生就有1位业务代表跟进。当然，瑕不掩瑜，学术界的盛会也难免隐藏一些不快之事，大家难免走马观花，这也是搞关系、套交情、分派系的社交场合，常会发生钩心斗角的事，个人或团体也会因为利益冲突而划分圈子。即便如此，我们也不能因噎废食，而应该以更加规范的行为通过会议来促进学术交流。

追求完美的医疗实践　引人入胜的推理小说
——《阿图医生·第2季》

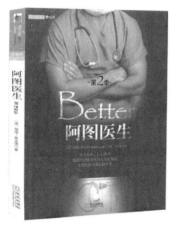

恰逢国庆长假，又到独享清闲、闭门读书的美好时节。最近所涉猎的书中，给笔者留下印象最深的是美国医生阿图·葛文德所著的《阿图医生·第2季》。该书的主题是医生到底如何做才能对患者更好？作者在书中讨论的基本上都是临床医生每天遇到的事情，如日益攀升的医患纠纷、棘手的医疗事故、高额的医疗费、不平等的收入。与《阿图医生·第1季》相比，该书案例更少，思考更多。作者认为，医学是一门实践科学，因此医术必然建立在医技水平之上，技艺的日臻完善需要大量的"试错"过程，需要时间的历练与经验的积累。医生如何才能洞悉具体的细节，在特定的时刻、利用现有的资源和可调配的人手，抓住时机并挽救患者的生命呢？作为哈佛医学院临床外科副教授、《纽约客》医学专栏的撰稿人、美国文化界最高奖亚瑟奖获得者、具有深厚人文功底的葛文德借助这些引人入胜的故事，诠释了妙手易成、仁心难当、医者的世界不是每个角落都充满阳光的理念。通过自己的实践和感悟，为我们再现了真实且感人至深的"医者仁心"的动人故事。通读全书，作者敏锐的洞察力、悲天悯人和谦卑之心跃然纸上。作为医生，掩卷遐思，将会更深入地了解治病救人的神圣使命；身为患者，读完该书，会了解到光鲜白大褂背后的辛酸血泪；尽管医者尽己所能不懈努力，但面对生命的流逝，医生比患者更加无助。该书不仅适合医生和患者阅读，而且对于任何立志在自己的一片天地中有所斩获的人都有积极的借鉴意义。

医疗使命的真心诠释

《阿图医生·第2季》原英文书名为 *Better*，探讨的主题就是"更好"。在初入行者的概念中，医生的任务就是对抗疾病，运用科学的手段让每一个人都尽可能活得长久、健康。一般医生需要的不过是谨慎地诊断、高超的技术以及关怀他人的善心。但作者认为，我们身处的世界躁动、无序、动荡不安，医学作为其中的一部分，不可能独善其身。更何况，医学界不过是由我们这样一群普通人组成的而已。人类易受迷惑、身心脆弱、眼界狭隘的弱点，我们都在所难免。尽管如此，选择医生这个职业，就意味着我们要过负有责任的生活。然而，我们面对的是一部庞大、复杂得无法想象的机器，它的齿轮从来都只按照自己的节奏运转，根本不理会他人的想法。因此，我们必须思考的问题就是如何才能在不那么美好、难以明确的现实里，成为一名更好的医生。医学领域毕竟与运动场不同。当患者面临生命危险时，我们做出任何决断，发生任何疏失，从本质上来说都关乎人的生死存亡。即便追求"更好"的结果，可医学领域绝不敢妄谈成功，医者永远需要保持如履薄冰、如临深渊般的谨慎。

葛文德出身于医学世家，其父亲为泌尿科医生，母亲为儿科医生。作为我们的同行，他对医者的内心世界了如指掌，书中令人感同身受的描述俯拾皆是："医疗的核心存在着一个悖论，它发挥的作用非常好，但又永远都不够好；所以一旦我们失败，人们就会质疑到底出了什么问题。""医生能做到什么，不能做到什么，许多人认为两者之间的界限简单明了，就好像病床上画着一条笔直的分界线一样。"实际上,医生不过是一群掌握专门领域内技术的普通人,但他们不轻言放弃,尽己所能努力寻找更好的治疗措施。医患之间的关系是极其私人的,包含着承诺、信任和希望,正因为如此,作为一名临床医生,工作的成绩不仅与疾病的诊断结果和统计数据有关,还必须人品高尚、行为正直。一位好的医生不仅要求医术精湛,还必须掌握"善言观色",成为一名沟通高手。在作者眼里,医生的社交能力与专业素质一样关键,医生在与疾病做斗争时,并不是直接与基因或细胞互动,而是与有血有肉的人打交道。正因为这样,医学才显得如此复杂多变、富有魅力。

令人沮丧地坦诚事实

作者在书中通过 11 个内容丰富、主题鲜明的故事告诉读者,要想创造医疗佳绩,医学知识和技能固然重要,但拥有勤奋、正直之心并勇于创新,才能更上一层楼。葛文德的另一结论,似乎颇令人沮丧,那就是医生中大多数是平庸的。窃以为,这并非恶意的诋毁,而是必须坦诚的事实。以普通疝气手术为例,术后复发率在医术较差者中为 1/10,在医术中等者中为 1/20,在医术高超者中仅为 1/500。在美国,医生们的工作时间确实比其他任何职业都长,但收入不菲,美国医生的收入是受雇阶层平均工资的 7 倍。作者坦言,我们工作的目的是为了追逐利益,也是为了救助患者,堪称幸运的是我们无须二者择一。但医生们都心知肚明,他们赚钱多少和医术水平高低其实没有太多的联系。毋庸讳言,对于大多数人而言,平庸就是我们的宿命。但令人可耻的是,平庸的医生们若就此满足将是非常危险的事情!当医疗的赌注是我们和自己家人的生命时,任何满足平庸现状的医者所提供的服务我们都不想要。我们总是认为,医生的能力主要是由他掌握的知识和技术决定的,但其实这只是一部分,知识和技术是医学中最简单的一部分,即使掌握了最高端的知识和精妙的技术,也不一定能获得出色的结果。还有很多因素无法量化,如进取心、勤奋程度和创造力,都会对医生的综合水平产生巨大的影响。在医学领域获得真正的成功并不容易，需要坚强的意志力、对细节的关注和拥有勇于创新的意愿。

作者坦言，医生只是整个诊疗过程的一部分，虽然能主导治疗过程，但治疗结果受到的影响因素除了医生的水平之外，疾病的状况与现阶段科学治愈疾病的能力，患者的受教育程度，对科学的理解，能否有毅力坚持，能否积极主动配合，都会直接影响诊疗结果。作为临床医生，作者认为当前医学的现状是，一边尝试攻克复杂的技术和治疗手段，一边却未能很好地履行自己最基本的职责。新的实验科学不是挽救人类生命的关键所在，重要的是提升医疗成效、落实已有的知识和技术。医生最难的地方在于明确自己的能力极限，明确哪些东西是自己无力控制的。面临无法确定的情况，我们常常过于执着，不愿意放弃。但你必须随时保持警惕，辨别哪些是你的自负和一意孤行在作祟，哪些情况继续执着只会带来伤害。优秀的医生应该清楚一个关键性的问题，医生不是治疗的主体，一切应该以患者的需要为重。医生最简单明智的行事法则应该是，不轻言放弃，找出更多可以采取的措施。

感人至深的肺腑之言

作者反复强调，医疗只是手段，我们掌握的知识和技巧是最基本的东西，并不代表就能应对各种不确定性的疾病。如果没有持之以恒的勤奋努力和勇于尝试的决心，并且坚持以临床效果为导向，那么我们只能平庸。与其他职业的人生一样，选择卓越之路，也就是选择了幸福之路。作为一位临床医生，如何才能摆脱平庸秀出班行，通过自己的不懈努力达到卓尔不群？通过医学世家孩提时的耳濡目染加上自己的亲身实践，葛文德总结出了5条建议。①即兴发问，多与他人交流。时机合适的话，多花一些时间在患者身上，随便问一些问题，其主旨是能与患者进行人性化的交流。只有主动提问，医疗过程才不再那么冰冷和缺乏人情味。②不要抱怨。医疗工作中最令人心灰意冷的事情就是听到医生们的抱怨。医学确实是一个劳心劳力的职业，不过比起处理疑难杂症，更难之处在于我们必须与他人合作，而且是在自己无法完全掌控局面的情况下。医疗工作是一种团队活动，它与竞技体育的两个关键性区别在于：第一，输赢的赌注是人命；第二，我们没有教练。医生必须自己指导自己，想赢得胜利就只能靠自我鼓舞士气，而这正是我们不擅长的，因此一定要坚忍。③勤于统计。无论从事何种职业，都应该成为自己领域内的科学家。只要对自己感兴趣的东西用心进行统计，一定会得到有趣的收获。④笔耕不辍。每个人都不要轻易低估写作的力量，只要你愿意，总可以写点什么。这个建议并非强制性的，你写的东西不一定非要文辞优美，只需要添加对自己领域的一些小小体会。由于医生每次只能为一位患者服务，日复一日枯燥乏味的工作可能会使你丧失更远大的目标，但写作能让你从琐碎事物中抽身出来，对心中的问题进行透彻思考。⑤勇于求变。使自己成为能迅速接受新理念的人，寻找改变的机会。尽管医生做出的选择很难完美，然而人们的生活却因此而改变。窃以为，这5条建议不仅适合医学人士，对任何有志于创业者，都有非常实用的借鉴意义。

助人幸福的崇高使命　面对死亡的最好告别

——《最好的告别》

近年来，美国医生阿图·葛文德的系列著作风靡全球，有关《阿图医生·第1季》和《阿图医生·第2季》笔者已经介绍给过，在此介绍的是他的最新力作《最好的告别：关于衰老与死亡，你必须知道的常识》。在葛文德的"三部曲"中，该书是一本充满睿智、富有洞见的划时代之作，也是他最有力且最感人的书，曾荣获亚马逊年度好书和《纽约时报》畅销书。葛文德认为，人终有一死，如何向死而生，美国的医学界为"生"全力以赴，但没有为"死"做好准备。随着社会老龄化的逼近，疾病的处理和老年的安顿是个人、家庭及社会的根本问题和文化最重要的表征。作者在此主要讨论了临终医疗、护理和养老这三大话题，不仅记录了一个个感人至深的动人故事，而且也展示了大量的心理学和社会学的实证研究成果；不仅坦承了医药的局限和死亡的必然，也揭示了如何自主、快乐、拥有尊严地活到生命的终点，读后令人深受启迪。书中葛文德展示了其作为外科医生的严谨与人道主义者的悲

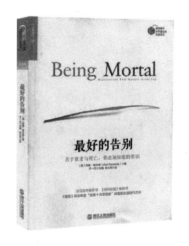

悯情怀，其叙述的语言如小说般优美而又充满正能量，不仅使读者眼界大开而且令人潸然泪下。窃以为，这是每个人都应该读的书，毕竟对于生老病死我们都将概莫能外。同时，它也是一本号召行动的书，它告诫人们，一旦社会忽略衰老和死亡的话题，必将追悔莫及。

衰老死亡的必备常识

自古以来，人类就知道生老病死是不可抗拒的自然规律，衰老和死亡是生命的组成部分，任何人都无法摆脱。然而，多数人都没有为慢慢老去做好准备，老去意味着一系列连续不断地丧失，在这之前我们能做些什么？当它们兵临城下时，我们是否有智慧去分辨，又是否有勇气去接受？虽然衰老和死亡不可逆转，但作者希望人们面对它时能更从容不迫。作者指出，在当前的医学教育中，医生在如何挽救生命这条路上不断披荆斩棘，新理念、新方法、新技术层出不穷，延年益寿正在加速。但是如何呵护垂死的生命，却是我们整体医学教育的缺失，窃以为世界各国都是如此。诸如癌症等慢性疾病晚期，就当下医学发展的水平而言，其实多数情况只能尽人事而听天命。不过，即便这些延续生命的措施毫无实际效果，但由于患者及其家人拒绝死亡，想维持低质量的生存而延续生命特征，加上治病救人的使命感迫使医生仍要永不言弃。该书不仅告诉医生们如何尊重及挽救生命，也告诉我们如何认识死亡，以及该为必将到来的死亡做些什么准备。

一般而言，人们如何利用时间可能取决于他觉得自己还有多少时间可以支配。当个人因为疾病或衰老可能走向生命终点时，我们将如何选择前面的道路？是付出痛苦的代价依赖技术试图延长生命，还是承认生命的有限而专注当下的生活，或者寻求加速死亡的进程？必须承认，生命的长度和生活的质量并不能画等号。一个理智的人在死亡降临的时候总是无法舍弃求生的欲望，我们的敌人往往不是死亡，而是我们对死亡的毫无准备和回避、对医学局限性的不了解和不正视。作者认为，在生命的尽头，人们需要的不仅是医疗救助。当患者在死亡的边缘徘徊挣扎的时候，医生凭借什么去安抚他的追求？医学不能实现他的欲望，但医生可以为他走向死亡缓缓摆渡，为终会一死的他点亮一盏灯。对老年人维持生活自主权的尊重和对病患心灵上的关怀，也同样应该受到人们的重视。应通过建立更好的养老制度，大力倡导临终服务，真正使得医药的进步促进人生的幸福，而不仅仅是延续没有生活质量的生命。

生之愉悦与死之坦然

按照常理，人们最爱讨论的话题是如何吃得对、保养好、活得长，一般都比较避讳死亡这个话题，但正如该书作者所言，了解死亡是为了不枉此生，思考死亡是为了更好地活着，生之愉悦和死之坦然都是生命圆满的标志。在该书中，关于生命的衰竭、丧失与死亡，作者从医生的视角，通过真实的临床案例，揭示了现代医学在对抗疾病、衰老等方面的种种局限性。作者指出，当生命即将走向终点，患者有权选择痛苦地求生抑或是愉快地活在有限的当下；而医生也应在尽心尽责地救治后回天乏力的时候，让患者尽可能幸福地度过生命中最后的时光，而不是以救治的名义，采取过度的治疗给患者造成更多的伤害。这或许才是面对死亡最好的选择，也是对患者最后与最好的关怀。

作者认为，现代医学常常辜负其本应帮助的人，把生命的余日交给一点微不足道的好处。如果人们希望优雅地跨越生命的终点，就必须明白，生命的意义不仅是维持呼吸，有时候相比于健康，更重要的是幸福，应祝愿每一位终将要离开这个世界的人都能在最后的时光被这世界温柔相待。对于这个非常严肃而又沉重的话题，作者的写作风格既冷静克制又不乏温情。作者结合自己多年的外科医生经验，讲述了一个个伤感而发人深省的故事，对"在 21 世纪变老意味着什么"进行了清醒、深入的探索。该书不仅富有洞见、感人至深，而且提供了切实可行的路线图，告诉读者为了使生命最后的岁月有意义，我们可以做什么、应该做什么。书中对"善终服务""辅助生活""生前预嘱"等一系列作者推崇的理念，都穿插在故事之中做出了详尽的说明，相信这些他山之石定会给老龄化日益加剧的我们以启迪。

感人至深的舐犊情深

该书中写的并不全部是医学理论类的专业性知识，并非专门讨论医药责任、临终关怀，而是从普通老年人生活的细微处，从他们身边着手，记述了不少子女、医生及患者自身对于衰老与死亡的态度。在一个"未富先老"的社会，会骤然面对许多生死攸关的问题：我们该怎样照料自己的父辈？他们能独立生活吗？他们该怎样养老？这些严峻的问题构成了最为冲突刺激的人生故事。这些故事有助于我们更好地理解医学，了解其局限和可能。也许在未来，人均寿命能超过百岁，但我们还是得接受残酷的现实：人终有一死，如何舒适体面地离开以及正视身边人的离去是一门值得提前掌握的学问。作者认为，只有认真地思考死亡，才能活得更好。面对亲人的临终，我们要做的，就是让老人安详地以自己喜欢的方式离开。

书中最为感人的部分是作为儿子对于父亲临终情景的记录，葛文德通过娴熟的笔法，饱含深情地将父亲的终老写成了一个包含着命运和信仰的背景广阔的故事。他的父母都是医生，可当父亲患了脊髓肿瘤之后，全家人必须面对这一问题。他们都知道有时候医生可以治愈疾病，但更多的只能提供慰藉。父亲坚定、顽强、有主见，冷静地和医生讨论疾病能够允许他的生活成为什么模样，他并非贸然选择治疗，而是当身体不能承受时再接受手术。其父亲在临终时不希望忍受痛苦，要求安慰治疗。当被问到"和家人在一起感觉也不好吗？"时，父亲沉默了许久回答说"并不好"，他希望自己不受太多罪地死在家里。在全家人和父亲都做好准备之后，他在亲人的陪伴下走完了自己的人生之旅。这样的舐犊情深让人动容。

助人幸福的崇高使命

作为一名医生，葛文德从医者的角度思考，对患者及其陪伴者来说，人生最后阶段真正重要和有意义的事情是什么。作者认为，无论我们能够提供什么，我们的干预，以及由此带来的风险和牺牲，只有在满足患者个人生活的更大目标时，才具有合理性。在医疗救助中，我们自己想要自主权，而对于我们爱的人，我们要的是安全。我们把老、弱、死都医学化了，认为它们只是需要克服的临床问题。然而，在人近黄昏之时，所需的不仅是医药，还有生活——有意义的生活，在当时情形下尽可能丰富和充分的生活。医务工作者的任务不仅是保证健康和生存，其实应该有更远大的目标——助人幸福。幸福关乎一个人希望活着的理由，这些理由不仅是在生命的尽头或者是年老体衰时才变得紧要，而是在人的一生中都至关重要。

在该书中，作者以"人"的眼光和心灵带我们重新认识衰老与死亡；他善于运用生命叙事，探索死亡医学化带来的困境。该书是真诚勇敢之作，它将死亡从哲学的抽象议论、现代医学的技术思维回归到真实的生活中，让人在不平静中知晓选择权仍在自己手中。作者坦言，善终不是好死而是好好活到终点，辅助生活比助力死亡艰难得多。无论我们如何发愤图强，依然无法摆脱一个很确定的结局，那就是永远也无法战胜死神，生命的最后一课必定是衰老与死亡。思考死亡就是为了活得更好，在人生最后的阶段，我们不仅需要最好的生活，更需要最好的告别。

英年早逝的杏林才俊　生命本质的深邃洞见

——《当呼吸化为空气》

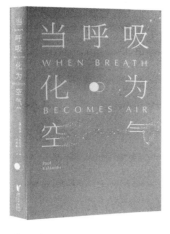

时至今日，尽管人们的物质生活水平获得极大提高，但医疗方面的需求仍然难以得到满足，医疗资源的紧缺、医患矛盾的加剧依旧是挥之不去的痛。由于立场和处境的不同，尽管医者已经殚精竭虑地尽己所能，但部分患者并非心存感激。或许只有当医者不幸成为身患绝症的患者，才能重新认识其中的真谛。有鉴于此，笔者以为美国作者保罗·卡拉尼什的《当呼吸化成空气》一书无疑能为我们指点迷津。

作为年轻有为的神经外科医生，保罗在历经 10 年每天长达 14 个小时残酷无情的训练后，在即将成为神经外科教授之际，忽然被诊断出患有晚期肺癌。凭着向死而生的坚强信念，在与顽疾殊死搏斗的 22 个月中，他不仅重返手术台治病救人，而且用自己一流的文学素养，饱含深情地记录下在此期间的所思所想。在这位杏林才俊的绝笔之作中，保罗对医者天职的真心顿悟引人深思，对生命本质的深邃洞见力透纸背，对襁褓中女儿的舐犊之情感人至深，使医者的天职和患者的体验跃然纸上。平心而论，在保罗驾鹤西去后出版的这本书，是笔者读到最感人的探讨死亡之书，充分体现了保罗对文学的挚爱，展现了他非凡的才能。他从自己的生活出发，讲述了一个与死神同行的故事，扣人心弦，充满力量，发人深思，必将有助于我们更好地认识人生和感悟生命。

英年早逝的杏林才俊

1977 年出生的保罗无疑是一位人中骐骥，他获得斯坦福大学英语文学及人体生物学双学位，后于剑桥大学获得科学史与哲学研究硕士学位，并以优异成绩从耶鲁大学医学院毕业，即将获得斯坦福医学院外科教授职位并主持自己的研究室。在担任住院医生期间，就因出色的研究成果获得美国神经外科医生协会最高奖。2013 年，事业蒸蒸日上的保罗被确诊为患有晚期肺癌。自此，他开始以医生和患者的双重身份，记录自己的余生，反思医疗与人性。在来日无多之际，保罗通过回忆自己令人羡慕的短暂人生，梳理探寻人生意义的历程。尽管出身于杏林世家，但酷爱文学的他坚持从文学开始，转而研究大脑运作的原理，进而从哲学中去探寻，到学医成为医者与死神交战，最终在自己人生巅峰时直面死亡。当身患绝症之后，保罗忍受着疾病的痛苦与死亡不断抗争，并在生命的最后时光中，学会了坦然面对死亡，在亲情和友情的呵护中走完生命的最后一段旅程。他不仅与妻子通过试管婴儿生下一个女儿，而且重返手术台治病救人，在被癌症击垮前历尽艰辛写下《当呼吸化成空气》一书。在生命的最后时光，他选择按照自己的意愿拔掉呼吸机，怀抱褴褛中的女儿，在人生最美好的年华中撒手人寰。保罗无疑是以亲身经历探究生死的最好老师，他通过自己的切身感受帮助人们理解死亡，并直面必死的命运。从其痛苦的经历中，他不仅深邃洞见了生命的本质，而且在医患冷暖的双重体验中悟出人生的意义。保罗坦言：你永远无法达到完美的境地，但通过不懈地努力奋斗和追求，你能看见那无限接近完美的渐进曲线。掩卷遐思，该书呈献给读者的是刻骨铭心、凄美动人的生命历程，不仅令人敬畏且震撼人心，其中充满亲情和友情的感人故事令笔者潸然泪下，他的事迹将影响并改变无数人的生命轨迹。

医患人生的鲜活记录

尽管学医出身，但保罗的文学修养和对文字的驾驭能力令笔者折服。从书中那些震撼人心的描述，可以清楚地看出作者才华横溢、博学多闻。书中不仅描述了他的求学经历和子承父业的行医之道，而且记录了他紧张而丰富多彩的生活，这些朴实无华的文字里没有多愁善感，更无任何夸张。出生于医学世家的保罗，坦言自己对医学的了解就是"缺席"，确切地说，就是从小到大父亲的缺席。因此，酷爱文学的他曾斩钉截铁地认为自己永远不会成为医生。然而，弃文从医后，蓦然回首发现自己正在重蹈父亲的覆辙：无数次半夜回家后，家人早已进入梦乡，只好筋疲力尽地倒在客厅的地上独自入睡；多少个清晨，吻别睡梦中的娇妻离家前往医院。尽管如此，他依旧乐此不疲地坚守从医时的初衷：审视灵魂，接受自己作为凡人的责任，重新找回自己。不仅要做个神经外科医生，还要成为神经系统科学家。他的人生哲学是，激情工作，努力奋斗，毫不满足；等待生，学会死。该书另一引人入胜的特点是，作者用鲜活的文字真实地记录了枯燥乏味的医学临床，令人耳目一新的描写俯拾皆是，如身为患者的我穿着一身病号服，和一根输液杆"血脉相连"；我身着白大褂说话就自带权威，穿着体检服就温良恭俭让；当年轻有为的我登上人生巅峰之际，眼前就是一片辽阔的"应许之地"；当病入膏肓后，我能看到自己皮囊之下瘦骨嶙峋，像行走的 X 线片。身患绝症后，保罗意识到癌症已经彻底颠覆了他的人生规划，不管多么希望收获胜利的喜悦，还是感到病患如同螃蟹的大钳子，紧紧夹住自己，使得他举步维艰。他坦言："癌症的诅咒是奇怪而紧张的存在，也是对我的极大挑战，对于死神的步步逼近，我既不能无视，也不能任其摆布。就算现在死神蛰伏起来，他的阴影也时刻笼罩着我。"对保罗而言，这是一部未完成之书，书的长篇后记由他的妻子写成，忠实地记录了保罗最后的生命时光和坦然迎接死亡之旅。

医者天职的真心顿悟

先哲曾言：所谓理性就是既不漠视常识也不助长偏见。该书是一位天才医者对人性的感人思考，条理清晰地呈现出医者和患者的双重视角。尽管文学写作和外科手术大相径庭，但保罗通过娴熟的技艺使其相得益彰、融为一体。他以冷静清晰、言简意赅且毫不自怜的笔触，忠实地记录了自己从懵懂无知的医学生到直面死亡的全部过程。他从死亡中探究生命的意义，并亲历了将生前的呼吸化作死后空气的人生之旅。保罗坦言："医生的工作就像把两节铁轨连接到一起，让患者的旅途畅通无阻。随着医术的精进，成功的机会更多，失败的可能也更大。失败的痛苦让我明白，专业技术上的出类拔萃，其实是道德要求。光有一颗好心是不够的，关键还要靠精湛的技术。"保罗认为，医生真正的形象是在鲜血和沮丧之间极富英雄主义的责任感。作为医者，必须对自己的技术精益求精，同时需要努力确保患者的个性不受影响，依旧鲜活。决定手术，不仅是对自己的能力做出评估，也要深刻了解患者的特性及其所珍视的东西。例如脑中最神圣而不可触碰的是理解并产生语言的皮质，一旦该区遭到损伤，患者就变成了一座"孤岛"，人性中最核心的部分将永远消失。正是通过感受生死，保罗顿悟出医者的天职：不是延缓死亡或让患者重回过去的生活，而是在患者与家属的生活分崩离析时，给他们庇护与呵护，直到他们可以重新站起来，面对挑战，并想清楚今后何去何从。医生和患者的双重身份，让他更自觉地承担起自己的责任，正是这种毫不避讳的态度，彰显出他的勇敢坚强，让他在生命的最后时光还能毫不懈怠地完成梦想。笔者以为，每位医者都应该认真研读该书，它不仅能帮助我们深刻理解医患关系，克服医患之间伫立的壁垒，而且有助于我们重新理解医者的天职。

生命本质的深邃洞见

笔者以为，保罗用简朴而优美的文字记录了身临其境面对死亡时发生的故事和对人性的深刻洞悉，字里行间不乏古希腊悲剧的智慧和吸引力，充满对生命本质的深邃洞见。作为医者，当被确诊为顽疾时，保罗才惊觉"死亡"的真实与残酷，深知等待他的悲惨结局。正是死神毫不留情地席卷而来，不分青红皂白地带走牵挂、陪伴、幸福与欢乐。保罗坦言，思想不过就是大脑运转的产物。尽管我们拥有自由的意志，但仍然是有机生物体，大脑是我们的器官，也遵循一切物理定律！文学是人类的一大财富，而通过某种方式实现文学价值的，就是大脑这个机器。与死亡打交道越多，越发觉死亡不可战胜，因此不仅要学会与之相处，更应该坦然面对。先哲曾言：生命是一种死亡率为百分之百的性传播疾病，就是告诉人们死亡无法避免。在自己行医的过程中，保罗逐渐明白：医者终究无法自救，每个人的一生，都会面临疾病与死亡，正是疾病让我们看清自己想要什么，越早学会了解死亡，就能越早发现生命的意义。他提醒人们：不要因为即将死去才去或者不愿意去做某件事情，而是要找到自己认为重要的事情，并及时行动。正是由于富有哲思、超然于世的思考和采取向死而生的积极态度，保罗的心绪逐渐澄澈明净，对于死亡的那些虚妄的担忧也变成勇敢和笃定。尽管他的躯体已经归于尘土，但其形象依旧亲切鲜活，通过这本发人深省的著作使得他身虽远去，福泽绵延。

进退维谷的治疗选择　医患携手的关键决定

——《生命的关键决定》

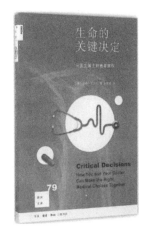

　　自古以来，我们所受的教育就是人食五谷，孰能无病？生老病死都是人生中难以逃过的劫难。随着医学的昌明和技术的进步，人们似乎有了和命运抗衡的能力。回溯历史，医师一直是医疗的决策者，患者只需要乖乖地配合医师的治疗即可。但时至今日，在医学界颇具争议的问题是，医疗决定该托付给谁，是由医师说了算，还是交给患者做主？笔者最近读到美国作者彼得·于贝尔的新书《生命的关键决定：从医师做主到患者赋权》，对这一问题的发展历程有了深入的了解。于贝尔是一名内科医师、行为科学家，在该书中，他详细分析了医疗中的很多现象，如医师满口的专业术语、医患情感上的差异、数据带来的误导等，坦言患者赋权运动只是在表面上改变了医患之间的互动方式，却无法使双方共同做出更好的医疗决策。凭借身体力行的临床研究，加之感人至深的亲身经历，作者坦言，患者赋权的关键在于医师必须为患者提供能深入了解各种医疗选项的指南工具，并让患者面对医师时能知无不言。该书的主旨在于，促进医患之间更有效地沟通。窃以为这是构建和谐社会、减少医患纠纷的良策，对广大医务工作者而言定会开卷有益。

患者赋权的来龙去脉

回溯人类近两千年的医学史，医疗的决定几乎都是单方面的，也是医师的职责之所在。在"医者如父"的年代，医师拥有如父亲般的权威和知识，他们为患者着想，承担其忧郁和责任。出现患者难以承受的坏消息，医师会避重就轻，甚至善意地撒谎。直到 20 世纪 70 年代，才有患者开始反对这种传统医疗的决策方式，认为医师在做决定时，也应该考虑患者的意见。在那段动荡的岁月里，医疗实践从"听医师的话没错"演变成高喊"患者自主"的新时代。患者赋权运动背后的最大推手，是法律和哲学这两项看重逻辑的专业，这种模式不是强调情感，而是冷冰冰的逻辑，导致其在逻辑和理性的加持下蓬勃发展。20 世纪 80 年代，几乎没有美国医师会向患者隐瞒患癌的事实，医师为患者做决定的情况也很少见。该书作者曾是接受道德革命洗礼过的医师，他们不允许擅自为患者做决定，不能直接告诉患者做何决定，只能从旁协助患者做出自己的决定。医师被要求必须将所有可行的治疗方式告诉患者，让患者共同参与决定，但是从来没有人教会医师如何做。医者徒有良好的愿望，但因不得其门而入，达不到预期的效果，最后只落得"对牛弹琴"的效果。该书中详细记述了几段医患之间"鸡同鸭讲"的对话，即使医师有心向患者解释，力促医患共同决策，但由于沟通技巧的欠缺，造成医师并不知道患者听懂几何。这些真实的情景再现处处揭露了医患间的鸿沟，同时表明仅靠患者赋权并不能解决问题。患者赋权的目的是让患者获得最有利的医疗照顾，如果以临终医疗决策来看，这一革命失败了。尽管其改变了医患的互动方式，但大家并未做出更好的医疗选择。因此，患者赋权给医患双方带来的影响并没有预期中的美好，只是一种徒有虚表的改革举措，使得医患都在这条路上跌跌撞撞地艰难前行。

伴随信息的患者赋权

作者指出，许多科学证据表明人们的偏好往往不是很强烈，大多其实摇摆不定。他们认为只要掌握了信息，患者便可以做好医疗决策的想法太过于天真。医学进展日新月异，被赋权的患者想跟上医疗进展并与医师共同决策，谈何容易。信息与整合被许多医师视为新准则，但绝大部分患者都不希望医师只会提供信息，他们其实不希望单独做决定，仍希望有医师共同参与。世界上有许多优秀的医师，但同时擅长沟通的医师绝对是"稀有动物"。

专家想给患者提供的信息越多，就越容易出现让人不知所云的术语。调查显示，就连初级医师与患者谈话时，平均每分钟就会出现 5 个专业术语。晦涩难懂的医学术语使得患者如听天书，但他们几乎总是正襟危坐地听医师唱独角戏，鲜有要求医师解释者。语言隔阂成为做出共同决策的第一道藩篱，一语双关产生的误会常常导致对同一词语的解读大相径庭。有效沟通的先决条件是双方必须使用相同语言，很不巧的是，医患双方常常以为他们使用的是同一种语言，但事实并非如此，更为糟糕的是双方对此毫无自知。大部分医师使用专业术语并非存心想让患者不懂，但往往是好心办坏事。作者坦言，如果我们真的尊重患者的"自主权"，也认为患者应该为自己的医疗问题做决定，那么我们就应该尊重他们希望由医师做决定的权利。在新医患关系的规范下，医师被告知临床事实不是正确决策的唯一凭据，患者的个人意愿同样重要。患者需要的不是一个可以把医疗信息和盘托出、让他们自行做出决定的医师。在患者惊慌失措的情形下，对医师建议的依赖更为严重，他们只是想要做决定的引导和建议，其实并不在乎究竟谁有权做决定。

提供建议的利弊剖析

我们知道，医疗选择与生活中遇到的选择很不一样。在死亡面前，任何不切实际的希望都不是真正的安慰，将所有风险都告诉患者并非是帮助他们做出理性判断的明智之举，毫无掩饰的诚实绝对不是最好的医疗实践方式。乐观的语言在医患沟通中很重要，彻头彻尾的谎言和毫无掩饰的真相都是现代医师所不能允许的。提出建议一直是医师工作的一部分，其在做医疗决策时所扮演的角色很复杂，它很容易具有强制性。因此，医师提供建议时必须抱有谦逊的态度，要能接受不同的声音。好建议的关键取决于良好的沟通，而沟通应该双向进行。仅靠医师用患者可以理解的词汇与患者沟通并不够，医师还必须了解患者的想法，否则就不可能提出任何好的建议。大部分患者都相信正确的医疗决策取决于医疗事实，事实上患者的偏好更重要。所谓正确的选择，不只是医学上的数字概率，还要符合患者个人的价值观。很多人误以为医师提供的建议是有利于患者的、不容置疑的医疗事实，事实上这两者有时相去甚远。医师在提供建议时很难排除自己的偏见，这种偏见比金钱上的诱惑更加诡诈。医患在讨论治疗方式时，医师多数将焦点放在自己熟知的领域，如外科医师通常认为手术是治疗局限性前列腺癌的最好方式，而肿瘤放射科医师则认为放疗才是最佳策略。心理学研究显示，当决策的过程变复杂时，很多人倾向干脆不做选择。作者总结出医师提供建议应注意之处：会让患者选择原本不愿意做的事；独断语气的建议无异于父权式的权威；医患互动中医师的作风尤为关键；患者的价值观才是医疗决定最重要的依据。当问及医师何为最后悔的决定时，大部分人坦言并非是最后以失败而告终的行动，而是没有采取行动而感到的扼腕叹息。因此，医师不该只是把各种信息提供给患者让他们独自决定，而要成为患者的好伙伴，医患之间的精诚合作才是最重要的。

生命历程的关键决定

从古至今，医师的职责是拯救患者的生命，也被社会赋予责任，在必要的时候为患者做出艰难的医疗决定。该书记录了作者想以医师和学者的身份写一本关于医患共同决策之书的心路历程。随着医学的进步和人们生活水平的大幅度提高，各种传染病的发病率明显下降，患有心血管疾病等慢性病的患者明显增多，尤其是癌症患者日趋增多。从前，医师不敢把患癌的实情告诉患者，唯恐其难以承受坏消息。如今，医师所受的教育是患者有权知道自己的状况，但是没有人告诉医师告知的范围何在。不少体检查出的小肿瘤或许可以不妨碍健康地蛰伏多年。身为医师也当过患者的作者认为，依赖信息的医疗决策有陷阱。面对难以抉择的医疗决定时，仅充分了解疾病的信息仍不够，最好的决定不仅要考虑医学问题，还要顾及患者的价值观。一个好的医疗决定无关乎道德上的两难，而是在于医患之间是否做到良好沟通，了解彼此的想法与感受，只有双方都认同的医疗决定才是最好的决定。作者认为，患者赋权革命的结果是让医患难以确定在医疗决策中各自应该扮演的角色，而医疗护理新革命强调的不再是权责，而是医患合作。医患之间应该各抒己见、各尽其能，利用更多的互动做出有益的决定。作者总结出有助于医患共同做出更好决定的 8 项技巧：应该重视医疗决策中患者的意见，患者自己并不孤单，了解自己的治疗选项，当一名态度主动的聆听者，与医师沟通自己的顾虑，别急着做出决定，求助于其他患者，随时吸收新知识。作者坦言，如今医疗决策已经从争取权利走向共享权利的时代，要想完成共同决策，听诊器的两端都必须有所改变，其最大的挑战是需要有开明的医师配合。不仅需要具备知识、采取主动的患者，还得重新教育医师，否则一切都是徒劳。只有医患双方良好沟通，通过和衷共济的不懈努力，才能做出生命历程中的关键决定。

医者视角的生死哲学　理解死亡以用心生活

——《活着有多久》

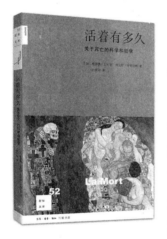

或许缘于自己已年近花甲，当年那指点江山、激扬文字的豪迈激情早已随风而去，期待岁月静好，在回首逝去的时光、思考人生的归宿中茗茶读书已成为休闲生活的常态。最近读到加拿大作者理查德·贝利沃和丹尼斯·金格拉斯所著的《活着有多久：关于死亡的科学和哲学》一书，感触颇深。贝利沃为著名的癌症预防与治疗大师，金格拉斯为肿瘤基础研究专家，他们联袂撰写的这本高水平科普读物无疑是医学临床与基础研究珠联璧合的典范。作者指出，对人生而言，死亡并不是反常的事件，有机会活着才是奇迹。或许你认为死亡远在天边，可有时却发现它就近在咫尺。作者坦言，死亡不可避免，但人类仍可在非常健康的状态下老去，并最终完全自然地溘然而逝。只有坦然面对并深刻理解死亡，才能更好地热爱生命，从而享受不可再来的人生。

向死而生的自然规律

先哲曾言：贫者士之常也，死者人之终也，处常得终，当何忧哉？长久以来，古今中外智者始终都在探寻这个困扰人类的两难悖论：既然人生而必死，如何为其寻求意义？无论你一贫如洗还是富甲天下，天纵英才还是浑浑噩噩，向死而生始终看上去是决然不可理解，但在不得不承认其作为自然规律的绝对合理性的同时，人类困惑和焦虑的感觉依然挥之不去。作者在该书扉页上的题献引人注目：献给所有那些死去比活着时教给我们更多东西的人。作者坦言：生命是一段丰富多彩而又激动人心的历程，每个人的一生都是其扩展视野和认知领域仅有的一次机会，尽管其中有相当一部分会被痛苦和悲伤占据，但更多的是为了实现人生中情感、事业或物质方面的种种梦想而直面重重挑战的过程。死亡无疑是自然秩序的体现，也是我们每个人最终要独自面对的终极大考。时至今日，死亡早已不再被看作是生命存在的严格终结，而是作为另外一次生命的起始点。作为始终与死亡正面交锋的癌症研究人员，作者指出：所有物种都寻求逃避死亡，在面对死亡时总会焦虑，这是与地球生命的存在形式密不可分的一种本能。人类是生物界中唯一不会停留于满足生存和种族延续等基本功能性需求的物种。如今的普罗大众习惯于过度消费，对成功的定义更多地被局限在对物质和权力的占有，而日趋忽视反思生命的脆弱，死亡也就被看成是人生中终极的悲剧事件，普遍地被简单粗暴地忽视、逃避甚至否认。尽管死亡不可预防，但我们可以通过认识到生命得以延续的那套机制和运转过程是多么的脆弱乃至不靠谱，来降低死亡带来的恐惧感。

审视生命的全新视角

作者指出，对于死亡的意识首先是一种文化感知，是他人的死亡逼迫我们去思考这个严肃的话题。从生物学的角度来看，衰老是有机体在两种选择之间达成妥协的结果：或选择维持足够生儿育女繁衍后代的寿命，或是选择花费大量的能量来抗争有机体所不断经受着的外来微生物的侵略。衰老可以被看作是细胞级乃至分子级的损伤在一生的时间中逐渐累积而引发的结果，借助现代医药强大的修复功能，不仅延长了寿命，提高了生命质量，而且还使得我们有机会更深刻地感受生命中的每一个时刻，见证并亲身参与社会的每一步演变。衰老是指向生命终结的残忍过程，对于大多数人而言，死亡所引发的焦虑大半并非来源于生命的终结，而是对临死前要忍受的生命质量剧烈下降的心态纠结。作为与罹患严重病痛患者朝夕相处的研究者，作者感受到患者对于死亡特别切肤而深刻的反思。他们面对死神时那深渊般的绝望和无助，是研究者对生命的意义和脆弱的本质进行深度探究时无可替代的灵感源泉，该书记述的就是他们在医学研究和令人深思的访谈中所衍生出来的真挚感受。作者反复强调：死亡并不是一种反常现象，也不是强加在人类身上不公平的命运，而是生命存在的唯一合乎逻辑的结局。我们感受到时间的流逝和死亡的不可避免，通过大脑的机制来反思生命和死亡的意义，正是这种力量使得人类成为主宰地球的优势物种，但同时也引发我们的焦虑，这种杞人忧天的焦虑，毒害着我们的生命，引发了对于死亡的恐惧。作者不是为了引发焦虑，而是引导读者反思我们生命的短暂，明确我们在地球上的存在无非是昙花一现的卑微地位。那些令人羡慕的百岁老人用自己的人生实践为我们清晰地验证了：短暂利落地驾鹤西去，是健康人生的完美句号。

图文并茂的医学科普

西方智者曾言：死亡如同阳光，都是无法逼视的。尽管死亡是任何人都不可能无动于衷的沉重话题，无法带来任何愉悦和轻松的情绪，但我们绝大多数人对生命过程的机制都所知甚少，更遑论导致死亡的那些关键事件。因此作者为广大读者提纲挈领地介绍了生命的来龙去脉，并借助很多现实中的典型案例阐明引领我们走向死亡的多种因素。作者认为，死亡并不像我们通常认为的那样神秘，恰恰相反，它是一个正常而普通的事件，甚至可以引人入胜。生命是永恒的奇迹之源，其形态的不断分化都是遵从自然选择的结果：最善于适应环境的有机体将有更大的可能存活下来。由于所有的生命都会死，唯一能使生命的冒险旅程得以延续的途径，就是在死亡之前确保种族能够得到繁衍。作者指出，癌症是一个通用术语，包含了 200 多种以身体细胞的生长失控为共同诱因的不同疾病。死于癌症是一个漫长疾病的最终结果。癌细胞以转移的方式在不同器官间扩散，是造成90% 癌症诱发死亡的罪魁祸首。人体的 DNA 每天平均会受到万次以上的自由基的攻击，而衰老及大多数与其相关疾病正是由于这种持续的攻击所致，换言之，人体是从细胞内部开始生锈的。作者认为，死亡引发的恐惧中，最大的部分都是来自对我们自身死亡的畏惧。即使人类躲过细菌的侵袭、避免了天灾人祸、预防了肿瘤的发生，最终依然会因逐渐衰老导致无疾而终。撰写该书的主旨，就是希望让读者正确理解死亡的全过程，从而更理性地评估与生命息息相关的生活中的各种限度和边界，并有助于理解在何种情况下死亡将成为生命中唯一符合逻辑的结论，以便树立驯服死亡才是充分享受生命最好方式的观念。

健康长寿的行为准则

迄今，尽管世界卫生组织已经整理出 13 600 种能够影响整个人体生理系统的疾病，但医学的昌明已将人类的寿命和生存质量都提升到一个史无前例的水平。然而，工业社会中典型的生活方式，特别是不良的饮食习惯、肥胖超重、缺乏运动等，在诱发人类慢性病和降低生命质量中扮演着决定性的因素。人类拥有了更长的寿命，并不一定就意味着活得更加健康。最新的数据显示，北京和上海的人均寿命已超过 80 岁，但健康寿命不足 60 岁，这就意味着我们的余生至少 20 年无法随心所欲地享受健康的人生，可能是疾病缠身或苟延残喘地了此残生。如果人们能养成若干良好习惯，就可最大限度地避免多种折磨意志、致人失能的慢性疾病的困扰，充分享受加长版人生的一切丰盈体验。作者指出，只要在生活中遵循几个大的原则，就可以有效地降低患慢性疾病的风险，完全可以优雅地老去。书中给出的预防慢性疾病的五大金律为：不抽烟，维持正常体重，摄取身体所需的足量植物，每天锻炼30分钟，减少高糖、高脂肪、高盐食物的摄入。这些简单的措施成效显著：使得恶性肿瘤降低70%，心血管疾病降低82%，脑血管疾病降低70%，糖尿病降低90%。作者坦言：面对死亡，没有一种通用的"指导手册"，只有利用我们出类拔萃的智慧来驯服不可避免的衰老过程，以抵御生命消逝带来的消极影响。而阻止我们坦然接受死亡的最大难题，更多是来自对生命和维持生命的机制所知甚少。尽管人类最终必然会终结于死亡，但死亡并非反常的事件或荒谬的来源；正相反，生命绝对是一场伟大的经历，有机会活着才是值得珍惜的人间奇迹。

学术探究

直面并坦承无效医疗　增长知识以破除迷信

——《无效的医疗》

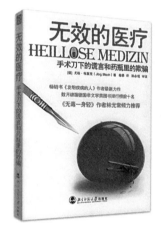

时至今日，虽然医疗技术的发展一日千里，但医患之间的矛盾不仅没有缓解，反而有愈演愈烈之趋势。为何医疗开销越大，我们对健康的担心却越重？也许 10 年前出版的《无效的医疗：手术刀下的谎言和药瓶里的欺骗》一书能使我们茅塞顿开。该书作者尤格·布莱克毕业于汉堡新闻学院，1994 年起从事医疗和学术领域的编辑工作，1999 年任职于《明镜》周刊。

该书不仅为读者指点迷津，告诉人们现代人类正在接受着很多无效甚至有害的药物和手术，而且书中给出的大量事实和典型案例对当今的现实仍有很强的针对性。作者撰写该书并非旨在全盘否定现代医疗的进步，而是以批判观点，解析了诸如癌症化疗、整形外科、椎间盘磨损、关节病、子宫切除、心血管病、阿尔兹海默病和骨质疏松症等治疗手术的缺失，希望告诫广大读者，在我们把健康交给现代医学的同时，对过度医疗保持谨慎和客观的态度比盲从更加有益。透过这本发人深省的好书，作者直陈了医界的愚昧与固陋，提倡更好的医疗品质。该书被称为打破手术迷思、提升就医品质的第一本书，阅读之后一定会获益匪浅。

熟视无睹的体制缺失

翻开该书，我们所看到的不是触目惊心，而是司空见惯的麻木与蒙蔽。这倒不是说现代医疗在存心欺骗着饱受疾病折磨的患者，而是反映了包括医疗系统和患者在内的整个社会对于医疗一厢情愿的痴迷。作者指出，医疗为了尽己所能地延长患者的生命，通过某些自以为是的探索，增加了整个社会为医疗体系运行所支付的成本，而这些投入最终只被用作完善那个已经失效的体制和治疗方式。如果进一步深究，问题远不止这些。随着治疗手段的进步，各种疾病患者的平均寿命明显延长，在漫长的治疗过程中，我们很难区别疾病的治愈究竟是患者身体自我康复的结果，还是昂贵的药品和外科手术之功效所致。之所以这样说，并不是哗众取宠，我们必须承认现代医学中众多改善人类健康的努力是卓有成效的。但是，该书中主要探讨的是那些毫无效用的医疗方式为何得以滋生。

就人类疾病的治疗药物而言，世界卫生组织明列为不可缺少的药品种类仅 325 项，其中超过 90% 能够可靠地用来诊疗且对患者不构成伤害。然而，仅德国就有 50 000 种成药充斥市场上。为什么有些医生总是建议用昂贵的药品甚至让患者接受那些医生本人不会选择的手术？在医药界，用药、诊断和治疗的根据，并非总是依据医学的合理性，而是掺杂着经济利益、疏忽乃至谬误，在妇科、整形外科和癌症呵护等部门的迷思还相当普遍。为什么医生自己生病时不愿动的手术，却会劝患者接受？为什么医疗健保开销越大，医疗效果却没有更好？这是因为医疗结果的不确定性所致，正如中国科学技术协会主席韩启德所言："我们对科学要有正确的理解，不要把科学跟绝对正确联系起来。在宗教强盛科学幼弱的时代，人们把魔法信为科学；在科学强盛宗教衰弱的今天，人们把医学误作魔法。"

瞒天过海的医疗伎俩

作者坦言，医疗行为在某种程度上具有欺骗性，原因之一是基于医药相关行业的经济利益，而普通大众对医疗知识的匮乏、对现代医药的盲从和迷信也助长了这种现象。在该书中，作者对某些人一直认为无可非议的检查和诊疗手段提出了质疑，如肿瘤筛检能预防或降低罹患乳腺癌的风险，为了腰痛而拍 X 线片就能找出疼痛的根源，怀疑自己得了心脏病就要赶快做心导管检查，O 形腿是需要开刀治疗的畸形，颈动脉手术可以有效预防中风等，不仅如此，作者在书中以翔实的科学数据和无可争辩的事实告诉读者以上都是无效的医疗。除此之外，书中作者给出的瞒天过海的医疗伎俩俯拾皆是，例如在妇科疾病中子宫最常见的切除理由是出现肿瘤。这种绝大多数为良性的子宫肌瘤，会在 20%～30%的妇女身上出现。它通常不会引起痛感且不被察觉，雌激素会助长这种肌瘤生长。进入更年期的女性，身体的雌激素分泌会减少，于是肌瘤就会停止生长，甚至会萎缩。然而，这种正常、良好的自然过程却被药厂大力推广的激素补充疗法所中断。专家指出，雌激素若持续供应，肌瘤无疑就会继续生长，增大到一定大小后，由于疼痛和对临近组织的影响，手术切除子宫也就在所难免。无效的医疗就靠这种方法开发需求：将更年期过程转化为需要治疗的状态，通过雌激素治疗提高了子宫切除术的需求，而手术量的尽可能增加正是部分外科医生的意向所在。

医疗效果的扑朔迷离

全世界有 25 000 种医学刊物，每年发表 200 万篇医学论文，但其中 70%的研究结果并不为公众所熟知，因为这些论文反映的是现代医疗的负面和弊端。在患者漫长的治疗过程中，我们很难区别疾病的治愈究竟是医疗的成就还是患者身体自我康复的结果。专家认为，就大部分背痛者而言，最好的办法或许就是什么都不要做，他们建议在与医生认真探讨后，绝大多数饱受折磨的背痛患者应尽可能保持正常的生活方式。只要过 2 个月，90%的患者症状将明显改善，1 年后有所改善者可达 99%。同样在对关节炎进行治疗的患者中，约有 35% 人会自动康复。若干病症其实倾向于自发消退，所以实际上是靠人体自然恢复的。然而，即使因为这种自愈能力导致患者病情得以改善，但医患双方还是会将这种好转归功于医疗措施。因此，当缺乏疗效确切的治疗方案时，可能由于人体天然的自愈能力而得到莫名的认同与名气。书中提供的资料显示：椎间盘切除术已被证实 40% 是失败的，甚至术后病情恶化者达到 12%；即便像腰椎间盘突出这样的"顽症"，其实也都可以凭自身慢慢康复。英国学者强调脊椎本身有惊人的自愈能力，免疫系统的细胞会将从椎间盘脱位的物质视为异物，通过酵素加以溶解，假以时日也会自愈。

己所不欲的艰难抉择

当医生自己生病的时候，他们常常不会服用那些他们开给普通人的药，或者接受他们对患者实施的手术。当医生自己成为患者，对医疗选择的结果常令人震惊：与一般民众相比，医生们很少接受手术，因为只有医生才真正了解哪些手术是确实必要的，哪些治疗是对患者有益的，乃至哪些医疗行为是体制所致被迫而为的。在一次英国外科医生研讨会上，对 220 位整形外科医生进行了调查，结果 220 位医生没有一位愿意因腰痛而接受手术治疗。对于化疗，20 世纪 90 年代初，亚培尔医生就开始揭开这方面的疮疤。这位学者耗时 1 年，整理出数千份关于化疗的出版物。通过研究，他语出惊人地表示，就大部分肿瘤而言，都不存在明显证据能证实化疗（尤其是日益普遍的高剂量治疗）可延长寿命或改变生活品质。时至今日，全球著名肿瘤学者们都同意以下断言：化疗的推广并不具有遏制作用。或许正因医生们不愿意明白地告诉患者，自己对他们的癌症已束手无策，所以化疗才变成医疗的信条乃至教条。2000 年，以色列曾发生了一件非常蹊跷的事情，全国大部分医院医生举行了持续数周的罢工，数十万项检查被取消，数万台手术被延期或取消。除了急诊、透析、癌症病房、妇产科、儿科之外，其余各科全部停诊。同期对以色列最大殡葬业的调查显示，这次罢工的结果是几乎全国各地的死亡率都明显降低了！《英国医学杂志》刊文认为，这次全国性医生罢工"对健康或许是有益的"。

增长知识以破除迷信

作者认为，人们知道的信息越少，接受治疗的情况也就越频繁，因为未知会带来恐惧。在癌症的诊疗上，人们通常更显恐慌，尤其希望能用生命中最后的力气抓住一根救命稻草，因此导致医疗费用的大幅上涨。科学研究显示，大部分人都有些许肿瘤而不自知，几乎所有年长者体内都会存在若干肿瘤，且只有极少数才具危险；而使事情复杂化的正是这种肿瘤特性。只要采用更精细的检验标准进行观察，就能证实一个耐人寻味的现象：癌细胞存在于绝大部分人身体的某一角落——即使你的身体处在最佳状态也是如此。在癌症的病理检查中，只要组织切片的间距足够紧密，几乎每个腺体都能筛查出肿瘤。其实人们大可不必谈癌色变，只要不去轻易"打搅"癌肿与免疫系统的"平衡对峙"状态，即便晚期的癌症都有很多可以保持长期稳定。肿瘤的早期发现固然能使一些人获得康复，但若干多余的诊疗也为患者带来不必要的恐慌和损害，这种措施的利弊得失目前在医学界依然众说纷纭。因此，作者号召人们不要过度迷信医疗，只要能得到更充分的资讯，就能避免无谓的手术和治疗，从而一起找回属于自己的健康与自信。

回归临床的癌症研究　旷日持久的征服之路
——《癌症思辨》

岁末年初，正值冬藏休养之际，无疑是闭门读书的大好时光。恰逢此时，意外获赠我国癌症研究的著名专家吕有勇教授倾情作序的新书《癌症思辨：癌症研究中的悖论》，并希望笔者能给出自己的拙见。为了不辜负老友的厚望，本着恭敬不如从命之心，笔者认真拜读了这本由美国作者亨利·H. 衡所著的新书。该书全面介绍了癌症演变基因组理论这一新概念，以求一统癌症研究领域盲

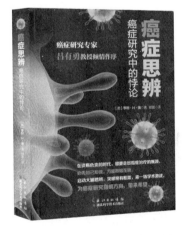

人摸象、各自为政的乱象。作为主攻分子生物学和细胞生物学的专家，作者以独特的视角、翔实的数据、通俗的文字对许多重要和具有代表性但又容易产生疑惑的问题与悖论进行了批判性分析。通过比较基因和基因组理论，衡博士以 496 条文献令人信服地诠释了许多普遍流行观念中所隐藏的缺陷。作者坦言，在征服癌症这条旷日持久的荆棘之路上，该书的讨论旨在抛砖引玉，以启动对当前癌症研究的批判性重估。掩卷遐思，笔者以为这是当前癌症研究形势下迫切需要的一场思辨，衡博士提出的理论将对癌症

治疗和药物开发产生深远的影响，或许有助于我们亡羊补牢，重新踏上正确的探索之旅。

人类健康的首要顽疾

最近几年，在英国、法国、加拿大和中国等许多国家，癌症都已经成为威胁人类健康的首要顽疾。世界卫生组织的资料显示，全球因癌症而死亡的人数 2008 年为 760 万，到 2030 年将攀升至 1310 万。美国的数据表明，41% 的美国人将在自己人生的某一时刻被诊断为癌症，其中 21% 的人将会被癌症夺去生命。我国的情况同样令人担忧，现有的数据显示，与 1990 年相比，2013 年我国癌症新发病例数增加 81%，其中肺癌由 26.2 万增加到 59.4 万，增加 1 倍多；乳腺癌由 9.8 万增加到 26.6 万，增加近 2 倍；前列腺癌增加 5 倍。尽管人们已经获得了许多引人注目的实验室数据，不断发表令人惊喜的来自动物模型的研究成果，但平心而论，这些基础研究的临床应用价值非常有限，分子学上的认识与临床实用价值之间存在巨大且难以逾越的鸿沟。来自基础研究中可以扭转乾坤的结果大多数在临床上以失败而告终，许多天价的治疗仅仅能延长患者寿命数周或几个月，而且根本无法明显改善患者的生活质量。美国总统小组 2010～2011 年度报告指出，尽管癌症研究取得了显著成果，但并不能掩盖癌症防治基本上仍然处于难以攻克之谜的事实。衡博士在该书的内容编排上也是独具匠心，从基础概念到实验设计以及解释的范围对癌症研究中的问题逐一展开思辨，每一章都会集中关注与某一主题相关的悖论、常见的错误概念和挑战性问题。这种探讨无疑会伴随着尖锐问题和批判性分析，有的问题可能令人难以接受。作者坦言，该书的主要目的并非为当前癌症的分子学研究提供一个全面的综述，而是激发迫切需要的思辨进而引入基因组理论这一崭新的概念规范。作者认为，没有新的规范，旧的规范无论多么过时也永远不会被取代。

劳而无功的惨淡现实

尽管从 1971 年起,"在我们这一代彻底消灭癌症"就已经成为美国的举国目标。然而,在征服癌症的战争中,我们几乎劳而无功。基因组信息的爆炸式涌现,在带给我们激动与兴奋的同时,也给人们造成了一定程度的困惑与混乱。对癌症的遗传全貌知道得越多,则对癌症形成的共同分子学基础了解得越少,这就是自相矛盾的典型范例。作者在书中尽量使用自己的数据和概念来讲述癌症研究的故事。按照普罗大众对癌症认识的常理,癌症是由突变积累引起的,衡博士对此提出了挑战。如果所有细胞都存在类似的 DNA 出错或癌变概率,那么与人和鼠类相比,蓝鲸和大象这些细胞数量更巨大的动物,发生癌症的概率应该更高。但是真实的研究结果显示,癌症发生率和动物身体质量并不呈正相关,蓝鲸和大象发生癌症的概率反而非常低。许多人相信或者希望,癌症基因组测序计划会彻底揭开癌症的神秘面纱,然而事与愿违,强大的技术为本来就难以掌控的整个癌症画面又平添了诸多复杂性。因为随着被人们寄予厚望的、用于大规模研究的各种组学技术的发展和运用,长期以来期望能够对癌症这种疾病形成清晰明确认识的可能性实际上日趋渺茫。衡博士认为,人体组织相当于一个生态系统,健康细胞是最适合健康组织的。除了突变外,癌症还需要组织出现其他改变,这种改变使环境有利于癌细胞的生存和生长,帮助它们在竞争中压倒健康细胞。衰老、吸烟和其他压力因素会改变这一生态系统,让携带致癌突变的细胞获得生存优势。组织环境发生的改变,让突变细胞得以蓬勃生长。以往的研究者们往往关注风险因子如何建立新突变,而不是分析这些因素如何改变组织环境,让其更偏爱突变细胞。现有的研究表明,与突变相比,组织环境的选择压力对干细胞群体组成影响更大。因此,作者认为目前癌症治疗可能存在方向上的错误。人们一直在尝试用药物靶标癌细胞突变,但如果是机体生态系统在推动癌症生长,我们就应当优先提升健康细胞的适应性,帮助它们战胜癌症。笔者认为,这一理论将对癌症治疗和药物开发产生深远的影响。

宏伟承诺与巨大失望

科研界大多数人的逻辑似乎是，许多重要的悖论会随着大量数据的累积而自动得到解决，用不着咄咄逼人地不断提出问题。然而作者认为事实很不幸，与所有科学领域一样，癌症领域如果没有以正确的概念框架为基础，则永远也得不到真正的发展。衡博士指出，在过去的岁月中，癌症研究的一个主要特征就是无数具有发展前景的策略在"希望—展望—失望"的循环中来了又走。历史似乎有一个不良习惯，那就是喜欢重复。癌症很快将被治愈的宏伟承诺多次出现，尤其是令人记忆犹新的是不久之前，基于人类基因组计划的承诺，美国国立癌症研究所宣称癌症将在 2015 年之前被治愈，然而残酷的现实带给人们的只是巨大的失望。毫不奇怪，癌症基因组测序计划给出了迄今最大的承诺，这项为期 10 年的美国"登月项目"已于 2013 年启动。然而正是由于该计划揭示出庞大到令人难以置信的异质性，所以治愈癌症的目标已经变得前所未有的难以捕捉，也使得一些领军的研究者出乎意料地坦承目前的研究方法并不成功，而且他们甚至对如此海量的数据几乎束手无策。曾经有人提出是感染导致癌症，但在世界范围内仅不到 20%的癌症与感染相关，而且大多数癌症患者不能用感染解释，因为导致癌症的病原体在大多数被感染者中并未引发癌症。例如幽门螺杆菌的确可以诱发胃癌，但该菌个体感染者中仅 1%～2%有患癌的风险。因此作者认为，医学决策不能被数据绑架，几乎所有医学诊治指南都来自客观数据，是依从概率，但具体到患者个体，还需要综合多方面情况，由医生根据经验做出判断。对癌症的判断极其复杂，不可能完全避免出错，而且需要在诊治过程中不断调整，否则差之毫厘就可能导致谬以千里。针对导致令人失望的现状，作者认为应在癌症研究领域中倡导批判性思维，当面对无数雄辩的事实摧毁了漂亮的实验模型之后，没有对占绝对统治地位的癌症基因突变理论展开激烈的思辨，尤其是当它难以解释许多悖论和临床现实的时候。

基于良知的科学追梦

癌症的发生概率似乎随着年龄增长这一不可抗力而增加。韩启德曾说，我们必须承认，衰老是癌症最重要的原因，衰老不可避免，因此癌症不可能被消灭，随着人口老龄化进程的加速，癌症患者增加是符合自然规律的。我们要坦然面对衰老、癌症与死亡。人类经过昂贵而艰苦的抗癌战争后能够得出的唯一普遍结论就是，癌症的确十分复杂。研究者们达成的共识是，DNA 序列和生物功能要素以及无法解释的未知之间没有直接的关系。由于当前的基因理论框架已经不再能够解释人类基因组中所揭示的完全出乎意料的结果，因此需要新的规范取代长达一个世纪的基因中心论和基因决定论的基因学框架，需要一个从全局出发、不同角度、脱离已有框架的创新性思维方式。当科学开始缺乏新概念的时候，无限重复做同一件事情并期望得到不同的结果最终只会有损于科学，正如爱因斯坦所言，这是头脑不清醒，至少是学问上的不诚实。因此，作者认为，癌症思辨事关重大，尤其当安于现状并不能引导我们成功攻克癌症之时，从"放胆去做"转变成批判性思考是走出目前癌症研究混淆局面的唯一出路。衡博士诚邀所有的读者共同进行思辨并检验他们提倡的基因组理论，希望大家都能够从中受益，开始提出自己的问题并探索答案。作者坦言：就癌症进行严肃、坦诚的思辨，才是走向征服癌症的关键。

从容跨越生命的终点　坦然面对那温暖消逝
——《温暖消逝》

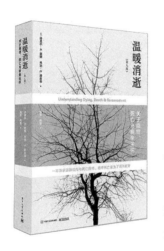

自古以来，人们就一直在探讨生命的本质，先哲告诫我们，生命从本质上而言是一种死亡率为百分之百的性传播疾病。因此，毋庸置疑，死亡必将是人类无法逃脱的宿命。然而，随着人们生活条件的改善和医疗水平的不断提高，普罗大众中不少人仍在幻想长生不老，对自己的死亡有意回避或期待在梦幻中异想天开。恰逢此时，笔者读到美国作者迈克尔·R.雷明和乔治·E.迪金森关于死亡的专著《温暖消逝：关于临终、死亡与丧亲关怀》（第八版），这是一本深度讲解临终关怀与死亡的书，有关死亡的智者箴言在书中俯拾皆是，作者认为思考死亡是为了活得更好。书中讨论的话题具有非常强的针对性，如当独立、自助的生活不能再维持时，我们该怎么办？在生命临近终点的时刻，我们该和医生谈些什么？应该如何优雅地跨越生命的终点？对于这些问题，大多数人由于缺少清晰的观念，被迫把命运交由医学、技术和陌生人来掌控。掩卷遐思，自认为该书尤其适合对死亡怀有恐惧心理与未知心理的人群阅读，对芸芸众生中每一位向死而生的人，也不失为一本开卷有益之读物。

死亡教育的必修课程

在中国传统的教育中，一直向人们孜孜不倦地灌输如何吃得对、保养好、活得长的养生哲学。由于人们羞于或畏惧谈论死亡，仿佛只要忽略死亡它就不会发生，不去招惹它死神就永不降临，因此几乎没有涉及临终和死亡的教育，窃以为这是中国传统教育中的短板。有鉴于此，《温暖消逝：关于临终、死亡与丧亲关怀》中文版的面世恰好是对这方面的一个必要补充。我们知道，人类的消极自欺导致对死亡的无知与恐惧，导致平庸者的贪生怕死、孤僻者的盲目轻生，造成临终关怀成为无人问津的荒漠，多数人都在忐忑不安中驾鹤西去。辉煌的人生大剧在悲凉惶恐中草草落幕，成为人生之败笔，转而留下终生遗憾。该书作者是在全球范围内对死亡教育颇有研究的博学鸿儒，雷明是美国圣奥拉夫学院社会学与人类学教授，该院社会研究中心创始人，开设并教授死亡相关课程超过 40 年；迪金森为南卡罗来纳查尔斯顿学院社会学教授，该书就是他们潜心研究和长期实践的智慧结晶。作为全球广受欢迎的国际名校公开课之一，"死亡教育"的总点击量在美国已超数亿次。作者坦言，写这本书的初衷缘于 20 世纪末期缺少相关课堂教学资料和学生对于死亡学的兴趣和热情。《温暖消逝：关于临终、死亡与丧亲关怀》第一版问世距今已逾 30 年。第八版的此书，详细讲述了常人不愿面对的话题——衰老与死亡，梳理了人们在社会中变老、临终与死亡的方方面面及其发展历程。书中不仅涉及死亡和医药的局限，也揭示了如何自主、快乐、拥有尊严地活到生命的终点。作者将"善终服务""临终关怀""正视死亡"等一系列自己推崇的理念穿插于引人入胜的故事中，并给出了详尽的说明。同时，作者介绍的应对死亡恐惧的各种观念生动具体，不仅通俗易懂，而且有助于人们的实践，并从心理学、历史学、人类学、哲学等多种角度论证濒死状态、死亡与丧亲关怀，旨在帮助读者树立科学的死亡观，消除死亡焦虑与恐惧。经过数据的不断更新，本书第八版内容更为翔实、实用性更强，且有更好的理论支撑。同时，作品充满人文主义关怀，内容跨越多种文化、多个学科，囊括了社会死亡学跨学科科目的主要研究焦点。

坦然面对临终和死亡

先哲告诉人们：死亡的象征陈述了生命的意义，而生命的象征诠释了死亡的真谛，生命的意义终究是人赋予的。作者认为，知道结局才能更好地演好角色，克服死亡恐惧、摆脱死神阴影的最好方法是揭开面纱、探究真相。作为生物体，人类诞生之初死亡就如影随形，身体内的器官终有一天会衰竭和死亡，但一个人的死亡同样具有社会属性。如何理解临终和死亡及如何解释自己对死亡的反应是该书主要探讨的话题。为此，作者通过总结自己教授死亡学长达 40 年的经验和体会，告诉读者如何从社会层面理解和应对临终、死亡与失去亲人。我们必须学会接受亲人已故、再也不能陪伴在我们身边的事实，从而有助于人们应对临终和死亡事件。该书广泛涉猎了社会死亡学的诸多课题，是一部综合类著作，书中的内容都是从多年的教学实践和调查研究中提炼出来的，不仅有较强的学术价值，同时具有很强的指导实践的意义，因为书中大量的案例讲述了个人如何从社会和心理层面更好地应对临终、死亡和失去亲人之痛。对有些人来说，将直接从该书中受益；对其他人而言，阅读该书后自己将成为其他家庭成员的坚强后盾。作者希望该书可以达到以下目标：①让读者对于临终、死亡和失去亲人关怀的话题有更直观的感受；②帮助读者适应亲友亡故带来的痛楚；③帮助人们检测自己应对死亡和悲痛时的感受和行为。不仅如此，作者希望读者能够感恩生命，从理性和情感上理解临终、死亡和失去亲人的社会心理学过程。窃以为，该书看似是在讨论临终和死亡，实则阐述的是生活与生命，最终有助于读者更好地理解人生，坦然面对临终和死亡。正如宫崎骏所言：人生就是一列开往坟墓的列车，路途上会有很多站，很难有人可以自始至终陪你走完。当陪你的人要下车时，即使不舍也该心存感激，然后挥手道别。

医疗实践的操作指南

如今的医生更倾向于告知患者其诊断结果，2008 年的研究显示，98%
的医生一般不会向临终的患者隐瞒他们即将离世的事实。如果患者不问或
家属要求不说，超过 40% 的肿瘤医生不会将预后告知患者。但医生一般不
会预测患者的寿命，就算要预测也会多估计 2～5 倍的时间。多数专家认为，
患者应该知道他们想了解的情况，也应该鼓励家属更开放地与患者分享他
们的心情。孤独终老才是最可怕的，而那些家属不敢说实话的或者自己感
到害怕和悲伤却不敢告诉家人与医生的人，就会孤独地死去。医生尤其应
该将实情告诉有精力的患者，他们仍有一定的时间来考虑自己的计划和目
标。就如何告知患者坏消息，作者给出 6 条切实可行的建议：①将谈话安
排在一个不会被人打扰的私人环境中进行；②从患者或家属已经知道的事
情说起；③了解患者或家属到底想知道多少；④告诉患者或家属诊断结果
和预后，提供不同的治疗方案并对每种方案的优缺点做实事求是的评估；
⑤回应患者或家属的情绪，理解他们的反应；⑥做一个关于治疗的规划并
为未来拟定一份协议书。作者认为，在重视和倡导人文关怀的当下，医者
应重新评估生命和死亡的价值。患者在接受临终的事实时一般都经历了否
认、愤怒、谈判、抑郁、接受 5 个阶段，当大部分晚期患者接受了将离世
的事实后，会更坚定地遵守他们心底的道德观。此时尊严比在痛苦、屈辱、
折磨中活着更有价值，所以死亡对他们而言其实是有积极意义的，已经
变成了一种恩赐。作者提醒我们，身患绝症的人在辞世的时候需要远离
活着的人，这样他们才能从容地面临死亡。对医生而言，需要倾听患者
的逻辑，不能仅依靠自己医学的逻辑，一心想要治愈临终的患者必将徒
劳无功。

将心比心地向死而生

歌德曾言：变老本身就是一场新的冒险。生活就像一辆穿越隧道的火

车，火车进入隧道后总有一刻要离开。作者指出，人并非一出生就知道死亡，而是通过后天学习获得的，其实人的变老就像日落一样自然圆满。有关研究表明，3岁的孩子就已经了解了死亡的确切含义。所以谈论死亡时对孩子要诚实，坦率是一条很好的经验法则，要立即用具体而不是抽象的答案回复孩子。如今，由于医疗的进步，各种烈性传染病的暴发已经非常罕见，威胁人类健康的主要是各种慢性疾病，因此对绝大多数人而言，死亡将是一个漫长的过程，而不是以前那样突然地、毫无征兆地离世。随着社会的进步和生活水平的提高，人们越来越意识到死亡是生命的一部分，因此对死亡话题的兴趣也与日俱增。作者认为，死亡教育的目的是对死亡进行阐述，解释死亡的发展过程，生与死的关联，提高对各种文化中临终、死亡和哀悼方式不同之处的敏感性，体会普遍或者个体的悲痛经历。死亡教育不仅应在处理临终和死亡情况时发挥作用，还应切实提高人们的生活质量。研究死亡不会让人变得抑郁，因为公开和诚实的沟通比沉默或逃避更有帮助，并且在相互信任和尊重的气氛中很容易达到沟通的目的，而表达真情实感时拥抱和泪水是最合适的方式。掌握一定的临终和死亡知识，会激发人们更加积极地生活，珍惜活着的每一天。

制药行业的真相揭秘　拯救药企的济世良方

——《制药业的真相》

　　放眼当下，医疗价格的攀升遭人诟病，药品广告铺天盖地的宣传、各种新药的推陈出新使人目不暇接，以至于普罗大众在物质生活水平大幅度提高的现实中，对医疗的不满仍居高不下。究其缘由，药物价格的昂贵无疑是主要原因之一。最近有幸读到美国作者玛西娅·安吉尔的《制药业的真相》一书，作者通过翔实的数据揭露了制药业居心叵测的欺骗伎俩，不仅为笔者指点迷津，纠正了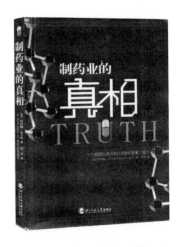自己的许多错误认识，而且使得我们茅塞顿开。安吉尔在誉满全球的《新英格兰医学杂志》工作逾20年，是该刊的前任主编。她是全球健康政策和医药伦理领域的知名专家，并且是一位对医疗保健系统直言不讳的批评家。她以非常权威的身份，通过自己的所见所闻揭露了制药业日益腐败的现状。该书以作者的研究和案例为基础，对一个几乎失控的行业进行了深入剖析，大胆而尖锐地披露了以欧美制药巨头为主导的全球制药业的惊人内幕，以及它们对医药研究、教育和医生执业产生的巨大影响，并且提出了许多实质性的改革建议。该书一经面世，立即"洛阳纸贵"，并登上《纽约时报》等畅销书排行榜。尽管我国的情况可能与西方的做法有所区别，但笔者相信书中的很多事实和观点对我国读者不乏参考和借鉴作用。

制药行业的真相揭秘

安吉尔在书中揭露了全球制药业的惊人内幕，指出这个暴利的行业是建立在越来越多的患者买不起药的事实上，制药公司正从肩负"研发和生产有用药物"神圣使命的机构蜕变为唯利是图的市场营销机器。平心而论，该书在内容上是难得一见的好书。从介绍美国制药业的现状、美国食品药品监督管理局的新药审批制度、药物试验的类型与分期开始，到医药企业如何通过广告、推销员、医生、专业会议种种手段推销其产品，剖析所谓的"创新药物"从何而来，展示制药企业不是为了疾病生产药物而是为了药物推广疾病的弊病，批评制药企业贪得无厌地抬高药价、碌碌无为且无力创新的现状。通过阅读我们知道，无论是药品还是医疗器械，商业贿赂和各种潜规则层出不穷，这不仅是中国特色，更是世界性的难题。作者在序言中就开宗明义：药物非比寻常。很多人买不起药，不得不节衣缩食或者擅自降低服药剂量。很多人羞于承认自己囊中羞涩，获得处方后没有花钱去购买那些昂贵的药，结果导致这些患者没有得到应有的治疗。2000 年，美国的处方药市场就达到 2000 亿美元，但制药行业已不再是创新的摇篮，而只是巨大的营销机器。

新药问世的艰辛历程

作者指出，开发创新药物并将其推向市场，是一个非常漫长而艰难的过程，且没有捷径可循。证明新药安全、有效是其中十分关键的环节，做出这个判断的应当是对公众健康负责的公正机构，而不是对股东的股票价值负责的制药公司。已有的研究显示，药物的价格并不由其研发成本所决定。相反，它是由它们在预防和治疗疾病中的价值所决定的，因此该行业会不遗余力地将价格定得尽可能地高，并且这个价格与研发成本基本没关系。时至今日，事实真相是制药业简直不像一个号称最具活力的、有着最具创新性的研究行业，它正在原地踏步，等待大学和生物公司研究出新成果以坐享其成。这也是为什么大型制药公司要纷纷在重要的研究大学和医药中心周围设立研发中心，在全世界的小公司中挑选可供授权药物的原因。药品仿制无疑是制药业的行业潜规则，权威专家在评论模仿性创新药时说："我通常认为这些药物都是完全一样的，除非有人出来证明它们到底有何不同。如果你服用的一直是最便宜的药物，我认为你没有什么损失。"新药到底有多好？通常我们不知道确切的答案。大多数时候，我们得到的是带有偏见的研究结果和夸夸其谈的广告。通过拉拢、贿赂和回扣进行艰难的销售在医药界无处不在。这些销售代表通常都非常年轻、很有魅力、会迎合别人，他们在每一所稍具规模的医院里徘徊，送出各种各样的礼物来为各自的工作铺路。制药企业不仅影响医院、临床医生，同时也影响监管者。

药物创新的始作俑者

尽管笔者毕业于医学院校，并服务于医疗行业超过 30 年，自以为医药不分家，但通过阅读才知道隔行如隔山，我们对制药业依旧是一知半解、懵懵懂懂，是作者的真知灼见使笔者脑洞大开，获益匪浅。作者剖析了药品繁荣表象背后隐藏的骇人听闻的商业秘密，为读者打开了探究制药业的一扇窗。作者认为，美国人也和中国人一样买不起药，全球排名前 10 位的医药公司并非主要致力于研发新药，真正为医药行业做出贡献的是埋头于实验室默默无闻进行基础研究的教授和学生们。2003 年，财富 500 强中的美国十大制药公司全球销售总额为 2710 美元，它们在新药研发上仅花费了约 14%，而它们的利润是 17%；更令人吃惊的是，它们在营销和管理上足足花了销售额的 31%。如果不是禽流感在全球的蔓延，恐怕一般人并不会注意到制药公司药品专利的巨大威力。抗流感特效药品"达菲"的生产商罗氏公司就被指责在非常时期依然为追求利润而拒不转让该药的生产专利。事实上，凭借着掌控与大众健康息息相关的药物，已经成为全球各大制药公司获利滚滚的重要原因。药价之所以越来越高，并不是制药公司真的在研发上花费了大量金钱，真相是，高比例的营销费用、贿赂、游说主管部门才是巨额花费的核心所在。

居心叵测的欺骗伎俩

作者指出，制药行业自称极具创新性，但事实上，许多由公司赞助的处方药研究都是带有偏见的。新上市的药物中只有很小一部分是真正创新的，绝大多数只不过给老药起了个新名字而已。同时，制药公司对治疗热带疾病如疟疾、非洲锥虫病等的药物视而不见，因为患病者的国家太穷，根本就买不起药。毋庸讳言，通过居心叵测地实施各种欺骗伎俩，制药公司对医生的药品观和他们的处方习惯有非常大的影响力。由于小病而吃大量药物，药物的副作用及其之间的相互作用给患者带来的痛苦可能比不吃药还要严重。牛顿曾说过：我可以计算出天体运行的轨道，但我无法计算出人们的欲望是多么疯狂。该书中的资料显示：2004 年，世界财富 500 强中的 10 家制药公司的利润总和（359 亿美元）竟然超过了其他所有 490 家企业的利润总和（337 亿美元）。不言而喻，在现行体制下，医生、制药企业、患者都是受害者。回首国内，我们也总在讲自主创新，但地方保护主义、制药企业的急功近利，国家政策的不确定性、导致国人在医药领域的创新举步维艰，以致如今中国的西药市场基本是国外原研药和仿制药的天下。中国实行改革开放已经 30 多年了，本应是福利事业的医疗行业，偏偏却被推向市场化。古人云：仓廪实而知礼节，医生没有获得基本的生活保障和起码的尊重，拿什么救死扶伤？因此，如何创造一个合作共赢的社会环境是眼下的当务之急，为此，作者提出的一些非常有建设性的解决之道，值得我们借鉴。

拯救药企的真知灼见

通过阅读全书，笔者感受至深的是，医疗行业存在随处可见的利益冲突，药物创新绝大多数为模仿创新而非真正创新，制药企业并非创新的主体且其力主营销，它们通过堂而皇之地高额定价以获取暴利。如今，大型制药企业更加希望从小型生物科技公司和大学寻找药物的授权，更加努力地推广它的模仿性创新；它开始通过兼并和收购来整合不断萎缩的药物供应链，扩大市场份额，力争获得规模效应。为了能够带来更多安全、高效且价廉的药物，确保制药业完成自己的使命，作者提出了拯救制药企业的济世良方：①将重心由模仿性创新药转为创新药物，要求新药不仅与安慰剂对比，还必须与现有的老药进行比较；②整顿药物评审机构，加大政府财政资助力度，使它从大型制药公司的傀儡成为真正的独立机构；③建立监管药物临床测试的机构，禁止制药公司控制自己药物的临床试验；④约束品牌药物的市场垄断权；⑤将大型制药公司赶出医药教育市场，制药公司是销售药物的，让他们评价自己销售的产品是完全错误的；⑥打开"黑箱"，制药公司的管理销售费用和药品的定价应透明；⑦制定合理和统一的价格，以防止欺诈、回扣和价格欺骗所引起的混乱局面。

掩卷遐思，作者的难能可贵之处在于她有勇气把制药业的真相揭露出来。作为读者，我们当然希望这些真相越少越好，国人的善良不允许有更多的欺骗，哪怕是善意的劝慰，我们更应当明白生命中有许多不能承受之轻。

拥抱数字创新　颠覆传统医疗

——《颠覆医疗》

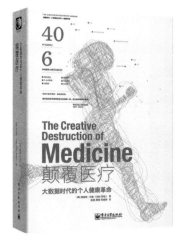

随着岁月的更迭，我们送走了辞旧迎新的农历新年。按照传统说法，辞别金蛇狂舞之冬，必将喜迎万马奔腾之春。就在归心似箭的人们为了举家团圆而卷入拥挤不堪、一票难求的 36 亿人次的全民大迁徙洪流之中时，习惯于几乎所有周末都"浪迹天涯"的笔者，依旧秉承多年的习惯，沐浴着冬日的阳光，在温暖的阳台上潜心读书，以自己独特的方式享受春节的长假。

假期中令笔者感触最深的书是美国人埃里克·托普所著的新书《颠覆医疗：大数据时代的个人健康革命》。作者是美国著名的心脏病学家，毕业于美国约翰·霍普金斯大学，曾任克利夫兰医学中心的心血管科主任，现任美国斯克里普斯转化科学研究所创新药物研究教授兼主任。他曾创办了世界上第一家基因银行，是一位具备科学素养、敢于挑战现有体制、勇于拥抱现代科技的创新推动者。该书作者认为，随着时代的发展，"创造性破坏"已经深深地改变了我们的生活，在数字时代，我们身边的一切都被数字化了。然而，或许是由于其本身的根深蒂固，也许是由于它天然地排斥新生事物，只有我们安身立命的医疗行业却从未真正被数字化浪潮所影响。该书所涉及的，就是一个即将被"创造性破坏"并被颠覆的产业。iPhone、云计算、3D 打印、基因测序、无线传感器、超级计算机，这些改变了我们生活的事物，将再一次融合起来，对医学进行一次"创造性破坏"。在这超级融合之下，权力第一次交回到我们手中，而只有我们才能真正将这场医学革命进行下去，颠覆医疗。该书一经面市，就被《纽约时报》《福布斯》《柳叶刀》等推荐为上榜图书。窃以为，尽管该书中所叙述的资料与我们所面对的现实存有差距，也许我们难以完全赞同作者耸人听闻的各种表述，但如果秉承以史为镜、以夷为鉴的精神，阅读后一定会令读者眼界大开、难以忘怀，我们也必定会赞同作者的行事准则：想得更远，做得更好！

颠覆医疗的开山之作

20 世纪中期，奥地利经济学家约瑟夫·熊彼特提出其最著名的理论"创造性破坏"，以此表示伴随根本性创新而发生的转型。一个产业在革新之时，都需要大规模的破旧创新。电器之于火器、汽车之于马车、个人计算机之于照排系统，都是一次又一次的"创造性破坏"。近些年来，我们的世界已经"熊彼特化"了。数字化设备大规模高强度地渗透入日常生活，我们也因此根本性、一次性地改变了彼此之间以及与整个社交网络的沟通方式。但是，我们最宝贵的财富——健康，却至今未受到本质的影响，成为数字化革命大潮之中的孤岛。究其缘由，医学是一门极端保守，甚至僵化的学问。医生对改变心存抵触情绪，而生命科学产业以及政府监管机构都处于一种近乎瘫痪的状态，无法从问题重重的产品开发和商业批准模式中挣脱出来。由于医疗保健成本残酷地呈指数级上涨，我们的生活处于经济危机之中，为此，我们需要"越狱"，但我们却并没有接纳或利用数字化来为医疗服务。这种现象即将发生变化，医学就要经历有史以来最大规模的颠覆。在这本颠覆医疗的开山之作中，作者详细介绍了医学将如何在未来不可避免地被"熊彼特化"，为何消费者的充分参与十分必要。在这场革命中，如果没有消费者的积极参与，其进程必将放缓。其他所有相关群体，包括医生、生命科学产业、政府和健康保险公司，都无法成为这场变革的催化剂。与此同时，医学的民主化大发展正在起步，我们需要消费者来推动这一理念从梦想变为现实。

数字时代的日新月异

数字时代最伟大的、未曾被预料到的成就之一就是将人们通过共同目的而汇聚起来。1965 年，闻名遐迩的摩尔定律就指出数字设备的性能每 24 个月就提升 1 倍，以后又将这一时间调整为 18 个月。1973 年移动电话发明时，无人预计到 2012 年其在全球的数量会突破 60 亿部。1975 年崭露头角的个人计算机，2008 年使用数量就突破 10 亿台。2004 年创立的社交网站脸书（Facebook），2012 年注册用户就超过 10 亿人，每天新增超过 200 亿条内容和 2 亿张照片，站内存储的照片超过 900 亿张。借助脸书，你可以一键将自己的信息分享给世界上 75 种不同的语言环境，直达全球 98%的网民。当下，对许多人来说，手机比食物、居所和水更为重要，成为他们最重要的生活必需品之一。70%的人在入睡时床边会放着手机，这个比例对年龄小于 30 岁的"数码一代"则上升到 90%。2011 年，名为沃森的 IBM 计算机在电视游戏中击败了人类的冠军。

当然，数字时代是利弊并存的，其弊端在于互联网对人的大脑产生了很大的影响，从根本上说，我们正在将自己的大脑外包给云端。研究显示，通过搜索得到的信息很难被记住，而且海量内容之间的边界模糊是失去焦点的原因。如今，我们生活在一个充满海量数据的世界中，从人类文明的第一道曙光一直到 2003 年，人类积累的信息不过是 10 亿 GB（10^9字节）。而如今，我们每年都会生成数万亿 GB 的信息，并将于 2020 年突破 35 万亿 GB，相当于 2500 亿张 DVD 上储存的数据。2009 年，沃顿商学院总结出过去 30 年中对改变人们生活最为瞩目的创新依次是：互联网和宽带、个人计算机和笔记本电脑、手机、电子邮件、DNA 检测与测序。如今，智能手机已经融合了其中 4 项技术，它正走在融合第 5 项技术的路上。就如同朔日望日时，太阳、月亮和地球三者运转到同一条直线上，我们必定会将成熟的互联网、不断拓宽的带宽、无处不在的网络连接以及无与伦比的微型计算机融合进手机之中，再加之数据存储与处理强化的云计算。在这片星空下，浑然不觉中，这个星球上的绝大多数人都已经受到迅速而深刻的影响。

医疗保健的残酷现实

250 多年前，先哲就对传统医疗有过入木三分的描述：医生们开着自己不太熟悉的药，诊治着自己不甚了解的病情，评判着自己一无所知的人体。时至今日，当年的这种状况似乎并没有发生实质性的改善。1998 年以前，一名全科医生收到的各种指南合计重量达到 22 千克。如今，一名内科医生如果想跟踪更新知识，每天需要读 19 篇文献。以前，一位医学大师可以掌握 80% 以上的医学知识，具有绝对权威性，而现代医学越来越依赖于具体数据的采集和判断。目前的医学是非常不精准的，绝大多数筛查试验和治疗都在错误的个体身上过度使用，从而造成巨大的浪费。而且，关于加快对疾病的真正预防，医学界也没有取得任何实质性进展。在这个电子时代，我们自己正在逐渐转变为信息的一种，成为意识的技术延伸。医疗领域最大的飞跃发生在 21 世纪的头 10 年中，人类基因组测序工作的完成，使得大部分癌症、心脏病、糖尿病、免疫功能紊乱以及各种神经系统疾病等超过 100 种常见疾病潜在的致病机制显露无遗。

迄今，我们还没有足够的数字化基础，甚至很难对医疗进行一次翻天覆地的改变。医学界的亘古不变，让日常的医疗实践与如火如荼的信息化相距甚远，数字革命与医学领域几乎是处在两个并行不悖的世界中。正是由于医疗健康系统的积重难返，导致世上的医疗与健康信息的来源正在远离医生，日益被人们所信赖的社交网络众包与友包。为了顺应数字化的洪流，我们迫切需要数字世界入侵医学之茧，充分利用数字化人体这一崭新而激动人心的技术能力，来突破医学领域的壁垒。

盲人摸象的艰难前行

如果有某个群体以缺乏可塑性为标志，人们首先就会想到医生。医生与医疗界与生俱来的"坚韧"，使得他们很难适应数字世界。尽管在医学界"循证"一词广为流行并显得有很强的学术性，且65%的民众深信自己所接受的医疗服务几乎都有明确的科学证据，然而，医者扪心自问的回答是，他们在行医过程中采取的措施有坚实证据支持者不到一半。统计数据显示，在现有的3800万份公开发表的文献中，被他人引用超过200次的仅有0.5%，而有一半论文从来没有被引用过。循证医学强调的是严格试验条件下大规模随机对照、双盲测试以及安慰剂对照的临床试验。对降脂药预防心脏病发作的大规模研究表明，每100位服药者中仅1位能够受益于药物的疗效，而其他99位终身服药者每年花费1500美元后一无所获。权威部门最近回顾了包括34 000例患者的14个随机化试验的全部数据后得出结论：对先前并未遭受心脏疾病困扰的人而言，降脂药的整体净效益为零。这一结论提醒我们，依照循证医学进行的诊疗方法，只能有利于一个抽象的群体，而无法惠及具体的个人。尤其是在药物剂量上，医生在对患者进行药物治疗时，因人而异地改变剂量的行为非常罕见，况且美国只有50%的患者真正遵循医嘱。

1970年，理查德•埃布林医生发明了前列腺特异抗原（PSA）的检测，40年后，他在《纽约时报》发表了"关于前列腺的大错误"一文，指出PSA检测的流行引发了一场劳民伤财的公众健康灾难。前列腺癌在男性中极为常见，其中15%会被确诊，但在全部男性中死于该病者只有3%，仅PSA检测的费用每年就超过30亿美元。同样，参加乳房造影术筛查乳腺癌检查者中，每2000位中仅1人由此免除因乳腺癌所致的死亡。每年，美国要在患者体内植入总价值60亿美元的25万个除颤器，但只有10%的设备挽救了患者的生命。为何大多数公开发表的研究发现都是错误的，作者认为研究发现准确度低的主要原因包括以下 4 点：研究规模小、药物或疗法的效应低、与研究有关的利益纠葛复杂、研究领域热门。因此，大规模的筛查反映了人口医学不顾个体间的差异，一味倡导非必要的医学测试和手术治疗的事实。

科学严谨的大众科普

与对生命、自由、幸福的追求一样，对健康的追求是每个人不可被剥夺的权利。每个人都有权知晓自己的身体，了解健康的状况。超过 80% 的美国人会在网上查询与健康有关的问题，而接近 1/3 的网民不会与他们的医生分享健康信息。在这个五彩缤纷的世界里，没有什么比人体更神奇了。人类基因组由 23 对染色体组成，每对染色体各有 30 亿个以上的碱基，按双螺旋排列。在人的一生中，心脏要始终如一地收缩跳动 30 亿次，人要呼吸 6 亿多次，大脑中上千亿个神经元通过千万亿个突触相互连接。随着技术的进步，将普通的皮肤细胞或血细胞培养成多能干细胞，只需要修改 4 个基因。

普通民众对医学专家具有根深蒂固的权威崇拜，而缺乏足够证据的专家意见会误导大众的医药决策。2008 年，没有行医执照的人工心脏先驱罗伯特·贾维克，在接受药厂 135 万美元的代言费后，在电视、报纸、杂志和广播中铺天盖地地宣传一种降脂新药，导致该药在全球年销售额高达 130 亿美元。令人印象最为深刻的误导涉及针对女性的激素补充治疗，它曾经以预防心脏病的名义而风靡数十年。制药公司通过"捉刀人"在专业期刊上代笔宣传和推广这种疗法，然而最终的随机化研究证明试验组女性患乳腺癌、心脏病、卒中以及高风险血栓的概率显著高于对照组，其代价远远盖过激素替代的益处。已有的研究表明，替代医学的产业中，95% 的产出是噱头，它的出色之处只在于安慰剂的分销服务。因此，作者建议对待任何新的数据，正确的态度都应该是质疑，而不是简单地接受。

恪守良知的正义之士

医学中不为人知的秘密在于任何时候医生都是根据可怜的、不完整的资料做出决定，医学程序的不当使用甚至滥用是一颗难以砸开的坚果。药物无处不在，美国成人中有 48%每天服用至少 1 种药物。制药业是生命科学产业中规模最大的部分，包括生物技术、医疗设备和诊断学。这个曾经利润丰厚的蓝筹股代表，已经从当年的一鸣惊人蜕变到如今的萎靡不振。15 年来，批准一种新药的费用从 2.5 亿美元暴涨到 40 多亿美元，翻了 16 倍。2010 年美国的调查显示，制药业每年要花费 140 亿美元去影响开药的医生，难怪 70%的消费者认为医药公司对医生的处方行为有巨大影响，超过 80%的人相信医生能从特定的处方中获益。在有些医生的潜意识中，患者就是一台移动的取款机。由于利益的驱使，2010 年在美国诞生了支架手术的"奥林匹克纪录"：一位患者 10 年内接受了 28 次冠状动脉造影、植入 16 个支架并接受心脏搭桥手术。

作为知名的心脏病学专家，该书的作者长期主持许多关键的心脏病临床试验，与几乎所有著名的制药大亨都有过合作。正是出于医者的良知，作者发表了有关万洛可能引起突发心脏病的论文，导致历史上规模最大的一起药物下架事件。截至此时，已有 2000 多万人使用过万洛，前一年的销售额高达 25 亿美元。在这一事件中，作者始终受到多方面的攻击和指责，接到过死亡威胁电话，最终失去工作和多种学术职务，然而，医者的良知使作者无所畏惧。时至今日，作者认为它依然具有象征意义，公然揭发出药物开发流程中的各种错误手段：向公众隐瞒数据，在试验中操纵数据，请"捉刀人"代笔写作，在顶级期刊发表有利于研究的论文，对调查员和"意见领袖"施加巨大压力，始终采取过激的销售和营销战术……

医院职能的必然让渡

美国的权威数据显示，目前有 8 万种在医院发生的危险感染，每年发生 15 万起不必要的手术和医疗事故，死于可以避免的医疗差错事故者为 5 万～10 万人，涉及金额为 170 亿～290 亿美元，42% 的美国人家中存在医疗事故的受害者。如今的医院依旧可以称为坟墓的接待室。从 2010 年开始，美国医院患者的就诊率呈现下降的趋势。最近几年，大型综合医院的患者量减少了 11%。第三方报告显示，患者就医的次数减少了 7.6%，住院患者量降低了 2%。未来对医院的需求将大幅缩水，仅限于需要特别护理和监控的重症患者。远程医疗中，医生与患者之间的双向视频可以发挥重要作用，直接的眼神交流尤为重要，至少 50% 的面对面问诊没有必要。越来越多的患者选择上网寻求帮助，安全的电子邮件减少了 26% 的患者就诊量。但只有不到 7% 的医生经常与患者采用电子邮件沟通，仅 44% 的医生愿意使用患者个人健康记录作为医疗过程的一部分。就在已经确定个体基因组中的所有 60 亿个生命代码后，仍有 90% 的医生不愿意根据患者的基因信息做出医疗决策。

互联网运动的本质是开放和分享，基础是信息的标准化传递。医疗领域是最慢和最艰难的，这里有体制、固有观念、医学知识的复杂性等多种因素。21 世纪开始，医生在医学活动中的绝对权威和家长式的地位正在动摇，患者通过充分利用信息、网络及各类工具，更多地参与自我医疗管理和健康管理的决策。对超过 50 个国家的 25 000 名消费者的调查显示，90% 的情况下他们都会采纳朋友、家人或同伴的推荐。未来的医生不是扮演知识仓库的角色，而是成为知识管理者，应更多地与患者沟通并提供关怀，为患者提供决策咨询，或帮患者决策，成为聪明患者的伙伴。符合未来构想的个人数字化档案模式的 4 个数字化领域标志为基因组学、无线传感器、数字化成像和医疗信息技术。

数字医疗的美好愿景

之所以确定这场"创造性破坏"准备就绪，是因为我们需要针对个体而非群体的试验数据，人们已经拥有了数字化人体的能力。数字化人体，是确定个体基因组中的所有生命代码，是拥有远程持续监控每次心跳、每时每刻的血压读数、呼吸频率与深度、体温、血氧浓度、血糖、脑电波、各种活动、心情等所有生命与生活指征的能力；是对身体任何部位进行成像处理，进行三维重建，并最终实现打印器官的能力；是利用小型手持高分辨率成像设备，在任何地方快速获取关键信息；是将从无线生物传感器、基因组测序或成像设备中收集的个体信息，与传统医学数据相结合，并不断更新的过程。现在，我们已经拥有了对人体进行高分辨率、高精细度的数字化处理技术，这是关于一场前所未有的超级大融合的故事。如果数字世界的技术没有成熟，就不可能实现。这些技术包括智能手机、宽带、无处不在的网络连接以及社交网络的普及。除此之外，数字化风暴还包括通过云服务器集群实现的无限大的计算能力，超强的生物传感器、基因组测序、成像能力，以及强大的健康信息系统。

以手机为例，除发送短信、电子邮件、打电话外，它还是电信融合的枢纽，也是多种设备集成于一体的工具。手机就如同一个多能干细胞，装上应用之后，它就拥有了从手电到放大镜等多种多样的功能，再将手机与无线网络相连，这部精巧的设备就接入全世界知识宝库的大门。如果将手机装配上医学能力，就可以实时显示个体所有的生命体征，进行实验室分析，对个体基因组进行测序，甚至获取个体心脏、腹部或尚未出世胎儿的超声图像。在医学新时代中，每个人都能充分地在个体层面进行定义，我们每个人都是独特的个体，但直到现在，都没有办法去建立生物或生理特征的个体性。个体性代表着数字革命的下一个前沿，最终能应对我们最为重要、也是至今与数字革命相隔离的领域——医疗健康。

优势互补的天作之合　再造医疗的实践指南

——《再造医疗》

在一年一度世界读书日到来之时，恰逢春暖花开、适宜品茗读书的季节，笔者潜心研读了美国作者詹姆斯·钱皮和哈里·格林斯潘所著的《再造医疗：向最好的医院学管理（实践篇）》一书，获益匪浅。钱皮是当代西方杰出的管理和企业思想家，他的首部畅销书《企业再造》被誉为流程改革的"圣经"，其他许多名著如《改革管理：新领导者的使命》《钱皮新战略：企业成长的智胜之道》《钱皮新营销：激励顾客的成功法则》等都能令人耳目一新。不仅如此，钱皮还是一位经验丰富的管理者和医学顾问，他将实用主义的观点与改革的必要性结合起来，从而拉开了医疗改革的大幕。医学博士出身的格林斯潘，现任戴尔公司首席医疗官，负责从临床视角为医疗改革提供战略性指导。他曾担任过医疗行业的各种临床和行政职务，丰富的从业经历使他能洞烛医疗行业所面临的机遇与挑战，并形成了自己独到的见解。作为医疗政策领域公认的专家，格林斯潘曾就医疗改革建言奥

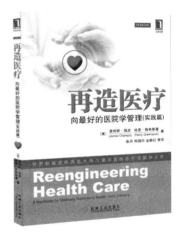

巴马政府和国会。在该书中，钱皮和格林斯潘的携手堪称优势互补的天作之合，共同将"重组"引入医疗改革之中，向读者介绍如何循序渐进地改善医疗流程，并明确地提出了改善质量、降低成本和提高医疗覆盖度的切实有效的方法。窃以为，针对我国目前医疗改革的现状，这本世界权威流程再造大师与戴尔首席医疗官的联袂之作，作为一本言简意赅的医疗改革指南，必将有助于我国最大限度地提高医疗服务质量、提升医疗安全并降低成本。掩卷遐思，该书不仅有助于读者启迪思维，而且还可供医务工作者在临床实践中借鉴。现将笔者阅读后的浅见笔录于此，以飨读者。

医疗服务的美好愿景

开宗明义，作者为我们描绘出医疗服务的理想世界：那里的医疗服务不仅品质卓越、效率超凡，而且个人和政府足以负担其费用。为何这一美好世界遥不可及？并非我们在病患的诊疗方面进展缓慢，而是源于医疗服务的水平远未能跟上科技前进的步伐。作者坦言，简单的医疗改革无法改变医疗系统举步维艰的现状，唯有彻底重组才能取得成功。这一目标与当下我国实行医疗改革的初衷不谋而合。该书成功地抓住了当前医疗系统改革的实质，通过倡导广泛使用信息技术、消除低效行为，以确保医疗系统关注健康的个人而不是破碎的流程。对于整天埋头与患者打交道的医务工作者，由于疲于应付繁重的临床工作，难免会出现只见树木、不见森林的状况，导致了对医疗改革的一知半解和信心不足。通过阅读该书，读者将会拨云见日、茅塞顿开。流程再造大师钱皮和格林斯潘医生携手，共同向我们展示出医疗重组对革新医疗护理服务的巨大潜力，并明确提出了提升质量、降低成本和提高医疗覆盖度切实有效的方法。书中探讨的重点包括：如何在大幅度降低成本的同时，提供更高效且安全的医疗服务；如何赢得持怀疑态度的医务人员的信任，唤起他们投入医疗重组的激情；如何利用技术打造更加无缝、易得、受重视和可持续发展的医疗体系；如何开始在自己的医疗组织中实施重组。该书不仅在理论上高屋建瓴，而且以令人折服的实例向读者展示了在医疗重组理论指导下临床实践所取得的骄人业绩：泽埃夫·纽沃斯仅用几个月的改革就使莱诺克斯山医院急诊室的排名后来居上，跃居全美前 1/3；汤姆·奈特改革卫理公会医疗系统（美国最大的私人、非营利性医疗组织）中患者安全体系所取得的丰硕成果。作者不仅展示出流程、文化和技术改革的广阔前景，而且以实践证明了需求对于重组所起的关键作用。

方兴未艾的医疗重组

在抚其尾相去未远的 20 世纪，除了计算机行业外，医疗行业的进步几乎独步天下，但这些进步都发生在诊疗领域，诊疗能力的进步已经远远超过医疗服务基础设施的水平。由于文化和基础设施进步的严重滞后，大多数改善安全和质量的活动正在受到阻碍。作者坦言，医疗改革历来都是一个棘手的经济和社会问题：它投入巨大却收效甚微，且质量问题层出不穷。通过多年的实践，人们逐渐认识到，医疗机构的流程中往往充满着权宜之策、冗余人员和不创造任何价值的徒劳，仅依靠立法和政府制定的政策根本无法实现医疗改革的根本目标。为此，该书作者提出了医疗重组的口号，主张从医疗流程入手，对医疗服务进行彻底的改进。作者指出，重组势在必行，而且必须由临床医生领衔实施，否则任何经济实体都无法承担全民医疗服务的重任。作者将医疗重组定义为"对医疗服务流程进行彻底的改进，以提升质量、大幅度降低成本，同时极大地拓展医疗服务的覆盖面"，并提出重组的三要素为技术、流程和人员。三要素之间并非各自独立，其间的相互作用会提高或降低医疗的整体绩效、患者的最终疗效和体验。尽管技术的进步时刻在创造工作重组的机遇，但技术并不是医疗重组的万能解决方案，仅为众多重组项目的一个关键性推动因素；无论是否采用新技术，都应该将企业的工作理解为各个流程的集合；如果缺乏训练有素的执行团队，任何流程都无法正常运转。作者强调，重组工作的目标不是要解决一个表面的问题，而是要创造一种全新、更好、能够从根本上改变模式和流程的工作方式。医疗重组不可能一蹴而就，因此必须持之以恒、循序渐进地改善医疗的流程。作者提醒读者，尽管改变人们行为的最佳途径是改变其想法，而且其速度与优化进程的速度呈正比，但不要试图通过改变人们的想法来开始重组，那将徒劳无益，因为认知的改变势必旷日持久。

独辟蹊径的他山之石

作者认为，健康始于智慧，而数字化时代医疗的重组同样需要智慧。作者通过淋漓尽致地诠释医疗信息化的应用，以独到的视角为我们勾勒出一条"整合着力创新、重组推动再造"的智慧之路。作者坦言，低效或无效的医疗不仅会破坏人类的生活、危及个人的生命，而且会吞噬个人乃至国家的财富和资源。因此，信息时代医疗流程的重组与再造，对改善医患关系、提升医疗服务质量、提高医院管理水平意义重大。毋庸置疑，电子病历的实施是医疗领域最令人鼓舞的事情，因为它驱动了标准化的进程。但电子病历在美国并未得到广泛应用，而且在已经实现数字化的医院，数字化带给患者的好处远远低于预期。研究显示，实施电子病历后，医术精湛、充满热情的医生只有 1/3 的时间与患者交流，2/3 的时间花费在与电脑打交道上。作者惊讶地发现，在全美范围内医疗重组的领导者多数是护士而非医生。究其缘由，护士所接受的教育是要同时关注患者的身体系统和医院的监控系统，她们既相信所学的知识，又要在必要的时候灵活使用；同时要在整个过程中保持镇定；由于护士没有医生那么大的权力和强烈的自我意识，故而容易变通，更容易接受变革。因此，作者提醒我们，医务人员应关注患者而不是行政流程，在任何医疗重组的计划和实施过程中，一定不能忽视护士群体所做出的宝贵、有见地的潜在贡献。

团队协作的真谛所在

在医疗行业，人们习惯于为员工提供海量的信息，而往往忽视对他们洞察力的培养。长期以来，临床医生接受的培训中并不包括团队领导、绩效管理或沟通能力，只是要求他们能够独立地完成任务，因此医生缺乏有效的方式或明确的标准来衡量自己或他人的表现。然而，医疗服务是一个涵盖广泛的庞大体系，应当由医生、护士、医疗助理、技术人员、接待人员、管理人员、患者及其家属共同组成。因此，医疗重组应当从理解需求出发，探索出一套以患者为中心、低成本、高效、简便易行的解决方案。作者认为，医疗工作中蕴含的高度责任感正是再造医疗服务行业的主要推动力，通过再造，医生将有机会达到他们所追求的行医水平。该书不仅展示了医疗重组对革新医疗护理服务的巨大潜力，同时明确提出了在组织中挖掘、发挥这一潜力的具体方法和途径。作者向读者介绍了哈佛先锋医疗协会率先实施的共同就诊服务，令人耳目一新的模式可以使一位医生同时为多达 12 例患者服务。这一创举将使医疗服务惠及更多的患者，不仅能提高服务的效率，也使医生日益复杂的工作更加切实可行。此外，共同就诊时能够营造出社交网络的氛围，患者们可以自由交流各自的病症和诊疗情况，并从他人的经历中汲取经验教训，从而鼓励患者更好地遵循医嘱。临床实践证明，该创新不仅对患者的诊疗切实有效，所带来的工作效率的提高同样不容小觑。作者坚信，只要存在医生与患者，再造医疗的实践就将永远在路上。

值得借鉴和欣赏的他山之石

——《向世界最好的医院学管理》

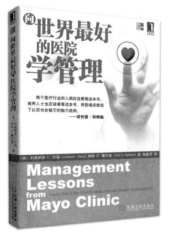

随着各种商务活动的偃旗息鼓，伴随着爆竹的轰响，传统的中国年终于到来。逝去的这个冬天，被笔者不幸言中，硕大的北京城不仅未见飘零的雪花，而且创下 60 年寒冷冬季无雪的纪录。尽管举国上下一派喜迎新年的热闹气氛，但笔者依然秉承多年的传统习俗，闭门不出，在温暖的阳台上读自己喜欢的书。去年岁末，同事向笔者推荐由利奥纳多·L. 贝瑞和肯特·D. 赛尔曼所著的《向世界最好的医院学管理》一书，并热情地送给笔者一本，为不负友人盛情，就将该书作为新年第一精神食粮。当认真学习之后，笔者不仅为梅奥诊所（Mayo Clinic）的精神所感动，而且认为他们成功的经验对今日中国的医改有非常重要的现实意义，值得我们学习和借鉴。

梅奥诊所与梅奥精神

从步入医学院校开始，大多医学专业人士就会知道享誉世界的梅奥诊所，虽然地处美国一个偏远小城，但它是全球第一家非营利性的综合型医疗服务组织。梅奥诊所的标识是三只盾牌，中间外形较大的盾牌象征着对患者的医治和关爱，而连接在医治患者两边的是医学研究和医学教育之盾。作为一家历经百年、服务精良的医疗组织，堪称世界医学和护理领域的圣地，她不仅是声名显赫且名副其实的典范，而且对高水准服务质量的追求，对于细节近乎苛刻的要求，对于招聘员工价值观的重视程度，都表明梅奥诊所是一家具有丰厚组织文化和价值底蕴的医疗组织，患者至上的核心价值观成为梅奥经久不衰的源泉。

梅奥精神由威廉·梅奥医生于 1919 年率先提出，并在实践中不断完善，截至目前主要由 6 个部分组成：①始终追求服务和非营利的理想；②始终坚持患者需求至上，对每一位患者的健康和幸福给予诚挚和独特的关注；③始终致力于团队中每位成员职业素质的共同提升；④善于适时而变；⑤持续努力，追求卓越；⑥恪守诚实与正直的道德规范。梅奥的核心价值观是通过建立一套合适的制度，来满足其成员的需求，并保证组织成员将自己的全部精力集中在"患者至上"的工作中。梅奥诊所的创始人就是医疗组织治理的专家，从而保证了梅奥诊所的自主维持、永续经营和历久弥新。

梅奥诊所管理的主要经验

作为一个历经百年的基业长青组织，作者认为梅奥诊所的主要经验如下。

第一，传承患者至上的价值观。梅奥诊所的百年品牌建立在一系列核心价值观之上，患者至上便是其中最重要的。它是医疗服务中充满生命力的价值观，它的真正力量是全体成员在工作中都时刻牢记以患者为中心的服务宗旨。梅奥诊所的历史上从来没有"费用决定一切"这样的标准，相反，患者的费用是由其支付能力决定的。如今她的预约系统为每位患者量身定做，并且等待时间不会超过 15 分钟。

第二，倡导团队医学。1910 年，威廉·梅奥医生就宣称：医疗智慧的协同合作和力量联盟是为患者提供服务的最好方式。长久以来，梅奥诊所不仅注重其目标，还注重通过团队合作实现这一目标，团队合作是梅奥诊所的核心战略和重要制度。为了鼓励团队合作，梅奥诊所实行全薪制，即不会基于医生的出诊或手术数量提供奖金。在团队内倡导相互尊重和互助，不仅对每位成员承诺团队的支持和帮助，并且鼓励员工相互学习交流。

第三，领导层的精诚合作。梅奥诊所首创了"医生-管理者"的合作模式，医生领导者拥护的是患者至上的理念，而管理者则要对财务运营负责，只有在二者间保持适度平衡，才会产生高效的管理决定。在梅奥诊所没有耀眼的明星，但却是群星璀璨。他们坚信确定正确的领导人选非常重要，其中医生领导力的培养尤为重要。梅奥诊所致力于寻找内部人才以延续它的价值、文化和高效的临床模式，富有生机的领导轮换模式和集体协商管理的制度能够让富有天分的人才脱颖而出。

第四，为价值观和才能而招聘。梅奥诊所的创立者认为，梅奥诊所的精神只能通过人而存在，自己的员工才是成功的最根本要素。加入梅奥诊所的候选者中价值观的契合是第一要求，它要求自己的员工必须理解制度和规则，如果能够做到就遵守它，如果做不到就得离开。同时，需要具备一定忠诚度并且能力出众的员工。因为她拥有一支自觉要求进步的工作团队，所以梅奥诊所没有加班奖励和额外的假期。

梅奥诊所给我们的启示

第一，梅奥诊所成功的关键是患者至上的核心价值观在每一位员工身上都得以体现。一个组织真正的价值观一定被其成员身体力行，唯有通过组织成员及其客户之间的交流，才能给其带来活力。这种人性化的价值观共享心间，其内容重于形式，行动重于言辞，在核心价值观亘古不变的前提下，实施方法千变万化。梅奥诊所的员工在这里得到的最重要的回报是个人价值的提升。

第二，倡导互助和团队合作。为患者服务从大处着眼，小处入手。患者的需求经常是些微不足道的小事，可却同时是至关重要的。倡导"无边界管理"使得组织更加开放，能力和资源也得到最大限度的开发，在工作中，没有任何一位梅奥人会说"这事与我无关"。梅奥文化最伟大的成就之一就是将请求帮助和请教他人视为正常的、期望的行为。协作、协力、协调是支撑团队合作的三驾马车。

第三，医生与管理者的精诚合作。发挥各自长处，协调一致取得成功。由于在满足患者需求的前提下，员工能得到不菲的报酬，于是他们能够追求比经济收益更高的价值。梅奥诊所的大部分管理决定由团队做出，而不是由个人拍板决定，这有赖于同事之间的良好沟通。为了保证基业长青，在不同层次上不断培养信仰并实践着梅奥价值观的未来领导人。

第四，招聘为事业而来者。坚信投资员工就是投资成功，将价值观放在人才招聘的首位，确信优秀医护者所需的友善和富有人情的行为更多来自于潜在的价值观而不是培训课程。创建一种成功圈，招聘为事业而来的员工，努力寻找那些具有必备价值观、才能和成长潜力的合适员工，在每位员工的贡献和诊所需要之间建立良好的契合点。他们坚信，服务机构依靠员工们的奉献和他们的服务热情跻身于并停留在优秀机构之列。

第五，全方位培养人才。最好的医护人员都可以称得上既是"工程师"又是"艺术家"。"工程师"可以发现问题，然后运用技术手段来解决它；而"艺术家"让每一位患者都感到温暖、舒适、安全和充满希望。组织能力的卓越绝对不仅仅只与科学相关，它同时还与艺术相连，这就包括人文关怀、教导、协作、慷慨的行为、个人的勇气和引导人们做出决定并付出额外努力的核心价值。

在该书中，梅奥诊所向我们展示了对于"现代-传统"企业理念的承诺，即战略与价值观相融合，创新与传统相结合，智慧与团队协作相配合，以及科学与艺术相统一的过程。我们获得了梅奥诊所成功的秘诀：始终坚持由梅奥兄弟开创的，通过医学研究改进诊断工具、诊疗技术以及治疗方法的经营理念，坚持患者至上的核心价值观，通过自己的一流服务将患者转变为营销者，通过口口相传向世界传递非凡的服务。

早在 1921 年，威廉·梅奥医生就写道：医学对美国的发展至关重要，一个民族最伟大的财富是他的人民的健康。在中国医改攻坚克难的今日，这一理念愈发历久弥新。患者至上一直是每一位医学工作者行动的准则，在医学变得越来越不"可爱"的中国，如何从体制和机制上确保医疗机构中患者至上的核心价值观永不褪色，梅奥诊所的百年实践值得我们学习和借鉴。不仅如此，在该书中作者通过无数鲜为人知和微不足道的实例，使梅奥诊所的医疗实践和对患者的悉心关怀跃然纸上，使读者不仅从中得到多方的启示，而且还经历一个既启迪心智又受益匪浅的旅程。

科普佳作

生如夏花之灿烂

——《生之愉悦》

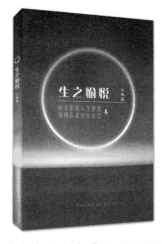

每逢岁末年初，都是总结过去和规划未来的时候，今年的此时，对笔者而言尤为特殊，不仅在人生的旅途中年过半百，而且依依不舍地离开了自己从事 27 年的编辑岗位，已知天命之际将在新的管理领域开疆扩土。就在辞别旧岁喜迎新年的众多信函与贺卡中，意外获赠一本书名别致、内容新颖、版式唯美、印刷精良的新书，更为欣喜地看到，作者是一位颇具文采的医学博士，这就是许琳所著的《生之愉悦：中美患者人生感悟&顶级医者诊治心经》一书。本着对新书先睹为快的热情，借一个少有的闲暇周末，在自家温暖的阳台上一口气读完全书，感慨之余将读后的心得笔录于此，以飨读者。

就在全球蔓延世界末日即将来临的恐慌之中，《生之愉悦：中美患者人生感悟&顶级医者诊治心经》一书为信奉科学的人们带来一缕阳光，独具匠心的封面设计充满寓意，追求健康战胜病魔的动人故事引人入胜。在书的扉页上，作者开宗明义地写道：献给被疾病困扰的个人和家庭，献给不可预知的人生，献给我们仅有一次的生命。

　　作为一名年轻的眼科医生，该书作者动笔于其在美国哈佛医学院麻省眼耳医院研修阶段，完成于回国为母校继续效力期间。尽管中美之间的文化差异明显，社会制度和价值观不同，但所面对的主要疾病有其共性。为此，作者独具慧眼地选择了盲/低视力、乳腺癌、糖尿病、老年痴呆及艾滋病等发病率高、社会关注度大的疾病，通过一个个曲折委婉的疾病诊治经过、真实可信的人物访谈故事，向我们描绘了两国患者的人生感悟和顶级医者对治疗这些疾病的心路历程。通过对生命的思考，对人生的感悟，对当前中美共同关注医学热点的探究，加之对文学的偏爱，促成作者在前言中坦陈：用我的足迹，穿越万里远涉重洋，找寻科学前沿资讯；用我的思维，探访中美医学权威，进行一场巅峰对话；用我的眼睛，审视医学服务理念与模式；用我的心灵，感受疾病与生命的故事；生命多么美好！

　　在盲/低视力篇中，作者告诉我们，当今世界，每1分钟就会出现1名盲童。残障人士对社会的贡献，不能用国内生产总值来评价，而是对文化和道德的贡献。通过15个故事或人物专访，作者以独特的视角发现，盲人数量居世界第一的中国，盲人在公众场合的出现率却远低于欧美发达国家。究其原因，无障碍设施的明显缺失，社会文化心理因素导致盲人缺乏足够融入社会的意愿，全社会需要提高帮助残障人士的意识，应给弱势群体平等的眼光和共生的天地等。

　　有关乳腺癌的篇章中，作者在开篇就直言：没有女性会不关心自己胸部的尺寸，但并非每个人都关注乳腺健康。文中不仅介绍了中国乳腺癌的现状和危险因素，而且在治疗上从"可耐受的最大治疗"进展到"有效的最小治疗"。肿瘤个体化治疗为大势所趋，在不能彻底消灭肿瘤之时，就要与瘤共生，带瘤生存也是生存。作为常见病，中美专家对乳腺癌的诊治水平日趋同步，但作者发现，中美顶级医院之间最大的不同在于"社工部"。在美国，医疗领域的社工数量众多，且服务是免费的，无须为医院创造任何经济效益，当然，医院开展此项服务的重要前提是美国的医院可以得到大量的来自个人或企业、机构的捐赠。

我国每 10 个人中就有 1 位糖尿病患者，其中只有 40%的糖尿病患者知道自己的病情，还有 60%的人未得到诊断。在糖尿病篇中，作者通过对 3 位典型患者和 11 位不同领域顶级专家的采访，告知我们要想成为抗糖达人，就需要理智与快乐地生活。美国对患糖尿病 50 年仍然生存良好者的研究显示，他们都是非常非常快乐的人。由于糖尿病伴有多种并发症，尤其是糖尿病视网膜病变的症状隐匿，故提醒患者需要早期筛查、定期随访、及时介入。哈佛医学院 Joslin 糖尿病中心运动医学部的经验显示，每个人都会从某种锻炼中获益，运动医学重在专业性与对人体全局的掌控，不必一次完成运动，可以分次进行；生命在于运动，运动在于科学。

面对中国的老龄化问题、独生子女政策带来的"4+2+1"家庭模式，以及日常生活中难以辨识的正常人的老化与疾病导致的痴呆问题，作者写下老年痴呆这一章。通过两位典型患者的诊治过程以及对 10 位有关人士的专访，作者对这一疾病的总结如下：阿尔茨海默病不仅威胁中、美两国，而且其发病率在全世界均与日俱增，需要寻求全球的解决方案。家庭成员要注意识别痴呆的早期信号，让患者享受人生的最后时光。共同创造的记忆，谁也抹不去；珍惜现在的每刻，因为昔日不再来。老年痴呆患者逐渐丧失了尊严，也是亲属沉重的负担。患者不仅需要精神慰藉、悉心照顾，也有生理需求，哪怕是 80 岁高龄，这一点不容忽视。

在该书的收官之篇，作者讨论了必须面对的艾滋病问题，不仅亲自采访了 11 位艾滋病患者，包括感染艾滋病毒超过 30 年、世界上生存期最久的感染者，还记录了就这一疾病与首席科学家、普通医生以及志愿者等 11 人的思想交流。作者认为，艾滋病病毒不是一切痛苦根源的挡箭牌，患病不等于向生活停止索求，感染者仍旧可以做生活的强者。没有人终其一生纯净无瑕，如果不好的事情已经发生，并不意味着好事就一定不会到来；但如果没有健康，生活就失去真正的快乐。作为感染者，历经生活中的悲剧，一定要有所借鉴，就怕最后一无所获，那才是真正的悲剧。让自己笑，逗别人乐，幽默感对活得长久很重要。作为专业人士，更重要的是帮助感染者唤起自身内在的力量；减少对感染者的歧视，医生团队的领头人至关重要。拥有一位可以长期信赖的医生太难，医生要加强学习并懂得尊重患者。从书中可以看出，艾滋病病毒就在身边，并不是多性伴侣或对感情随便的人才会感染，保护自己是每个人首要的责任。随着科学的进步和诊治水平的提高，艾滋病已被定义为一种慢性疾病，感染者有着漫长的人生，艾滋病改变的不仅是生命而且是人生。通过多学科协作，必将明显提高艾滋病病毒感染者的生存质量。正如一位患脊髓灰质炎的艾滋病领域志愿者所言：我希望见证，终有一天，艾滋病病毒就像曾经的脊髓灰质炎病毒一样，只成为一段记忆。

古往今来，人类最强烈的欲望不是功名利禄，不是爱恨情仇，而是求生。在求生进而拥有健康而美好的人生面前，其他诉求都显得苍白无力。我们在亲人的欢笑声中诞生，又在亲人的悲伤中离去。生命是一段旅程，就像一个不断疗伤的过程。科学的进步，使我们得以凭专业导航，借时间疗伤，用坚强自救。悲观者说：生于忧患，死于安乐。而通过阅读该书，笔者真正领悟到人生的真谛：每个人都有责任让这个世界变得更加美好，只有充满对生活的热爱，保持健康向上的态度，才有可能使生如夏花之灿烂，死如秋叶之静美。

无人幸免的自愈疾病　普通感冒的非凡生活
——《阿嚏！普通感冒的非凡生活》

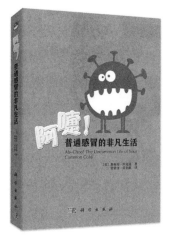

自古以来，在大众的思维中，一直天经地义地认为人食五谷杂粮，孰能无病？尤其对日常生活中屡见不鲜的感冒，更是觉得仅为身体小恙，何足挂齿？读完美国作者詹妮弗·阿克曼所著的科普佳作《阿嚏！普通感冒的非凡生活》，才发觉身为医务工作者、长期与医学文献打交道的笔者竟然对感冒的认知如此肤浅。看似普通的感冒，人类对其认识并探寻防治之路的努力是何等艰辛，无异于哥伦布发现新大陆一样百转千回地曲折。而在其中筚路蓝缕矢志前行者，不少是彪炳史册的杏林大家。阿克曼通过多年追踪举世闻名的感冒研究中心的研究成果，用翔实的数据为我们揭穿了一系列谎言，甄别了关于感冒治疗的流言蜚语，纠正了人们对于感冒的自以为是的错误认知。在医患矛盾加剧、医疗资源不足的当下，出版科学性强、大众关注度高、趣味性浓的科普力作，无疑有助于重拾医学人文精神，倡导医患共同决策。

看似琐事却关乎民生

作者认为,科学家有充分的理由称当今时代为感冒的黄金时代,现代社会似乎已为感冒病毒在鼻子间迁居创造了理想的环境。一方面,可憎的感冒流行一如往昔,或许可以说更甚。美国的孩子每年患感冒多达 12 次,成年人也会患 2~4 次;另一方面,全球化的推进,加上大部分工作向室内转移,意味着我们与他人分享的空间与物品前所未有地增多。办公室、健身房以及其他公共空间中,大批人群肩并肩地工作、游乐,让这些场合成为病毒的交换之所。托儿所与小学中,孩子们分享着分泌物,也让这些地方成了感冒滋生的沼泽。研究发现,除了第一次世界大战的战壕外,就属幼儿托管中心最能让病菌迅速传染。科学家为何对感冒如此小题大做?无疑是感冒研究看似琐事但却对国计民生价值极高,书中给出的数据足以证明这一点。一窥普通美国家庭的药柜,会发现里面存放着多达 8 种不同的感冒药,可见鼻塞、咳嗽确实是一个大问题。美国人每年累计要患多达 10 亿次的感冒,在感冒药物上的花费亦是以数十亿美元计。得感冒或许常见,但治疗感冒绝不便宜。在美国,每年感冒造就了上亿次的就医,带来超过 150 万人次的急诊室之旅,以及数以亿计的工作缺勤,给美国带来约 600 亿美元的经济负担。在儿童中,罹患感冒的人次比其他所有儿童疾患加起来还多。感冒还要为 1.89 亿次缺课负责。

难以忘怀的逸闻趣事

该书不仅介绍了科学严谨的感冒知识,而且书中也不乏引人入胜且令人难以忘怀的逸闻趣事。在人类的许多种语言中,指代感冒的词语始终离不开寒冷之名,意大利语、葡萄牙语及德语中的感冒一词全都是着凉或受寒的意思。早在 18 世纪 70 年代,富有先见之明的富兰克林就猜想,引起感冒的并非气温而是另有元凶。他经过观察发现,当被关在室内、车厢内等狭小密闭的空间时,或是人们坐在一起交谈、互相吸入对方呼出的气体时，人们经常相互传染感冒。为此他猜测，引起感冒的根本原因是可在人与人之间传播的媒介物。19世纪中叶，巴斯德和科赫等伟大的微生物学家通过显微镜进行深入观察，表明的确存在可导致传染性疾病的微小生物体。第一次世界大战伊始，一位在莱比锡工作的研究员第一次证明了感冒患者的鼻涕能让他人患上感冒。科学家认为，在可供研究的所有物种中，人类可能是最不配合、最让人信不过、最神经质且反复无常的物种，因此对感冒的研究一直进展缓慢。在探寻感冒的治疗中，曾使用过无比荒谬的"治病良方"，遭遇过许多死胡同，进展如一潭死水。为了治疗感冒，美国总统柯立芝曾坐在一间经特别设计、密不透风的氯气室内，吸入致命的酸性气体混合物长达1小时。2次获得诺贝尔奖的鲍林在1970年出版了《维生素C与普通感冒》一书，声称服用高剂量的维生素C能预防感冒并缓解症状，他的崇高声望为这一证据缺乏的理论赢得广泛支持。迄今已有超过30项涉及逾万人的临床试验证实维生素C不能预防感冒。专家坦言，关于感冒特别令人着迷之处在于，对感冒的治疗反映了人类的决心，只要我们相信它管用，再疯狂的事情也愿意尝试，不管是用醋漱口还是用水汽熏蒸，我们乐于花大钱，冒大险，仅仅是为了缓解迟早会自愈的轻微疾病。

独具匠心的科学探究

美国弗吉尼亚大学医学中心拥有高水平的感冒研究者，他们正忙于从感冒患者鼻腔中采集病毒，再将带着病毒的分泌物涂抹在电话、电灯开关、电脑键盘和冰箱上。他们把感冒病毒直接送入志愿者的鼻孔内，观察医生们挖鼻孔的习惯。其研究结果显示，不同病毒对寄居地有各自的偏好，鼻病毒喜欢温暖舒适的鼻咽部，副流感病毒喜欢喉头和气管，呼吸道合胞病毒偏好肺的小气道，流感病毒则喜欢肺本身。只需要很少的鼻病毒，至少单个病毒颗粒便足以令人感染。鼻病毒绝少通过嘴进入人体，一般是借助肮脏的手指挖鼻孔或揉眼的机会偷偷潜入鼻腔。每10位美国人中就有1位用手擦完鼻子后与他人握手或使用门把手，如果鼻子是感冒传播中的罪魁祸首，那么双手就是罪不可赦的帮凶，所以传播链就是手到手然后再到鼻子。对大多数感冒而言，直接接触可能是首要原因。病毒滋生最严重的地方是儿童游乐场的设施和公交车的栏杆及扶手，健身房中手能触及的表面中有 63%存在感冒病毒，用湿抹布擦拭它们反而促进了病毒的传播。因此，洗手是预防感冒最有效的方法。从感冒病毒进入鼻腔开始，它需要 8～12 小时来完成其生殖周期，打喷嚏、流鼻涕等症状往往在感染 12 小时内开始发作，通常在 48～72 小时前后达到高峰，感冒在症状出现后的 2～4 天内传染性最强。20%的人在乘飞机后 1 周内患有感冒，发病率是居家者的 4 倍。感冒治疗中安慰剂的效应毋庸置疑，安慰剂效应是所有感冒治疗方案中关键的组成部分，那些替代疗法的试验所取得的零星阳性结果可能归功于安慰剂效应。当人们以为自己正在接受治疗时，即使服用安慰剂，症状也经常会奇迹般地消失，这无疑是患者对药物或医生信任的结果。

感冒常识的正本清源

该书不仅追溯了感冒悠久的传统，浓缩了最新的研究成果，揭发了五花八门的广告陷阱，还穿插了许多我们前所未知的事实。与癌症、心脏病、糖尿病等更为可怕的威胁人类健康的疾病相比，攻克普通感冒的优先等级似乎不高，但对感冒的探索也给科学家带来惊喜，过去 10 年间的科研成果已经彻底颠覆了我们昔日的认知。研究结果显示，尽管感冒时患者感觉寒冷且其的确多发于较阴冷的季节，但感冒与低温的关联却是微乎其微。尽管人们会在感冒前面加上特指的定冠词，但其元凶并非单一病原，而是至少可以分为 5 大类总计超过 200 种的不同病原。鼻病毒族是迄今最常见的感冒病毒，由 100 种以上基因型各异、响应不同抗体的病毒株组成，导致半数以上的感冒。所有感冒的症状都大同小异，源于感冒症状不是由病毒的破坏性影响造成的，而是由人体对这些入侵者的反应所致，致炎性细胞因子产量越多，感冒症状就越严重。关于感冒最大的误区，就是认为易感性是免疫系统削弱后的结果，容易感冒绝非反映个人的免疫系统很薄弱。

假如你非常渴望治愈感冒，"提高"免疫力或许是你最不应做的事情，打喷嚏、咳嗽和流鼻涕都是身体为了清除病毒所做的各种努力。孩子是感冒的活磁铁，成人的感冒频率往往取决于是否经常接触孩子，因为孩子们常被称为"感冒病毒的主要仓库"。

和睦共处的美好未来

随着制药技术的突飞猛进，如今可供选择的药物比过去多了好几百种，但没有一种能够真正预防或治愈感冒。正如专家所言，如今热门的感冒新药层出不穷，但结果终究令人失望，今天的神奇疗法就是明天人们的笑柄。感冒药难觅的原因包括：由于多种病毒都能导致感冒，病毒也就成了难以琢磨、行踪不定的目标；感冒症状轻微，且会自行痊愈，因此药物要起效得足够快才能奏效；药物要绝对安全且价格便宜。已有充分证据表明，病毒是人体环境的一部分，我们活在大量的微生物之中，心肺全无的病毒与我们终生相伴且对人体有益。任何病毒生存的目的都不是惹恼或杀灭人类，而是繁殖。感冒病毒更关心的是自身的繁衍生息，而非人类的痛苦。能力不济的病毒才会杀灭人类，聪明的病毒则必将与人类和睦共处。此外，人类与病毒在伙伴关系中同样获益匪浅：感冒迫使我们慢下了，得到了喘息的机会；会使我们的免疫系统更健全，免疫应答更强有力；感冒教会了我们认识自身的某些特质和个性。曾几何时，病毒性流行病给人类造成了最旷日持久的威胁，但那遥遥无期的征服之路使得科学家将病毒视为演化过程中的胜利者，它们对地球生命的发展进程有着深远的创造性影响。

不可或缺的人生礼物　独辟蹊径的医学洞见

——《疼痛》

作为医务工作者，我们头脑中固有的观念就是应该远离疼痛，但美国作者保罗·布兰德和菲利普·扬西所著的《疼痛——无人想要的礼物》完全颠覆了笔者的这一看法，唤回了笔者几乎失却的记忆和感觉。这是一本带有浓厚感情色彩的关于疼痛的科普图书，分为从医之路、就职于对疼痛的研治和学会与痛为友三部分，忠实记录了作者逾50年的行医历程和人生感悟，无疑是其杏林生

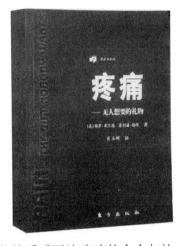

涯的生动写照。在书中，作者深入探讨了不能接受或医治疼痛的个人与社会因素，为倡导人们与痛为友提供了充分的证据。作者将枯燥乏味的科学知识融入感人至深的故事之中，具有很强的可读性。笔者尤为敬佩他们在艰难的环境中创造性地恪守自己使命的敬业精神，其非凡的经历令人惊叹。当然，读者也可将该书当成科研历程的记载、医学知识的科普或作者的诊疗记叙来看，深入浅出的描述和引人入胜的介绍也给读者留下很深的印象，书中的不少场景感人至深并发人深省。无须讳言，没有人喜欢疼痛，可是如

果一个人从不会疼痛，那将是比疼痛更可怕的事。因此，作为能够感受到疼痛的正常人，笔者还是感到非常庆幸并充满幸福感的。

鲜为人知的医学常识

作为毕生行医的博学鸿儒，一生中 5 次患病入院，布兰德对疼痛有着常人难见的亲身体验，作者对不同疾病导致疼痛的真知灼见令人醍醐灌顶。布兰德发现，通常人们避之唯恐不及的疼痛感，其实是人天生的一种自我保护系统，他极具耐心地向读者普及关于疼痛的各种知识，并将疼痛称为人生的礼物。他认为，人体是一架巧夺天工的机器，在各自运转良好的健康时期，身体的各种器官并不会干扰人的乐趣，默默地无私奉献，只有出了故障才会通过疼痛进行报警。没有疼痛，犹感失去自己，因为缺少了疼痛所提供的自我保护的本能。作者花费了很大篇幅从技术层面解释疼痛，告诉读者不少鲜为人知的医学常识。比如，手指尖每平方英寸（1 英寸=2.54厘米）就布满 2.1 万个热、压及痛的传感器，人体不同部位对疼痛的敏感度差别也很大。按照某个疼痛的计量单位计算，被感知到疼痛的最小阈值分别为：眼角 0.2，前臂 20，脚掌 200，指尖 300。眼角和指尖对疼痛的感知敏感度差距超过 1500 倍，疼痛的感觉也依赖于疼痛所在点及其周围感知信息的解释。不同部位的疼痛都是适应各自具体的功能而存在的，其种类各异，如皮肤会有刺痛，胃肠则主要是胀痛，从而在健康的机体上各司其职。疼痛令人不快的特性正是人得以保护自身的关键，只有在与其他感觉，诸如触觉、痒、甜、香等感觉信号竞争中脱颖而出，疼痛信息才可传达到大脑，并在大脑意识作用下，做出相应的反应，如去吹烫伤的手指，或去揉搓被撞疼的脚。在日常生活中，对疼痛不敏感者并非少见，如麻风病、糖尿病、酗酒、多发性硬化、神经紊乱、脊髓受伤等病症都能带来对疼痛毫无敏感的灾祸，正是其异曲同工导致的疼痛缺乏，使患者生活在危险之中。而对那些"先天性无痛症"患者而言，疼痛本身恰是一件美好而且昂贵的礼物。

麻风患者的正本清源

罗素曾言:尽管常识对日常生活非常有用,但常识却很容易令人迷惑。人类值得庆幸的是,疼痛是身体所感受的各种感觉的一部分,它引起了对可能造成身体损伤事物的警惕。但这个不言而喻的事实,在布兰德时代并不为众人所熟知,特别是无人将其与麻风病相关联。布兰德在治疗麻风病领域所取得的成就举世瞩目,他发现不痛是这种令人恐怖疾病最具破坏性的特征,该病的多数情况可归结于疼痛感的简单消失,患者自残其身无疑应归咎于缺乏疼痛感的保护。作者指出,麻风病是通过破坏感觉神经的功能使得没有任何电信号传递给大脑,从而导致没有疼痛。病情严重者甚至会进一步造成失明,从而使患者在头脑清醒的情况下丧失了绝大部分的对外感觉。这是一件非常恐怖且难以想象的事情:感觉系统的故障使得患者丧失了对外界刺激信息的获取,从而就掐断了这一反馈环路。当年人们普遍认为麻风杆菌会导致肌肉和骨骼消失,有些麻风病患者早上醒来,发现自己的指头神奇地消失了。然而布兰德通过细心观察发现,患者的手指并非无缘无故消失,而是在夜间被老鼠吃掉的。究其缘由,正是因为麻风病患者对自己的四肢丧失了感觉,缺少了疼痛警示系统,即便是手指被老鼠吃掉,也不能将其从睡梦中唤醒。更为严重的是,缺少了疼痛刺激,即便在意识清楚的情况下,手脚也会被当作身体之外的工具一样被滥用,从而造成肢体的损伤,最终导致截肢之类的残疾。事实上,即便患者有意识地小心防护缺乏痛感的四肢,也难以避免伤害:导致其严重后果的身体损伤,很可能并不是直接看得见的剧烈损伤,更多是轻微压力的重复性累积。麻风病患者由于缺少对疼痛的感知,就维持了一直不变的走路步态,从而即便只是十几千米的步行也很容易造成对脚的严重生理损伤。正是布兰德终其一生的潜心研究,才使得人们对麻风病的认识得以正本清源。

独辟蹊径的医学洞见

布兰德是享誉全球的手外科和麻风病学者，绝非研究疼痛的专家，他是通过医治那些感受不到疼痛的人而矢志探索其奥秘。正是对医学研究的精进和对患者的挚爱，使得他以一个殉道者的热情专注于疼痛研究，并成为触类旁通的医学大家。他依据亲身经历得出的结论是，人类具有疼痛这一卓越的特权，它是生活中极为普通的经历，但对人体健康至关重要。医学并不只是治疗身体的某一部分，因为患者的心理和精神因素对恢复健康尤为关键。由于在英国、印度、美国分别都有超过 20 年的行医体验，作者发现不同文化背景中看待疼痛的态度迥异：英国人能愉快地承受它，印度人懂得不去害怕它，美国人则遭遇少但担心多。在长期的医疗实践中，作者对疼痛的认识不断更新：疼痛在抽象中出现，没有其他感觉比疼痛更富有个性化且令人纠缠不休。疼痛只有在信号、信息、反应这一整个循环过程完备之时才能真正存在，其导致不快乐的特质正是其得以保护人体的关键。疼痛感没有上瘾性，只要有危险存在，它就不间断地向有意识的大脑汇报。大脑能控制疼痛的解释表明疼痛会受到意识的影响，甚至会受到与生理特性无关的社会文化的影响，这也意味着人们可以通过意识的训练而非使用药物来克服相当多数的疼痛，一个充满友爱的集体对消除疼痛的作用不可低估。人们经常使用转移注意力的方法，即让大脑花费更多的时间去解释其他的事情，从而无暇顾及疼痛。作为强化剂，消极情绪如恐惧、生气、内疚、孤独、无助等对疼痛的影响远高于任何止痛药，而希望、信任、爱、欢乐、生存意志、创造力及幽默感等积极情绪无疑是驱逐疼痛的良药，因此人类只有通过学习和掌握疼痛，才能避免被疼痛所主宰和支配。

触类旁通的人中骐骥

作者在精彩纷呈的生活故事中，讲述了一位毕生在英国、印度和美国行医超过 50 年的杏林翘楚非凡的成长经历及其人生感悟，潜移默化地阐述了自己对疼痛的目的、起源、缓解手段的认识进程。我们不仅能从风趣的故事中了解到他精辟的见解,而且还被布兰德乐善好施的人文情怀所感动。他凭借外科医生、学者、探索者和哲学家罕见的洞察力,在一群饱受疼痛折磨的患者中辛勤工作。他超凡的经历形成强烈而统一的主题,使他对疼痛悟出使人脑洞大开的洞见:人生中疼痛不可或缺并能被转化成有价值的东西,它不需要摧毁并能被改变。作为一位终生以行医为善的智者,他毕生实践中得出的感悟对读者深有启迪。同时,作者将疼痛和快乐联系起来。人生的经历告诉我们,疼痛让人苦不堪言,承受的时候,谁都愿意远离它,但却真的无法离开。上帝赋予人类生命,又随机配送了疼痛这个让我们避免自我伤害的礼物。作者认为与疼痛为敌的观念有严重缺陷:患者拥有疼痛的潜力越大,他的伤就越容易受到医治。如果将它作为敌人而不是警示信号,疼痛便不能通告实情,这是典型的掩耳盗铃。人类在采用日新月异的科技手段掩盖疼痛的信息时,必将导致令人恐怖的后果。因此,感激已成为作者对疼痛的一种反射,因为他深知疼痛不是生命的负累,而是感知的窥镜。疼痛是生活中的必需品,是医治和人体健康的同盟军,是身体最忠实的护卫者。如果我们一味地回避、遗忘或无视疼痛,将只会置我们于更大危险之中。有鉴于此,一个健康完美的人生必将有疼痛相伴,为了不留缺憾,应该让心灵重新感触疼痛,不仅需要与疼痛相处,甚至要战胜它。

引人入胜的血液故事　充满温情的科普佳作

——《血液的故事》

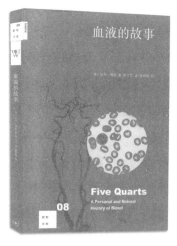

　　每到岁末年初，许多人都在总结过去并展望未来，假期也是出游或探亲访友的大好时机。然而，对于笔者这种平日里"浪迹天涯"的人而言，难得有闲暇时光，在自家温暖如春的阳台上，沐浴着冬日的暖阳，品茗读书。新年阅读的第一本书是美国作者比尔·海斯所著的《血液的故事》，作者引领我们沿着汩汩流动的血液，在科学、历史和神话中遨游。这本分为 13 章的书涉及血液的多个方面，从各章的标题就可略见一斑：怪物之血、主宰生命的精神、生物危险、亲姐妹、起源的故事、活组织染色法、血液中的发现、血液犯罪、嗜血逸事、女血友病患者、献血、血液与性欲以及记忆细胞。作者通过一个个生动的故事，捕捉与血液相关的话题，介绍了人类对血液日益精进的认知过程，揭示了血液中隐藏着的如此之多的奥秘。读者从书中亦能捕捉到作者的人生轨迹，以及他与其同性伴侣挑战艾滋病的勇气。掩卷遐思，作者在科学严谨地普及血液知识的同时，也为我们讲述了史料翔实且引人入胜的血液故事，该书亦不失为一部充满生命温情的科普佳作，尤其值得医务工作者阅读。

血液知识的全面科普

尽管笔者是医学院校科班出身并在中华医学会工作逾 30 载，但对该书中所介绍的许多血液学知识仍前所未闻。作者坦言，血液是温暖的，可以感觉到的，我们一生就沐浴在其中，人类的生命一直都与血液息息相关。在人生的不同阶段和每一个转折点，血液都会留下记忆的标记：我们在血泊中降生，家庭的历史也蕴含在血液中，人的躯体日复一日地被血液滋养着。该书中有 5 章对血液的医学知识进行了全面的科普，读者可借此了解血液的原理，从而对自身的健康多有裨益。人类生物学的一个简单事实是，血液在冲出心脏的一刻速度最快，可以达到 1.06 千米/小时，人体中的血液流淌到身体最末端后最终返回心脏，血液大约每年循环 100 万次；一个成年人体内平均有 5680 毫升血液沿着人体内总长为 96 540 千米的动脉、静脉和毛细血管流淌；人体处于休息状态时，一个血细胞大约只需要 30 秒就可以完成在血液系统中的全部循环；血液向体内 100 万亿个细胞输送营养并带走它们所产生的垃圾；血是温热的，比唾液的温度还要高；血液有某种金属味道，因为其中富含铁元素，人体中存储铁的 2/3 都在血液中。血液从不休眠，即使人体处于失去知觉或麻木状态，血液仍然处于最具活力的防卫状态。当我们进入睡眠 30 分钟后，充当攻击手的 T 杀伤细胞就开始全力出击了，而其存在的唯一目的，就是消灭病毒、细菌和毒素这些外来的入侵者。不仅如此，血液对人体还有修复功能。

源于血液的多种发现

作者指出，血液生活在几乎完全黑暗的世界中，除了在眼部所做的愉快而短暂的停留之外，它们在骨骼、肌肉和皮肤深处暗无天日的血管中静静地流淌。尽管如此，有关血液的故事却一直存在于日常的生活中，也记载了科技进步的雪泥鸿爪。许多人认为人体的标准体温是 37℃，其实不然。自 1800 年以来就存在的一个数学错误是这一错误概念的根源，人体的平均标准体温应该是 36.78℃。正是列文虎克发现了红细胞从而改变了当时科学家对血液的看法，同时他还发现了毛细血管。该书中介绍了文艺复兴时期达·芬奇对血液的研究，始于观察阴茎的勃起，性欲的产生是由血液驱使并依靠血液来完成的，血液使我们人类完成了那一引人注目的转变过程，这一过程在脱掉衣服之前就开始了。19 世纪 80 年代，人类发现了血小板；1901 年，发现了血型。随着献血和输血的需要，人们的研究显示，在体内红细胞的寿命从未超过 4 个月，血小板的寿命不超过 10 天，有些白细胞的存活时间不足 6 小时。在体外血小板的功能只能保持 5 天，而红细胞在冷藏条件下可以存活 42 天，冷冻条件下可以存活数年，冷冻血浆的存储期不能超过 12 个月。在对感染艾滋病病毒的血液进行检查时发现，包括红细胞、血小板和血浆在内的所有血液成分中都含有艾滋病病毒。不仅如此，该病毒还存在于器官和淋巴腺体中。对艾滋病而言，由于我们无法杀死体内每一个讨厌的被感染细胞，因此说治愈并不准确，而控制才是精确的。艾滋病病毒只需要一个已经感染的 T 细胞，就可以重新开始大规模瀑布般的病毒复制。对已感染者而言，艾滋病病毒就像疱疹，你永远都会携带它，但我们将会控制它。

不堪回首的痛苦往事

作者指出，科学上的失误和伟大的发现一样令人饶有兴趣。血液一方面传播致命的疾病，另一方面又通过制备疫苗和输血挽救人的生命。时至今日，人类认知血液的艰辛历程和所付出的惨痛代价也是人类自身获得救助的历史，因为人类对血液的认知和体验不仅是科学探索的一部分，而且挽救了无数人宝贵的生命，并促进了人类的健康。作者指出，古罗马时期最著名的医生盖伦有关放血的错误观点被视为医学界的绝对真理而奉为圭臭长达 1400 年，这种一无是处的放血疗法在世界上多数地区流行了 25 个世纪，几百万人亲身尝试过这种声名狼藉的疗法，美国总统乔治·华盛顿正是由于在 12 小时内 4 次放血，共计放血 2840 毫升导致咽喉炎恶化而驾鹤西去。回溯历史可知，人类的血缘关系是密不可分的，不仅能血脉相传，而且也能遗患后人。在"女血友病患者"一章中谈到血缘时，作者引经据典地介绍了皇室高贵的血统所带来的灾难。正是维多利亚女皇这位"欧洲祖母"将血友病遗传给了英国皇室，随着她的第二代和第三代后裔都与欧洲多国皇室联姻，最终遗传给了 16 位欧洲各国的皇室成员。维多利亚女皇的基因无疑对自己的家族造成了无以复加的灾难，3 个子女，6 个第三代子女、7 个第四代子女都遗传和携带了血友病基因，其中出现 10 位男性血友病患者，6 位女性是已知的致病基因携带者，这种罕见的遗传很让人为整个欧洲皇室的血统担忧。该书的第 8 章专门讨论了一些典型的十恶不赦的血液犯罪。美国一个化验室的临时抽血员，在 6 年的间断时间里随意重复使用针头为超过 1.2 万人次抽血，导致多人感染各种血液传播疾病，令人不快的巧合是，作者的伴侣史蒂夫在这个化验室的最后 18 次抽血检查都是为了诊断艾滋病。19 岁的美国人威廉斯通过无保护的性交恶意传播艾滋病，与大约 50 名女性发生性关系，最终导致包括 1 名 8 年级学生在内的 13 名年轻女性感染了艾滋病。

惺惺相惜的感人陪伴

作者认为在血液问题上，人类都有共同的感受，并且不受文化的制约。人类对血液的感受，大抵可分为两个极端；一是生命的依靠，有血缘的亲近与血脉相承，身体里流淌着亲人的血，体验着心心相连的温暖；一是恐惧，鲜血淋漓常给人凄惨的景象，使人毛骨悚然。作者在书里多处谈到他们的家庭生活，艾滋病与血液这个话题充满全书，这应视为作者写作该书的情感与动机，读者于此可以深切体会到作为人生之旅的忠实伴侣，作者对其患病伴侣不离不弃的真挚情感和惺惺相惜的感人陪伴，从而使读者对他们充满敬意。作者与其伴侣史蒂夫是在同时为艾滋病基金会工作时相识的，当他向父母宣布自己是一名同性恋者之后，父母对此惊诧不已，"你也可能自杀"是父亲的临别赠言。在作者眼中，血液具有双重性，它使其伴侣致病，又帮助他与病魔抗争；它维持着他的健康，但又可能夺走他的生命。该书中的前两章主要都是谈及作者的伴侣："血液是将我和史蒂夫分隔14年的一道屏障。他是由于采血师重复使用同一针头为患者采血而成为艾滋病病毒携带者的，这一点在我和他约会的第一天就已经知晓。"通过10余年相濡以沫的生活，相互从对方身上汲取的力量帮助他们度过了与艾滋病抗争的艰难时期。历史上抽血曾经是为了治病，而现在抽血是为了诊断疾病或判断治疗的效果。史蒂夫每3个月抽1次血，主要是监测艾滋病病毒的活跃程度和免疫系统的状况，以及器官对药物毒性的承受能力。尽管史蒂夫的生存很大程度上依靠出色的医生以及疗效极佳的新药，但爱情的支持与温情的陪伴无疑是他们战胜困难的武器之一。作者坦言，就一个人能够设法抵御威胁生命疾病的程度而言，史蒂夫取得了非同寻常的成功，他数年持之以恒地执行着非常困难的服药计划，从未放弃过，"遵守计划或者死亡"是他恪守的座右铭。作者坦言，如果没有史蒂夫的鼎力相助，将自己的血液故事公布于众，就不可能有该书的问世。阅读该书，不仅可以使我们获得有关血液的各种知识，而且一定会被作者及其伴侣可歌可泣的爱情故事所感动，感谢作者带给我们的人间真情，并由衷地祝福他们健康快乐。

院士领衔的科普佳作　趣味横生的克隆故事
——《"天"生与"人"生》

对我国科技界而言，科研与科普基本上是各行其是，各自为政。随着时光的流逝，昔日挚爱科普的科学大家早已随风而去，淡出人们的视线。在世人的眼中，科学从来就难以饱含人性的温情，充满人文关怀的科普佳作也罕见出自取得卓越科研成就的院士之手。然而，当笔者读完中国科学院杨焕明院士所著的《"天"生与"人"生：生殖与克隆》一书时，敬佩之心油然而生。作为蜚声

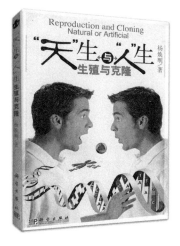

中外的科学大家，在繁重的科研工作之余，杨院士以实际行动履行了科学家提高全民科学素质的责任，以专业的素养和引人入胜的笔触与读者一起全方位、多角度地讨论了克隆人对人类的可能影响。该书出版后一时间好评如潮，"洛阳纸贵"，不仅受到普罗大众的喜爱，而且得到业界同人的一致赞誉，更为可贺的是，这本已经问世 10 年但仍历久弥新的科普佳作还获得了我国科普图书的最高奖，2012 年荣获国家科学技术进步奖二等奖，

2013 年获得全国优秀科普作品奖。

院士领衔的科普佳作

身为中国科学院院士，杨焕明曾任国家自然科学基金委员会"中国人类基因组计划"秘书长，人类基因组多样性委员会秘书长，"中国人类基因组计划"伦理、立法、社会问题委员会秘书长，以及联合国教育、科学及文化组织国际生命伦理委员会委员，世界卫生组织人类遗传学与伦理、立法、社会问题专家组成员，联合国人权委员会遗传学与伦理问题顾问组成员，国际"人类基因组计划"与国际"单体型图计划"中国协调人。现任北京华大基因研究中心主席、中国遗传资源管理办公室专家委员会成员、欧洲全球生命科学促进会副主席等。作为主业为基因研究的中国科学院院士，他也非常关注基因及其相关学科所产生的伦理问题。有鉴于此，他花费大量精力撰写出这本趣味横生、引人入胜的科普著作。依笔者愚见，该书是一本立意新颖、写作手法独特的科普佳作。作者以一封写给克隆人的信开始，以浅显易懂的语言与关心克隆人的大家一起讨论克隆人对我们的社会和生活可能带来的影响；重点涉猎克隆人的风险、伦理等方面的讨论。在该书的结尾，又首尾呼应地以两封截然不同命运克隆人的分别回信结束。作为一位科学素养深厚、学术作风严谨的院士，为了使这本科普著作言之有据，作者特意在该书后附有近 50 页的附录，占据这本 25 万字著作篇幅的近 1/5，不仅集中了一些相关的历史法典和权威文献，同时刊出各国目前对克隆人的态度以及新近出台的重要文本，以供有识之士明辨是非。作者坦言，写作该书的主旨一是为孩子，二是为成人补课，三是为行外的专家、科学家，同时也为热心于生命伦理的行家们留下讨论空间，营造科学的氛围。杨院士强调，科普不应该曲高和寡，它也是科学家不可推卸的责任，科学传播应是社会文化的组成部分，希望有更多的科学家、媒体能热心于科普宣传。

克隆知识的全面普及

先哲曾言：认真比无心更为可怕，偏见比无知离真理更远。作者指出，20世纪不仅是广受赞誉的物理世纪，还是孕育了揭示生命本身奥秘的基因世纪，这一世纪正是起源于人类对生命遗传规律的再发现。自古以来，对生命的认知，是人类文化渊源的重要组成部分。生命的魅力在于它的连续性、多样性以及同一性，它们构成了生命的三大乐章，而穿织这些乐章、汇成生命壮丽无比的交响乐者便是生殖。作者在书中凭借造诣深厚的专业学识，不仅介绍了基因世纪的来龙去脉，给出了克隆的精确定义，而且对克隆知识进行了深入浅出的全面科普；不仅如数家珍地回溯了生命定义的演化过程、生育从自然到非自然的异化发展，而且还旁征博引地介绍了克隆发展一波三折的艰辛历程。"克隆"一词早在1903年就出现在英语字典上，它源于古希腊文，意为"嫩枝"，刚出现的时候是指植物的嫁接或嫁接物。随着1996年著名的克隆羊多利问世，这个鲜为人知的词语一夜间变得家喻户晓、风靡全球。克隆是指不需要两性合作、不经过两性交配的生殖方式。作者认为，克隆是人类对造物主的最大反叛，其科学意义不言而喻，它也许是研究动物以至于人类最为理想的实验系统。克隆技术的目的是让无法生育的父母也能同别的母亲一样拥有养育孩子的权利，使其从现代技术的发展中获益，建立一个拥有自己孩子的幸福家庭。该书的写作风格独树一帜，引人入胜的唯美文笔俯拾皆是。开篇就非常吸引人：一个幽灵，克隆人的幽灵，正在地球的上空徘徊。自克隆羊多利诞生以来，从来没有一条技术性的新闻能使公众如此关注，从来没有一条新闻性的技术能博得媒体如此青睐。迄今，科学家已经成功克隆了绵羊、牛、猫、猴、猪、猿、山羊等动物，从技术手段上讲，克隆出新的人体生命指日可待。

伦理争议的莫衷一是

作者指出，全世界目前每6对夫妇中就有1对患有不孕或不育症，而试管婴儿能使其中 75% 的母亲怀上孩子，全世界已经有超过 200 万名试管婴儿来到人间，"试管婴儿之父"爱德华教授已经于 2010 年获得诺贝尔生理学或医学奖。依据试管婴儿成功的经验，作者坦言，克隆人是一个永无定论的话题，其实对绝大多数人而言，围绕克隆人的争论不仅毫无意义，还会生出诸多误会。有关克隆人的讨论，不仅涉及技术与安全问题，而且在某种程度上体现了民众对科学所能带来的社会影响所产生的敏感与忧虑。我们今天不可否认的是，人类建立起来的所有生命伦理学原则与共识，在日新月异的科学创造的奇迹面前，竟是如此的软弱与苍白。回溯历史，每一项新技术所带来的新产品，都曾给人类社会带来极大的冲击和激烈的讨论，而克隆人的问题，集中反映了生命科学与芸芸众生的关联，突出了当前生命伦理学所面临的问题，凸显现代生命科学进展对当今社会带来的震撼远甚于其他科学的冲击。这种讨论对于我们而言，最宝贵的收获便是人类自己对生命最全面、最深刻的反思。中国政府坚决反对克隆人的研究，在任何情况、任何场合、任何条件下都不赞成、不支持、不允许、不接受与克隆人有关的实验，即坚决反对用人胚克隆一个完整的人，而支持人胚研究并从中提取干细胞用于治疗多种疾病。作者立场鲜明地反对克隆人，他认为物以稀为贵，一个人有可能不失去生命，个体就不会竭尽全力，生命的价值和尊严就无法体现。克隆人最大的危险，就是人越来越相似，从同卵双生基本能看出其差异，把他们放在相同的环境下，其思维会比较类似，但如果环境不同，思维会趋向不同。

充满爱心的人类宣言

作为世界著名的人类遗传学与伦理问题专家，在该书的序言中，作者就以"关爱"为题给假想中的克隆人写了一封充满爱心、感人肺腑的信，告诉他所有关怀克隆人的人类都会以平常之心和常人之爱呵护其成长，他绝不会因为与大家截然不同的身世而影响其生活和成长，并在他呱呱坠地之前人们就达成了为其身世保密的协议，希望其拥有我们普通人一样的尊严、权利和完整性，承诺直到法律允许或大家都放心地认为可以告诉他的时候再坦言相告。作为闻名遐迩的科学大家，作者一直强调大众教育和科普的重要性，明确指出教育是"后天"的产业，而科普是教育中最重要的组成部分，能为国家提供可持续的创新能力。该书的独特之处在于，它既向公众普及生殖知识与克隆技术，又以科学的态度直面坦承争论各方莫衷一是的观点，将克隆技术所带来的伦理问题以及所引发的不同社会反响告知世人，并为各家的观点留下广阔的讨论空间。

阅读该书，笔者一直以为，在探寻真理的求索之路上，获得相关的知识以求得甚解，远胜于"鸡同鸭讲"的无谓争吵。该书尤为难能可贵之处在于兼顾了有关克隆人这一主题的科学性和探讨的深度，从而有助于读者在克隆这件事情上求得一个甚解，真正体验到科学技术进步带给我们的福音——更多的爱。不仅如此，在阅读过程中，笔者常常会被字里行间透露出的作者高深的文学修养、唯美的艺术描述而感动，从而使一位充满着人文情怀的科学大家形象跃然纸上。

体检必备的葵花宝典　健康管理的倾情奉献

——《听体检说》

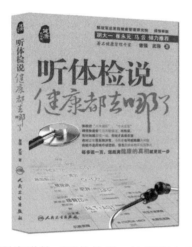

　　身为医学院校的毕业生，回忆起 30
多年前我们临床实习的时候，检验科只
是微不足道的辅助科室，而且很少有人
接受健康体检。如今，随着人们生活水
平的大幅度提高和自我保健意识的增
强，保持身心健康并享受美好人生已成
为有识之士的共识，以致接受体检的健
康人群与日俱增。最近，笔者有幸获得
中华医学会健康管理学分会主任委员曾
强惠赠的《听体检说：健康都去哪了》一书，潜心拜读后获益匪浅。笔者不
仅对健康体检近年来的突飞猛进瞠目结舌，而且也为自己难以紧跟医学检验
发展步伐的孤陋寡闻而汗颜。作为一本全面介绍健康体检的高质量科普读
物，作者采用言简意赅、生动活泼且引人入胜的写作手法，配以一目了然的
图表和各种暖心的小提示、小窍门，不仅使读者易于了解各种晦涩难懂的健
康体检项目，而且使用全书 1/10 的篇幅，以体检主要指标速查的方式，悉
心为读者列表提供了 18 个部分的体检指标结果，并给出了详尽的解释。该书

问世后好评如潮，超过 10 万册的发行量更是足以彰显其难得的实用价值。笔者坚信，在全民全面关注健康的当下，任何珍惜自己和家人健康者，阅读后一定会开卷获益，不虚此行。

从军为民的倾情奉献

该书的两位作者都是长期工作在健康体检第一线的著名军医。曾强为老年心血管内科专业医学博士，教授，博士生导师，老年医学、健康管理学专家，现任中国人民解放军总医院健康管理研究院主任。武强为中国人民解放军总医院健康管理研究院医疗部主任，医学博士，主任医师。从军为民的高度责任感和对健康科普的不释情怀，使得他们对健康体检的科普倾注了大量心血，联袂打造了这本科普佳作。该书从诸多方面为普罗大众深度展示和悉心解读了健康体检的重要性和必要性，不仅阐明了为什么要接受健康体检，体检该查什么，怎么查，也包括了怎么读懂体检报告，以及如何根据体检结果关注自己的健康。书中的内容涵盖了不同人群在健康体检方面所需要知道的详尽信息，指出了大众之中普遍存在的健康管理误区，采用通俗易懂的语言将与我们健康息息相关的各种专业医学内容呈现于眼前，让更多读者通过阅读该书之后更好地关注并管理好自己的健康。这本全方位的"体检神器"将时刻提醒人们把健康掌握在自己手中。该书集科学性和趣味性为一身，被誉为史上最全、最强、最好用、最靠谱的体检攻略，获得胡大一、崔永元及马云等社会各界精英人士的一致推荐。

体检必备的"葵花宝典"

古人云：人无远虑，必有近忧。但作者认为在健康体检上，则是"人无近虑，必有远忧"。关于体检和疾病之间的关系，多年来多数人都陷入某些误区而不能自拔，比如"年轻力壮，不必进行健康检查""既然体检，那就全部查一遍"诸如此类的错误观点在普通大众中广泛存在。针对这一普遍存在的社会现象,该书作者从科学的角度对健康体检进行了全面的科普,不仅有的放矢地对人们关于体检的错误认识给出中肯的建议,而且为读者提供了从观念到具体体检事项和解读体检报告等全方位的"体检指南",是一部不可多得的"葵花宝典"。作者坦言,尽管应该高度重视体检,但体检不是万能的,不体检却是万万不能的。作者不仅强调体检的重要性和必要性,而且对健康体检给出了易于掌握和理解的基本步骤:第一步知道为什么查,第二步要明白查什么、找谁查,第三步是需清楚如何查,第四步关键是如何读懂体检报告。为了获得更好的体检结果,作者对各种检查项目均详细给出了体检前、进行中、体检后必须了解的注意事项,并从专业的角度,采用通俗易懂的语言指导接受体检者读懂自己的"健康账本"。作者提醒我们,血糖高不一定就是糖尿病,血糖不高或略高,也可能是糖尿病。糖尿病患者有时最怕的不是高血糖,反倒是低血糖。对于糖尿病患者而言,血糖的稳定是硬道理。体检时心电图正常,并不能完全排除心脏问题,做心电图的"时机"很重要。

尤应体检的人群特征

作者指出,现代社会多以双薪小家居多,一旦夫妻双方任何一方的身体出现问题,整个家庭就难有幸福可言。因此,作为有责任感的成年人,都必须对自己的健康加强警觉,以避免自己遗憾,家人痛苦。作者结合自己长期从事健康管理的经验,总结归纳出尤其应该接受健康体检的4类重点人群:第一,压力山大者。即高度紧张职业者(如医生、警察、出租车司机等),其身体都十分容易出现不良状况。长期从事充满竞争、紧张的工作,难免会出现"薪水没涨,腰围涨了;职位没高,血压高了;业绩不突出,腰椎间盘突出"的状况。生活中,除了数量庞大的"感觉有点累"的亚健康大军外,"未老先衰""过劳肥""过劳死"的现象层出不穷。第二,年届不惑者。有人说,人生前40年是"人找病",后40年是"病找人"。中年人肩负事业和家庭的重担,很多人事业处于收获期,但身体已经处于亚健康状态，正在走下坡路。人过中年，情感可以"不惑"，但身体却不能"无惑"。因此作者建议应定期体检，找回健康，并让健康对自己不离不弃。第三，慢病缠身者。我国慢病人群总量高达 2.6 亿，其中不少人罹患心脑血管病、糖尿病等慢病。就算病情暂时得到缓解，也难以一劳永逸，久病后各种并发症一定会如约而至。因此必须定期对身体进行监督，以便根据病情进展和变化，及时调整相关的治疗方案。第四，工作环境恶劣者。在恶劣环境下工作的人，如矿工、制革工人、建筑工人等，易患职业病。这些人一定要对自己的身体进行"年检"。其实，不仅仅是职业病，他们也可能就是年届不惑者或慢病缠身者中的一员，更应该定期体检。

体检套餐的睿智之选

在该书的推荐语中，胡大一教授指出，30 岁不是体检的起点，70 岁并非其终点，身为名医的他每年都坚持体检。但如今体检套餐五花八门，不仅一般人难以选择，到底应该如何正确选体检套餐，就连我们这些非健康体检专业的医者也无所适从。有鉴于此，作者指出，在进行健康体检时，常见的套餐会综合考虑年龄、性别、健康基本状况等多种因素，接受体检者可以根据自己的实际情况做出个性化的套餐选择。为了有助于个性化的选择，该书中不仅详细介绍了各种常见套餐的基本常识，给出明智选择体检套餐时的诀窍：应根据危险因素和预警信号采取针对性和实用性原则；也归纳出选择体检套餐时的四大误区：不计费用、追求高大全，注重节约、只查基础项目，看中折扣、不重需求，重在参与、不重选择，以有助于读者有的放矢地做出决定。不仅如此，作者还特别诠释了近年来引人关注的几种常用体检套餐的选择技巧，如针对心脑血管疾病的"爱心"行动，早期检测恶性肿瘤的"抗癌防线"，以保护肺、胃、骨为目的的三大常见慢性病体检方案。时至今日，尽管有针对性套餐的作用日趋明显，但作者提醒我们常规体检项目的作用不可小觑，如便潜血试验就是小异常预示大问题的典型代表。书中通过骇人听闻的真实数据、令人印象深刻的反面典型案例提醒人们，忽视它将导致很多人追悔莫及。

生动活泼的写作技巧

作为面向大众的医学科普读物，该书普及健康体检的目的非常明确。在扉页上，作者开宗明义：本书献给所有爱自己，也爱家人，真正关注健康的人。书中不仅富有科学严谨的学术内容，而且生动活泼的写作技巧和令人过目不忘的形象比喻俯拾皆是。例如，采用了解血中的"甜蜜"与"油腻"来解读人体的血糖和血脂，查清你的"血疑"来揭示接受体检者的血黏稠度、凝血状况及发生血栓的风险，用爱护人体"化工厂"来关注人体肝脏的状况，用关心人体的"净化器"这一形象的比喻使得读者了解自己的肾功能。对于一般人晦涩难懂的肿瘤标志物，作者也给出浅显易懂、朗朗上口的总结性解读：瘤标超标莫心惊，走出误区判癌情；单项超标也要理，动态监测更可取；预警信号有指向，多个信号来聚光；强烈预警有癌情，快到医院来查清。作者指出，我们的健康正面临着严重的威胁，尽管我们貌似都非常重视健康，但正在为忽视健康而付出惨重的代价。我们纯洁的肺成为雾霾的吸尘器，干净的胃成了污水的回收站，柔软的肝充当了过量毒物的处理机。因此，作者给出发自肺腑的忠告：人最宝贵的是生命，生命中最珍贵的是健康，健康不易，且行且珍重。掩卷遐思，但愿这本医学科普佳作，在给读者留下深刻印象的同时，能成为所有珍惜健康者居家必备的健康体检秘籍，为构筑健康幸福的人生保驾护航。